Nicolai Worm

Natürlich
LOW-CARB

Nicolai Worm

Natürlich LOW-CARB

Warum die kohlenhydratarme Ernährung für den modernen Menschen optimal ist und Zivilisationskrankheiten gar nicht erst entstehen lässt

Neuausgabe des Klassikers
*Syndrom X oder
Ein Mammut auf den Teller!*
40 000 verkaufte Exemplare

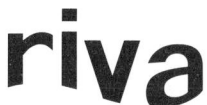

Bibliografische Information der Deutschen Nationalbibliothek:
Die Deutsche Nationalbibliothek verzeichnet diese Publikation in der Deutschen Nationalbibliografie. Detaillierte bibliografische Daten sind im Internet über http://dnb.d-nb.de abrufbar.

Dr. Wolfgang Lutz gewidmet
– Manche sehen mehr. –

Wichtiger Hinweis
Sämtliche Inhalte dieses Buchs wurden – auf Basis von Quellen, die der Autor und der Verlag für vertrauenswürdig erachten – nach bestem Wissen und Gewissen recherchiert und sorgfältig geprüft. Trotzdem stellt dieses Buch keinen Ersatz für eine medizinische Beratung dar. Wenn Sie medizinischen Rat einholen wollen, konsultieren Sie bitte einen qualifizierten Arzt. Der Verlag und die Autoren haften für keine nachteiligen Auswirkungen, die in einem direkten oder indirekten Zusammenhang mit den Informationen stehen, die in diesem Buch enthalten sind.

Für Fragen und Anregungen:
info@rivaverlag.de

1. Auflage 2016
© 2016 by riva Verlag, ein Imprint der Münchner Verlagsgruppe GmbH
Nymphenburger Straße 86
D-80636 München
Tel.: 089 651285-0
Fax: 089 652096

Die Originalausgabe erschien 2001 beim systemed Verlag, Lünen, unter dem Titel *Syndrom X oder Ein Mammut auf den Teller! Mit Steinzeitdiät aus der Wohlstandsfalle* © 2001–2012 by systemed Verlag, Lünen.

Alle Rechte, insbesondere das Recht der Vervielfältigung und Verbreitung sowie der Übersetzung, vorbehalten. Kein Teil des Werkes darf in irgendeiner Form (durch Fotokopie, Mikrofilm oder ein anderes Verfahren) ohne schriftliche Genehmigung des Verlages reproduziert oder unter Verwendung elektronischer Systeme gespeichert, verarbeitet, vervielfältigt oder verbreitet werden.

Redaktion: systemed Verlag, Lünen
Umschlaggestaltung: Kristin Hoffmann
Umschlagabbildungen: Shutterstock.com, iStock.com (Steak)
Layout: A flock of sheep, Lübeck
Satz: Daniel Förster, Belgern
Druck: GGP Media GmbH, Pößneck
Printed in Germany

ISBN Print 978-3-86883-886-2
ISBN E-Book (PDF) 978-3-95971-229-3
ISBN E-Book (EPUB, Mobi) 978-3-95971-230-9

Weitere Informationen zum Thema finden Sie unter
www.rivaverlag.de
Beachten Sie auch unsere weiteren Verlage unter
www.muenchner-verlagsgruppe.de

Inhalt

Vorwort zur Neuauflage im riva Verlag 7
Vorwort zur Neuauflage 2008 14
Vorwort 18

Teil I: Ursachen und Wirkungen

Kapitel 1: Das tödliche Quartett 24
Kapitel 2: Süßes Blut rächt sich bitter 32
Kapitel 3: Die Kohlenhydratfalle 45
Kapitel 4: Die Welt wird kugelrund 51
Kapitel 5: Couch-Kartoffeln faulen früher 61
Kapitel 6: Eingespannt und ausgebrannt 68
Kapitel 7: Schlaflos ins Verderben 73
Kapitel 8: Warte nicht, bis es dunkel ist 77
Kapitel 9: Immer auf die Kleinen 80
Kapitel 10: So weit die Gene tragen 84
Kapitel 11: Die Carnivore-Connection 91

Teil II: Vorbeugung und Behandlung

Kapitel 12: Schlanke Illusionen und sportive Utopien 96
Kapitel 13: Süße Früchte gegen Zucker 104

Kapitel 14: Viel Korn oder Vollkorn? 113

Kapitel 15: Fett macht fit 119

Kapitel 16: Fritze fischt nur fette Fische 130

Kapitel 17: Die Nuss, das verkannte Wesen 140

Kapitel 18: Tierisch gutes Eiweiß 144

Kapitel 19: Kann Fleischeslust denn Sünde sein? 151

Kapitel 20: Entschärfte Cholesterinbomben 165

Kapitel 21: Von Pyramiden und anderen Grabstätten der Gesundheit . . . 171

Teil III: Im Einklang mit unseren Genen

Kapitel 22: Out of Africa? 182

Kapitel 23: Von Fleisch(fr)essern, armen Vegetariern und
reichen »Gutmenschen« 190

Kapitel 24: Hirn fürs Hirn 204

Kapitel 25: Der Paläo-Lifestyle 212

Kapitel 26: Die Steinzeiternährung 217

Kapitel 27: Artgerechte Menschenhaltung? 226

Kapitel 28: Fit wie Flintstone 240

Kapitel 29: Gengerecht genießen 246

Selbsttest nach Professor Reaven 259

Bibliografie 261

Der Autor 297

Vorwort zur Neuauflage im riva Verlag

Zwei Megatrends beherrschen zurzeit die Ernährungsliteratur im Buchhandel: vegan und paläo. Sie könnten inhaltlich nicht konträrer sein, bedienen aber beide massiv den »Frei-von«-Spleen des Zeitgeists, ganz nach dem Motto: Wenn man keine Probleme hat, kann man sich durch erzwungenen Nahrungsmittelverzicht welche machen. Eine neue Volkskrankheit ist entstanden – die Orthorexia nervosa, das ständige Sich-Sorgen-Machen um das richtige Essen.

Asche auf mein Haupt – als ich im Jahr 2000 dieses Buch erstmals veröffentlichte, hatte ich zur Begründung meiner alternativen Ernährungsempfehlungen für unsere immer fettleibiger werdende, von Stoffwechselstörungen geplagte Gesellschaft auf drei Ebenen argumentiert: Genetik, Epidemiologie und Stoffwechselforschung zu den biochemischen Wirkmechanismen. Auf der Ebene der Genetik war ich allerdings in die Falle getappt und hatte interessante Thesen vorschnell als Fakten übernommen. Im Vorwort zur Neuauflage 2008 hatte ich mich deshalb bereits von gewissen Positionen aus der Erstauflage distanziert. Ich halte es aber für falsch, nun in der Neuauflage für den riva Verlag diese Aspekte ersatzlos zu streichen, denn interessant und wissenswert sind die geschilderten Thesen und Hintergründe immer noch, und sie beschreiben quasi aus historischer Sicht die Entwicklung der inzwischen weitverbreiteten Akzeptanz der »Steinzeit- bzw. Paläo«-Thesen.

Die Argumentationskette aus der Epidemiologie und der Stoffwechselforschung ist hingegen aktueller denn je, hat sich inzwischen als relevant bestätigt und tausendfach in der therapeutischen Umsetzung bewährt.

Ich nehme hier gerne die Gelegenheit dieser Neuauflage wahr, um Thesen und Widersprüche aus meiner heutigen Sicht kurz zu kommentieren:

Die Paläo-These geht davon aus, dass wir heute immer noch genetisch an die Steinzeitnahrung angepasst seien und die Paläo-Diät deshalb die einzige artgerechte Nahrung für uns sei. Dem muss ich heute entgegenhalten, dass es die eine »Steinzeitkost« sicherlich nicht gab. Vielmehr weisen zahlreiche Untersuchungen darauf hin, dass etliche unserer steinzeitlichen Vorfahren wie auch etliche Naturvölker der Neuzeit gerne kohlenhydrathaltige Nahrung zu sich genommen haben – sofern sie denn welche aufgetrieben haben, wie zum Beispiel Honig, stärkehaltige Wurzelknollen oder Früchte und Beeren. Fakt ist auch, dass unsere Vorfahren immer versucht haben, Umweltnischen zu besetzen und Kulturen zu entwickeln, mit deren Hilfe sie ihr Überleben darin sichern konnten. So gibt es auch gute Hinweise darauf, dass sich die Genetik an kulturelle Errungenschaften angepasst hat – beispielsweise an den Konsum von Milch mittels der Verdaulichkeit von Milchzucker. Kurzum: Das Genom des heutigen Menschen ist kein »Steinzeitgenom«. Es unterscheidet sich von dem der ersten Menschen. Mindestens 700 Gene wurden bislang identifiziert, die durch Ackerbau, Viehzucht etc. selektiert und damit an die neuen Umweltbedingungen angepasst wurden.

Die Fundamentalisten der Paläo-Diät verbieten Getreide, Brot, Kartoffeln, Hülsenfrüchte, Milch und Milchprodukte vollständig. Die »wahre« Steinzeitdiät bestehe hauptsächlich aus Fleisch und Fisch, Gemüse, Obst und Nüssen. Alles andere sei nicht gengerecht und mache Probleme. Ich meine dagegen, dass dieses hypothetische gesundheitliche Risiko durch wissenschaftliche Studien aus den letzten Jahren und Jahrzehnten bestätigt werden müsste, um glaubhaft zu werden. Dies ist nicht nur nicht geschehen, sondern für Vollkorn-, Hülsenfrüchte- und Milchkonsum deutet die Wissenschaft eher das Gegenteil an. Und mit der These vom angeblichen Steinzeitgenom ist es – wie oben erläutert – eh nicht weit her[1].

Geradezu hysterisch fällt die Beurteilung von Milch(-produkten) bei Steinzeitfundamentalisten aus. Milch sei nur für das Kalb gedacht, und wenn wir Milch konsumieren, entstünde ein hohes Risiko für Diabetes, Herz-Kreislauf-Erkrankungen, Krebs, Osteoporose und vieles mehr. Erklärt wird das meist mit den natürlichen

---

[1] Wer an einer kritischen Analyse der »Fallstricke« der Paläo-Thesen interessiert ist, dem sei die Lektüre der vierteiligen Beitragsserie »Essen wie in der Steinzeit – Darwin als ultimativer Ernährungsratgeber!?« der Autoren Alexander Ströhle und Andreas Hahn empfohlen. Alle vier Beiträge sind in der *Schweizer Zeitschrift für Ernährungsmedizin* erschienen und sind kostenfrei über das Internet abrufbar (https://www.rosenfluh.ch/media/ernaehrungsmedizin/2014/05/Essen_wie_in_der_Steinzeit__Darwin_als_ultimativer_Ernaehrungsberater__Teil_3.pdf).

Hormonen in der Milch oder mit der Eigenschaft des Milcheiweißes, nach dem Konsum im Körper eine Ausschüttung von Insulin und einem weiteren Insulin-ähnlichen Wachstumshormon zu provozieren. Auf diese Weise würde unser Hormonsystem durcheinandergebracht, was schlimme Folgen habe.

Ein Stapel von Facharbeiten ist inzwischen mit ausführlichen Beschreibungen von beeindruckenden, aber hypothetischen Zusammenhängen erschienen. Besonders hervorgetan hat sich hier Professor Bodo Melnik von der Universität Osnabrück. Nach seiner Darstellung ist die Kuhmilch an fast allen Gebrechen der Menschheit schuld. Wenn man seine bald wöchentlich wachsende Liste an Veröffentlichungen betrachtet, könnte man meinen, der Mann hat mit der Milch noch eine Rechnung offen.

Das Aufschreiben von biochemischen Reaktionen und ihre Darstellung in bunten Grafiken sind offenbar nicht nur für Laien sehr beeindruckend. Dagegen steht aber: Thesen und plausibel anmutende Wirkmechanismen zu beschreiben reicht nicht – das Ganze muss auch zur Wirklichkeit passen! Wahrheitssuchende Wissenschaftler blicken auf die Ergebnisse von epidemiologischen Studien mit der Frage: Passt mein beschriebener biochemischer Mechanismus, der diabetes- oder krebsfördernd sein könnte, zu den tatsächlich beobachteten Diabetes- oder Krebsraten von Milchkonsumenten? Ist bei ihnen eine ungewöhnlich hohe Erkrankungsrate beobachtet worden? Wenn ja, ist man der Wahrheit ein Stück näher gekommen.

Es gibt Dutzende von Langzeitbeobachtungsstudien, die den Zusammenhang zwischen dem Konsum von Milch und Milchprodukten mit Übergewicht, Diabetes, Herz-Kreislauf-Erkrankungen, Krebs, Osteoporose und einigem mehr untersucht haben. Sie zeigen mit weitgehender Übereinstimmung, dass ein hoher Milchverzehr die Risiken nicht steigert. Nur wenige weisen ein gegenteiliges Ergebnis auf. Für die Gesamtschau führt man heute Metaanalysen durch. Das sind gemeinsame Auswertungen aller geeigneten Studien zu gleichartigen Fragestellungen. Sie zeigen bislang: Für einen höheren Konsum sieht man in Bezug auf Übergewicht und Herz-Kreislauf-Erkrankungen eher ein gemindertes Risiko. Für das Metabolische Syndrom und Diabetes sieht man ein signifikant vermindertes Risiko. Für Osteoporose ist gar kein Zusammenhang erkennbar. Für zwei der relevantesten Krebsformen – Brustkrebs bei Frauen und Darmkrebs – zeigen die Metaanalysen ein signifikant gesenktes Risiko. Nur für Prostatakrebs findet sich ein leicht erhöhtes Risiko – was für mehr als die Hälfte der Bevölkerung schon einmal keine Bedeutung hat. Möglicherweise wird auch das Akneriskio erhöht. Wobei in Bezug auf Akne wohl nicht nur eine Veranlagung vorliegen muss, sondern die Insulinresistenz eine große Rolle spielt.

Ein häufiges Argument von »Steinzeitlern« ist die Tatsache, dass Getreide Gluten und Phytinsäure, Hülsenfrüchte Lektine enthalten, die angeblich dem Darm schaden würden. Milchprodukte stehen auf dem Index, da sie wegen des in der Gesellschaft weitverbreiteten Mangels an Laktase, des Milchzucker spaltenden Enzyms, Verdauungsprobleme verursachen würden. Ohne Zweifel gibt es manche Menschen, die Gluten oder Laktose etc. nicht vertragen. Die Mehrheit unserer Mitbürger verträgt Milch- und Getreideprodukte sowie Hülsenfrüchte allerdings sehr gut – wenn die Zubereitung der Lebensmittel stimmt.

Wenn man in der Grundlagenforschung, etwa auf Basis von Tierstudien oder Zellkulturexperimenten, einen Wirkmechanismus entdeckt, der den Schluss zulässt, dass Lektine die Darmfunktion schädigen oder Milchkonsum ein Wachstumshormon aktivieren und damit Krankheiten auslösen kann, so ist das von großem Interesse. Doch eine Wirkung durch einen Inhaltsstoff kann auch durch andere Wirkungen anderer Inhaltsstoffe völlig kompensiert werden. So sollte man, bevor man solche einspurigen Erkenntnisse als Basis für die Verbreitung von Warnungen vor Hülsenfrüchten bevölkerungsweit heranzieht, erst noch die Erkenntnisse aus Humanstudien und der Epidemiologie heranziehen und prüfen, ob Beobachtungen zu Krankheits- oder Todesfallhäufigkeit zu dieser These passen. Bei Hülsenfrüchten wie bei Vollkornprodukten oder auch bei Milch weisen die Langzeitbeobachtungsstudien aber mehrheitlich auf eine Minderung von Gesundheitsrisiken bei vermehrtem Konsum hin. Der spannendste, biochemisch plausibel anmutende Mechanismus ist wertlos, wenn die Realität ihm widerspricht.

Gleichwohl gibt es kein Lebensmittel, auf das man nicht verzichten könnte. Je mehr man einschränkt, desto schwieriger wird aber die Versorgung mit essenziellen Nährstoffen. Zweifelsohne kann man ohne Getreide, Brot, Kartoffeln, Hülsenfrüchte, Milch und Milchprodukte leben, doch es ist schwieriger und mühseliger, auf diese Weise an alle lebenswichtigen und hilfreichen Nahrungsbestandteile zu kommen – von der »sozialen« Dimension der Ernährung ganz zu schweigen. Ich hatte mich deshalb bereits in der Erstauflage dieses Buchs gegen die strengen Steinzeitthesen und für den Konsum von Hülsenfrüchten, Milch und Milchprodukten sowie etwas Vollkorn im Rahmen einer kohlenhydratreduzierten Ernährung ausgesprochen.

Vorwort zur Neuauflage im riva Verlag

Die Anhänger der Paläo-Diät weisen gerne auf spektakuläre Erfolge nach der Umsetzung ihres Ernährungskonzepts hin. Meine Antwort darauf ist einfach: Ich kenne erfreuliche Studienergebnisse und derartige Fallberichte, und der Erfolg verwundert mich nicht. Mit einer Ernährungsumstellung, die den Verzehr von raffinierten Kohlenhydratquellen und gezuckerten Getränken ausschließt und die Betonung auf Gemüse, Salate, Früchte, Beeren, Pilze und Nüsse und auf naturbelassene Proteinquellen wie Fisch, Geflügel, Fleisch und Eier setzt, werden viele Menschen einen Gewichtsverlust erreichen und mit der Entfettung des Körpers die systemischen Entzündungen mindern sowie ihre Insulinsensitivität wiedergewinnen. Das kann nur positive Gesundheitsfolgen haben. Das würde aber auch mit Milch und Milchprodukten und mit Hülsenfrüchten sehr gut gelingen – wie ich es mit meiner LOGI-Methode seit 15 Jahren beweise. Auch große Studien mit einer Ernährung nach dem »mediterranen Prinzip«, also mit viel Gemüse, Obst, Fisch, Nüssen plus Milch- und Vollkornprodukten, belegen das.

Dennoch muss man bedenken: Unter bestimmten Lebensbedingungen ist der Nährstoffbedarf besonders hoch, wie im Wachstumsalter, in der Schwangerschaft, der Stillzeit und im Leistungssport. Kinder haben einen besonders hohen Nährstoffbedarf bezogen auf ihre Körpermasse. Dass Eltern aus ideologischen Gründen ihre Kinder mit strikter Paläo-Kost oder gar vegan mit noch mehr Einschränkungen ernähren, halte ich für unverantwortlich.

Zur gesundheitlichen Bedeutung der mediterranen Ernährung habe ich jüngst alle Studien der letzten Jahrzehnte zusammengetragen und bewertet und eine Quintessenz als ganzheitliches Konzept in einem Buch zusammengetragen, das im Dezember 2015 im riva Verlag erschienen ist. Es ist ein präventives Konzept – soll heißen eine moderne Ernährung für alle Menschen mit modernem Lebensstil. Ich habe es Flexi-Carb genannt, weil dabei die Kohlenhydratzufuhr flexibel an die individuellen Stoffwechselgegebenheiten, den Lebensstil und vor allem die Bewegungsaktivität anpasst werden soll.[2]

Als ich vor 15 Jahren begann, die therapeutische Bedeutung einer kohlenhydratreduzierten Ernährung für Menschen mit Insulinresistenz und Folgeerkrankungen herauszustellen, glichen viele Reaktionen aus Kreisen der Ernährungsberater eher einer Anklage wegen Gotteslästerung. Die Kohlenhydrate wurden verteidigt,

---

[2] Worm, N.: Flexi-Carb. *Mediterran genießen – Lebensstil beachten – Kohlenhydrate anpassen – schlank und gesund bleiben.* riva Verlag 2015.

als seien sie in den Zehn Geboten für die Ewigkeit festgeschrieben. Ich fühlte mich eher in einem Religionskrieg als in einer wissenschaftlichen Auseinandersetzung. Dass ich aber nicht die Kohlenhydrate per se als die Bösen anschwärzte, sondern dass es der weitverbreitete bewegungsarme Lebensstil wie auch die Verfettung der Menschen sind, die einen reichlichen Kohlenhydratkonsum erst zum Problem werden lassen, wurde gerne übersehen. Jedenfalls war dieses jahrelange Gezerre um die Kohlenhydrate absolut nervtötend. Da seit 2013 erfreulicherweise kohlenhydratreduzierte Kostformen auch in den deutschen Leitlinien zur Adipositas- und Diabetestherapie als akzeptable Option dargestellt werden, hat sich die Situation inzwischen deutlich verbessert.

Dennoch treffe ich auf meinen vielen Vorträgen und Seminaren immer noch Vertreter der Zunft, die völliges Unverständnis gegenüber jeglicher Kohlenhydratreduktion – selbst bei übergewichtigen und insulinresistenten Patienten – ausdrücken.

Möglicherweise haben sie die Bedeutung und die Folgen der Insulinresistenz noch nicht erkannt. In Deutschland sind inzwischen fast 60 Prozent der erwachsenen Bevölkerung übergewichtig oder adipös. Die wenigsten betreiben regelmäßig Sport, und die allerwenigsten müssen noch körperlich hart arbeiten. Unsere Bevölkerung wird im Durchschnitt immer älter und fetter und lebt immer bewegungsfauler. Alle drei Charakteristika fördern Insulinresistenz. Metabolisch gesunde, insulinsensitive Adipöse sind die Ausnahme. Zudem ist es nur eine Frage der Zeit, bis auch von ihnen etliche insulinresistent werden.

Mit Insulinresistenz wird ein vermehrter Konsum von verdaulichen Kohlenhydraten grundsätzlich zum Problem, denn Insulinresistente weisen trotz Hyperinsulinämie eine Glykogen-Synthese-Störung in der Muskulatur auf. Dann wandelt ihr Körper die zugeführten Carbs flugs in Fett um, und damit verfetten sie innerlich. Das geschieht umso mehr bei der chronisch positiven Energiebilanz, in der sie offensichtlich leben. Dass bei uns bereits an die 30 oder 40 Prozent der Erwachsenen und schon ca. 30 Prozent der übergewichtigen Schulkinder eine nichtalkoholische Fettleber aufweisen, zeugt davon – es ist eine neue Volkskrankheit.

Vor diesem Hintergrund macht es mich fassungslos, dass die zuständige Ernährungsfachgesellschaft, öffentliche Institutionen und Krankenkassen auch im Jahr 2015 noch allen Bürgern ohne Unterschied »zur Prävention« ausschließlich eine kohlenhydratbetonte Kost nahelegen dürfen. Das entspricht den Ernährungsempfehlungen, die vor 100 Jahren an die hart arbeitende, schlanke Bevölkerung mit geringem Einkommen sinnvollerweise abgegeben wurden. Aber passen unser moderner, bewegungsfreier Lebensstil und diese traditionelle Ernährung physiologisch zusammen? Die Antwort ist »Nein«, und ich folgere daraus: Wer traditionell essen will, muss auch traditionell leben!

Große und kräftig arbeitende Muskeln können viel Stärke und Zucker problemlos verkraften. Hingegen machen sie unterentwickelten Muskeln mit sitzender Lebensweise rasch Probleme. Weitere Facetten unseres nicht mehr artgerechten Lebens verschärfen diese Kohlenhydratfalle zusätzlich. Umgekehrt ist belegt: Bereits eine einmalige, 45 Minuten dauernde, halbwegs anstrengende Muskelarbeit hebt bei Insulinresistenten die Glykogen-Synthese-Störung zu einem erheblichen Maße wieder auf. Daraus folgt ganz einfach: Inaktive müssen sich ihre geliebten Carbs erst »verdienen«! Sofern sie aber die bequeme Moderne bevorzugen, ist ihnen anzuraten, auch »modern«, nämlich Low-Carb, zu essen.

Die Basis dieser Argumentationskette ist in diesem Buch beschrieben, und unzählige Leserbriefe haben mich in den letzten 15 Jahren darin bestärkt, das Buch am Leben zu erhalten. Ich bin dem riva Verlag unendlich dankbar, dass er mit der Übernahme der Rechte mein Vorhaben ermöglicht hat.

Dr. Nicolai Worm

München im Dezember 2015

Vorwort zur Neuauflage 2008

In den Jahren 1999 und 2000 hatte ich einen Großteil der relevanten wissenschaftlichen Literatur über die Ursachen und Folgen der Insulinresistenz und über die Möglichkeiten zu deren Prävention und Therapie zusammengetragen und als Essenz in Buchform gebracht. Für das typische Bild der Stoffwechseldefekte, die infolge der Insulinresistenz auftreten, hatte ich den Begriff »Syndrom X« verwendet, da dieser damals in der amerikanischen Fachliteratur überwiegend gebräuchlich war. Inzwischen hat sich weltweit dafür der Begriff »Metabolisches Syndrom« durchgesetzt. Ist dies nun ein Grund, den schönen Titel meines Buchs für diese überarbeitete Neuauflage zu ändern? Ich denke »Nein«! Die beschriebenen Zusammenhänge haben sich bestätigt und sind aktueller denn je. Und wie man unsere Wohlstandgeisel nun benennt, halte ich für zweitrangig. Im nächsten Buch werde ich mich dann sicherlich nach der heute üblichen Nomenklatur richten.

Als ich an dem Buch arbeitete, war die »Atkins-Diät« und auch die »Lutz-Diät« völlig »out«. Low-Fat war überall angesagt. Dass ich mit einer Empfehlung zu einer kohlenhydratbeschränkten Ernährung in die Öffentlichkeit ging, war damals nicht gerade politisch korrekt. Entsprechend erntete ich Unverständnis und Kritik von bestimmten eingesessenen Kolleginnen und Kollegen aus der Zunft der Ernährungsberatung. Selbst nachzulesen und zu prüfen wäre vielleicht sinnvoller gewesen, als abschätzige Kommentare abzugeben. Viele Aussagen sind inzwischen durch zahlreiche Studienergebnisse weiter erhärtet worden, und mehr und mehr meiner damaligen Positionen werden von den Fachgesellschaften gegenwärtig anerkannt. Und inzwischen gibt es auch Tausende Erfahrungsberichte: Die im *Mammut* empfohlene Ernährungsumstellung funktioniert bestens zur Gewichtskontrolle und zur Bekämpfung der Risikofaktoren.

Vorwort zur Neuauflage 2008

Das *Mammut* wurde damals schnell zu einem großen Erfolg. Nach nur wenigen Wochen war die erste Auflage vergriffen. Danach wurde der Hallwag-Verlag an Gräfe & Unzer in München verkauft, und damit stand das Buch, in das ich jahrelange Recherche und viel Herzblut gesteckt hatte, zu meinem Entsetzen vor dem Aus! Der neue Verlag teilte mir mit, dass man für mein *Mammut* keinen Platz im Verlagsprogramm sähe und sich entschlossen hätte, trotz ständig steigender Nachfrage, auf eine weitere Auflage zu verzichten.

Aus meiner Autorendepression befreite mich dann Im Jahr 2002 der systemed-Verlag. Nachdem ich die Rechte von Gräfe & Unzer zurückerlangt und an den systemed-Verlag weitergegeben hatte, wurde das *Mammut* neu aufgelegt. Auf diesem Weg möchte ich mich nochmals herzlich und nachdrücklich bei der Verlagsleitung bedanken. Der Wagemut des Verlags ist dann ja auch kräftig belohnt worden: Das *Mammut* ist ein echter Bestseller geworden ...

Das Buch hatte sich sehr schnell in der Ärzteschaft verbreitet. Vor allem bei jenen, die Ernährungsberatung ernst nahmen, aber zu wenige überzeugende Effekte bei ihren Patienten erlebt hatten, löste es großes Interesse aus. In diesem Buch konnten sie reichlich wichtige wissenschaftliche Informationen erlangen, die sie von anderer Seite, beispielsweise von den Ernährungsfachgesellschaften wie der DGE, nie vermittelt bekamen.

Allerdings wurde damals schnell augenscheinlich, dass die komplexen Informationen im *Mammut* so nicht für die Weitergabe an Patienten geeignet waren. Was fehlte, war ein Ratgeber, ein Buch, in dem einerseits die physiologischen Zusammenhänge allgemeinverständlich geschildert, andererseits aber auch klare Praxisanleitungen gegeben wurden. Nachdem die fordernden Stimmen immer lauter und drängender wurden, verfasste ich, der eigentlich niemals vorgehabt hatte, etwas so »Banales« zu schreiben, diesen gewünschten Ratgeber und nannte ihn *Die LOGI-Methode in Theorie und Praxis. Glücklich und schlank.*

Für die Leser, die den Begriff LOGI noch nicht kennen: Er steht für »Low Glycemic and Insulinemic Diet«, was nichts anderes bedeutet, als dass Nahrungsmittel mit niedriger Blutzucker- und Insulinwirkung bevorzugt werden. Warum in Englisch? Weil er treffend ist und Englisch in der Fachsprache eben gebräuchlich ist und weil der Begriff LOGI kurz und zugleich auch auf Deutsch einfach zu sprechen ist. Inzwischen sind der LOGI-Ratgeber und das dazugehörige Tabellenheft, der LOGI-Guide, auch Bestseller geworden, und das wunderbare LOGI-Kochbuch von meiner geschätzten Kollegin Franca Mangiameli ist auf dem besten Weg dahin.

Ich hatte im *Mammut* meine Argumentationskette auf drei Ebenen aufgebaut: Epidemiologie, moderne Stoffwechselforschung und die Evolutionsbiologie. Alle drei Ebenen verbanden sich zu einem biologisch plausiblen Ganzen. Doch von meinem ebenfalls sehr geschätzten Kollegen Dr. Alexander Ströhle von der Universität Hannover habe ich mittlerweile gelernt, dass die Evolutionsebene auf eher schwachen Füßen steht und deshalb berechtigterweise umstritten ist. Für meine Argumentation ist das nicht weiter schlimm. Die wissenschaftliche Datenlage aus Epidemiologie und Stoffwechselforschung ist inzwischen so gut, dass ich getrost auf die Evolutionsebene verzichten kann.

Als mein Verlag eine neue Auflage plante und mich bat, das Buch auf notwendige Änderungen hin zu überprüfen und zu aktualisieren, stellte sich natürlich für mich die Frage, ob ich auf die Steinzeitargumentation verzichten sollte. Bei näherer Prüfung entschied ich mich dagegen: Erstens gibt es ja keinerlei Beweise, dass die von mir vorgetragene Evolutionsebene nicht richtig ist. Sie ist nur infrage zu stellen. Zweitens gehe ich aufgrund der Rückmeldungen vieler Leser davon aus, dass allein die Schilderung der Lebens- und Ernährungsverhältnisse unserer Vorfahren und der archaisch lebenden Naturvölker der Neuzeit von solch großem Interesse ist, dass ein Verzicht auf diese Buchteile einen echten Verlust bedeutet hätte. Und drittens wären die Änderungen so aufwändig gewesen, dass ich quasi ein völlig neues Buch hätte schreiben müssen. Vor diesem Hintergrund entschloss ich mich, stattdessen in der Neuauflage entsprechende Relativierungen einzubringen und dies hier im Vorwort deutlich herauszustellen.

Ich habe auch den Rest des Textes auf Aktualität und Haltbarkeit überprüft. Dabei stellte ich fest, dass ich das Buch in seiner Ursprungsform immer noch verantworten kann. Natürlich haben sich inzwischen viele Zusammenhänge geschärft und vage Vermutungen als richtig bestätigt. Wenn ich alle Details ändern und die Aussagen mit neuesten Studien unterfüttern würde und die Literatur auf den neuesten Stand brächte, würde wiederum schon fast ein ganz neues Buch entstehen. So hielt ich es für viel sinnvoller, nur einige wesentliche Änderungen einzubringen, vor allem in Kapitel 13 und 29, und andererseits gleich ein neues Buch, eine Art Weiterführung, einen Nachfolger für das *Mammut* zu schreiben.

Vorwort zur Neuauflage 2008

Zahlreiche kontrollierte Diätstudien der vergangenen Jahre haben nunmehr überzeugend belegt, dass mit dem hier aufgezeichneten Weg nicht nur Diabetikern besser geholfen werden kann als mit den herkömmlichen – und leider immer noch etablierten – Ernährungsempfehlungen, sondern auch den Menschen, die aufgrund von Übergewicht und Bewegungsmangel schon einen entgleisten Stoffwechsel aufweisen und mit ihrem Syndrom X bzw. Metabolischen Syndrom schon auf dem Weg zum Diabetes mit all den dramatischen Folgen wie Herz- und Hirninfarkt und Krebs sind. Ich hoffe, dass ich in Zukunft noch vielen Menschen damit helfen kann.

Dr. Nicolai Worm

München im Frühjahr 2008

Vorwort

17. April 2000, 13 Uhr 30. Nach einem Teller köstlichem Bœuf aux carottes und einem Glas frischem kühlem Rosé sitze ich auf der sonnenüberfluteten Terrasse meines provenzalischen Stammcafés bei einem Espresso. Mir geht dieser unglückliche Begriff »Diät« nicht mehr aus dem Sinn. Es gibt ja kaum ein Wort, welches so falsch, dafür aber umso häufiger bemüht und missbraucht wurde und wird. Dabei weiß kaum einer der Millionen Abmagerungswütigen, was »Diät« eigentlich heißt. Der Begriff leitet sich von *diaita* ab, einem altgriechischen Wort, das genau genommen »Lebens- und Ernährungsgewohnheiten« bedeutet.

In meinen letzten Büchern habe ich meine Leserinnen und Leser geradezu beschworen, »nie wieder Diät« zu halten, sondern ganz im Gegenteil »diätlos glücklich« zu leben. Dort habe ich mich auf das heute allgemein verbreitete Verständnis von Diät als Sicheinschränken, Weglassen, Sichkasteien, Nichtgenießen abgestützt – Mehl, Sägespäne oder gar Gras im Mund, wie es diverse Wunderdiäten assoziieren ...

Im vorliegenden Buch soll »Diät« jedoch wieder im umfassenderen, korrekten Sinn verstanden werden, als »Lifestyle« mit den entsprechenden Ernährungsgewohnheiten. Die hier thematisierte »Steinzeitdiät« ist also keine Diät im populären, von den Medien propagierten Verständnis, sondern bezieht sich auf ganz bestimmte Lebens- und Ernährungsgewohnheiten, die über Jahrmillionen der menschlichen Evolution Gültigkeit hatten.

Wir versinken heute in »Lebensqualität«. Körperliche Arbeit ist passé. Anstrengungen in der »Arbeitswelt« lassen sich per Mausklick und im Haushalt per Knopfdruck sowie mittels Fernbedienungen erledigen. Im Zweifelsfall lassen wir andere für uns arbeiten. Wohlstand heißt auch, den alten Menschheitstraum, immer reichlich zu essen zu haben, zu verwirklichen – Gebratenes und Gebackenes, Gegrilltes und Gesottenes, Süßes und Saures, Raffiniertes und Verzuckertes. Kluge Köpfe fabrizieren Lebensmittel, die ganz dem neuesten »Lifestyle« angepasst sind. Designerfood ist die Zukunft im millionenschweren Ernährungsgeschäft. Das lang erträumte Schlaraffenland ist endlich von der Realität eingeholt worden: Wir leben in den Industrieländern, wo Milch und Honig fließen. Die Luft ist erfüllt vom Schwirren gebratener Tauben. Wir brauchen bloß noch die Hand danach auszustrecken, und wem dies zu viel wird, kann auch nur mit den Fingern schnippen.

Die unschönen, fatalen Folgen sind nun allerdings überall augenscheinlich: barocke Backen, ballonförmige Bäuche, an Tonnen gemahnende Figuren, schwindende Muskeln: Designerbodys der ganz besonderen Art. Mit dem Wohlstand explodiert weltweit die Zahl der Stoffwechselkranken. Der Fett- und Zuckerstoffwechsel zeigt sich bei immer jüngeren Menschen bereits außer Rand und Band. Weltweit nimmt Diabetes mellitus Typ 2, die Zuckerkrankheit, explosionsartig zu, vor allem bei jungen Menschen. In der Folge sterben immer jüngere ohne Vorankündigung durch Herz- oder Hirninfarkte oder werden von heimtückischen Krebserkrankungen aus dem vollen Leben gerissen. Es wird immer offensichtlicher: Das sind direkte Folgen unserer *diaita*, unserer heutigen Ernährungs- und Lebensweise. Wir sind tatsächlich dabei, unseren Traum von Luxus und Wohlstand in einen Albtraum von körperlichem Notstand und Krankheit zu verwandeln.

Warum ist unser Körper diesem selbst geschaffenen Schlaraffenland nicht gewachsen? Sind wir für ein Leben in behaglicher Bequemlichkeit einfach nicht entsprechend »konstruiert«? Welche Lebensweise wäre dann die richtige, unserer Natur gemäße? Was steht in unserem genetischen Code, wenn wir ihn entziffern? Die richtigen Antworten auf diese zentralen Fragen der Ernährungswissenschaft könnten uns auch ein Stück weit darüber aufklären, wie wir eine optimale Gesundheit erreichen und bewahren.

Ein ganz wichtiger Zugang zu solchen Erkenntnissen ist die Erforschung des Lebens unserer Vorfahren. Denn das Genom, der Bauplan des heutigen Menschen, ist in Milliarden von Jahren der Evolution entstanden. Merkliche genetische Änderungen und Anpassungen an veränderte Umwelt- und Lebensbedingungen vollziehen sich normalerweise über Millionen von Jahren. Wenn wir also herausfinden, wie sich unsere Vorfahren während der letzten ein oder zwei Millionen Jahre ernährt haben, können wir ein gutes Stück weit besser verstehen, was für uns heutige Menschen »gesunde Ernährung« aus genetischer Sicht beinhaltet, welche Ernährungsanlagen uns Mutter Natur mit in die Wiege gelegt hat.

Ende der 1980er-Jahre hatten US-amerikanische Forscher das Thema »Steinzeiternährung« bereits groß herausgestellt und damit für viel Diskussionsstoff gesorgt. Doch ein paar Jahre später erwies es sich, dass bei der damaligen Berechnung einige gravierende, schier unverständliche Fehler gemacht worden waren. Ende der 1990er-Jahre nahmen Professor Loren Cordain von der Universität von Colorado und Forscherkollegen eine umfassende und sorgfältige Neuberechnung der »Steinzeitkost« vor. Die Anfang des Jahres 2000 vorgestellten Ergebnisse sorgten in der Fachwelt für große Verblüffung. Die »Urernährung« des Menschen bzw. die Ernährungsform von natürlich lebenden Jäger- und Sammlergesellschaften, also die Ernährungsform, an die der Mensch sich im Lauf der Evolution optimal angepasst hat, sieht nun doch ganz anders aus, als die Wissenschaftler sie sich bisher vorstellen konnten. Ja mehr noch: Diese allerneuesten Erkenntnisse stellen die etablierte Ernährungslehre geradezu auf den Kopf.

Durch gute persönliche Kontakte konnte ich schon während der letzten Jahre mitverfolgen, was die Forscher in Colorado Stück für Stück an brisanten Entdeckungen zutage förderten. Da ich seit etlichen Jahren vehement die vielen offensichtlichen Ungereimtheiten und irrwitzigen Dogmen der herkömmlichen Ernährungslehre kritisiere, lag es für mich nahe, dieses überaus spannende Thema aufzugreifen. Ich habe also Hunderte neuer und alter Studien gesichtet, zusammengefasst und miteinander verglichen. Und siehe da: Die Daten zur »Steinzeitkost« stimmen in faszinierender Weise mit Ergebnissen aktuellster Stoffwechselstudien überein.

Von den vielen verblüffenden Erkenntnissen sei die wichtigste hier schon verraten: Mit der artgerechten »Steinzeitdiät« können wir vielen der uns heute bedrohenden Stoffwechselstörungen und Krankheiten einen wirkungsvollen Abwehrschild entgegenhalten.

Also, liebe Leserinnen und Leser: Die Keulen hoch und auf das Mammut!

Dr. Nicolai Worm

Südfrankreich im Frühjahr 2000

P.S. Meine speziellen Freunde darf ich noch darauf hinweisen, dass dieses Buch kein Versuch einer möglichst ausgewogenen, wissenschaftlichen Abhandlung des Themas ist, die wirklich alle Wenn und Aber berücksichtigt, um dann zum Schluss kommen zu müssen, dass noch nicht genügend Wissen vorhanden ist, um endgültige, abschließende Aussagen treffen zu können. Dieses Buch bezieht eine wissenschaftlich begründete Position und will auch eines: einen Diskussionsbeitrag in ein schiefes, arg verkrustetes Gebiet setzen. Ein paar Haarrisse in Betonköpfe einzubringen, ein paar Tiefschläfer wach zu rütteln – das wäre schon etwas!

TEIL I

Ursachen und Wirkungen

KAPITEL 1
Das tödliche Quartett

Seit Jahrzehnten ist die »Viererbande« schon zur Fahndung ausgeschrieben – es handelt sich um Killer, die zahllose Menschen in aller Welt auf dem Gewissen haben. Und sie schlagen immer häufiger zu, mal nur zu zweit oder zu dritt, ein andermal wieder in größerer Formation. Nach neuesten Hinweisen handelt es sich neben vier Haupttätern um mindestens drei oder vier Mittäter. Und – als ob es nicht schlimm genug wäre – sie können sich auf eine ganze Reihe von Sympathisanten und Hintermännern stützen. Das ganze Potenzial dieser organisierten Gewalt ist heute kaum noch zu überblicken. Man wird in Zukunft die Fahndungsanstrengungen gewaltig intensivieren müssen, um die Hintergründe und die genaue Vorgehensweise der äußerst kriminellen Bande zu entschlüsseln. Aber selbst über die Frage, wie man sie nun eigentlich nennen soll, findet man international immer noch keine Einigung ...

So oder so ähnlich kann man die Entwicklung des Phänomens beschreiben, das in den 1950er-Jahren von den Experten erstmals skizziert und schließlich im Jahr 1984 als das »tödliche Quartett« auf einem Fahndungsplakat porträtiert wurde[1]: Bluthochdruck, erhöhte Blutfettkonzentrationen, erhöhter Blutzucker und erhöhte Insulinwerte! Es war damals auffällig häufig beobachtet worden, dass bei 40 bis 50 Prozent der Bluthochdruckpatienten gleichzeitig auch die anderen hier genannten Störungen vorlagen. Und man fand diese typischerweise bei Übergewichtigen. Der Münchner Professor Hellmut Mehnert bezeichnete angesichts der runden Tatsachen dieses medizinische Phänomen im Jahr 1968 als »Wohlstandssyndrom«. Damit hatte er voll ins Schwarze getroffen!

Gleichzeitige Hypertonie (erhöhter Bluthochdruck), Hyperlipidämie (erhöhte Blutfette), Hyperglykämie (erhöhter Blutzucker) und Hyperinsulinämie (erhöhte

Insulinkonzentrationen) – das halten selbst die stärksten Gefäße nicht lange aus, ein schwacher Kreislauf umso weniger. Eines Tages kommt es fast zwangsläufig zu gravierenden Folgeerkrankungen ...

In Europa beobachtet man nach Jahren des Rückgangs oder der Stagnation seit einiger Zeit tatsächlich wieder einen Anstieg bei den Herzinfarktraten.[2] Und im Februar des Jahres 2000 stellte Dr. Ruth Strasser an den »Dresdener Herz-Kreislauf-Tagen« erschütternde Daten ihrer Studie aus Deutschland vor: Immer mehr blutjunge Menschen, im Alter zwischen 20 bis 25 Jahren, erleiden einen Herzinfarkt! Wie ist das erklärbar? Was hat sich verändert? Essen wir vielleicht immer mehr Fett? Eindeutig nein! Immer mehr Butter, Eier oder Fleisch? Keineswegs, das Gegenteil ist der Fall. Der Konsum dieser Nahrungsmittel hat sogar abgenommen. Ist der Cholesterinspiegel derartig gestiegen? Sicher nicht! Die üblichen Verdächtigen verfügen über ein unerschütterliches Alibi. So liegt der Verdacht nahe, dass »es« erneut zugeschlagen hat – das »tödliche Quartett«, manchmal auch als »Trio« oder als »Sextett« beschrieben, je nachdem, wie viele Täter da gerade beim Killen mitgemacht haben.

Professor Gerald Reaven von der Stanford-Universität in Kalifornien stellte im Jahr 1988 die These auf, die Insulinresistenz sei das Grundgerüst, auf dem sich Störungen wie Hypertonie, Hyperlipidämie, Hyperglykämie und Hyperinsulinämie ausbilden. Weil die genaueren Zusammenhänge aber damals nicht annähernd bekannt waren, nannte er dieses Phänomen Syndrom X.[3] Dieser Begriff ist vor allem im englischen Sprachraum vorherrschend. Im Deutschen verwendete man lange den Begriff Metabolisches Syndrom, was etwa dasselbe bedeutet. International hatte sich zuletzt aber der Begriff Insulinresistenz-Syndrom (IRS) durchgesetzt. Es gibt inzwischen noch drei oder vier weitere Bezeichnungen, die in etwa das Gleiche definieren, aber alle auch in irgendeiner Hinsicht unzulänglich sind. Ich habe mich entschieden, diesen Expertenstreit auszublenden und in diesem Buch wegen der Kürze und der geheimnisvollen Würze den Begriff Syndrom X zu verwenden.

Im Jahr 1998 gelang schließlich der Arbeitsgruppe um Professor Reaven der endgültige Beweis, dass Insulinresistenz bzw. die chronisch erhöhten Insulinwerte tatsächlich der zugrunde liegende Defekt ist, während alle anderen Störungen und Risikofaktoren für Herz und Kreislauf sich erst davon ableiten.[4]

Insulin ist ein Hormon, das von der Bauchspeicheldrüse (Pankreas) produziert und von dort in die Blutbahn abgesondert wird. Es dient als Schlüssel, der die

Zellwände öffnet, damit Glukose (Traubenzucker) aus dem Blut einströmen und in den Zellen zur Energiegewinnung verwertet werden kann. Insulinresistenz bezeichnet demnach die eingeschränkte Fähigkeit der Körperzellen, Zucker aus dem Blut aufzunehmen. Leider zeigt Insulinresistenz keine Symptome. Man merkt als Betroffener gar nichts davon. Erst mittels einer speziellen ärztlichen Blutuntersuchung lässt sich dieser Defekt feststellen (siehe Kapitel 2).

Wenn die Körperzellen gegenüber den Insulinsignalen stumpf geworden sind, muss entsprechend mehr Insulin von der Bauchspeicheldrüse ins Blut ausgeschüttet werden, um die nötige Signalstärke wieder zu erreichen und den Zucker vom Blut in die Zellen zu schleusen. Die Insulinresistenz der Zellen kann folglich zunächst durch ständig erhöhte Insulinspiegel im Blut kompensiert werden. Wenn der Blutzuckerspiegel dadurch immer im Normbereich bleibt, ist man zwar von einer Hyperinsulinämie betroffen, verfügt aber noch über eine normale Glukose-Toleranz.

Je mehr Körperzellen zu versorgen sind, desto mehr Insulin wird benötigt. Wenn jemand Hunderttausende von Fettzellen im Lauf seiner besten Jahre aufbaut, benötigt er immer mehr Insulin für diesen Körper. Übergewichtige müssen also ständig mehr Insulin produzieren als Schlanke. Da es immer mehr Dicke auf der Welt gibt, ist es auch kein Wunder, wenn bei immer mehr Menschen die Kapazität der Bauchspeicheldrüse zur Insulinproduktion nicht ausreicht für den lebenslangen Bedarf. Weniger Insulin heißt dann geringere Kompensationsmöglichkeiten. Daraus resultieren erhöhte Blutzuckerwerte. Man spricht dann entsprechend von einer Glukose-Intoleranz. Je geringer die Insulinausschüttung, desto höher wird der Blutzuckerspiegel sein. Je nach Höhe spricht man hier noch von Glukose-Intoleranz oder schon von »Zuckerkrankheit«. Wenn die Insulinproduktion ganz versiegt, entwickelt sich der voll ausgeprägte insulinabhängige Diabetes mellitus Typ 2 (siehe Seite 27).

Wie kommt es zu dieser Fehlentwicklung? Da Insulinresistenz »nur« zu etwa 30 Prozent genetisch bedingt ist, müssen Umwelt und Lebensstil den Großteil erklären. Das heißt zwar, dass wir im Dunkeln tappen, aber eine gute Chance haben, der Killerbande auf die Schliche zu kommen, um uns dann von dem Übel befreien zu können. Die heißesten Fährten – das kann ich versprechen – werden wir in diesem Buch verfolgen.

Die bekannteste und am besten erforschte Folge des Syndrom X ist die Zuckerkrankheit. Diabetes mellitus Typ 2, früher einmal die Erkrankung älterer, wohlgenährter Herrschaften, entwickelt sich inzwischen zu einer weltweit grassierenden Epidemie. So viel »Zucker« ist nicht nur eine Folge der höheren Lebenserwartung und der demografischen Entwicklung, der sogenannten Alterspyramide. Nein, es gibt auch eine stetig wachsende Millionenschar von Betroffenen im mittleren Alter. Und selbst immer mehr junge Menschen zwischen 20 und 30 Jahren leiden unter »Alterszucker« bzw. Typ-2-Diabetes.[5] Das ist nicht mit dem »jugendlichen Diabetes« bzw. dem Typ-1-Diabetes zu verwechseln, der ausschließlich in jungen Jahren anzutreffen ist (siehe Exkurs 1). Die Weltgesundheitsorganisation (WHO) hat am Ende des Jahrtausends Zahlen erhoben. Sie kam auf weltweit 135 Millionen Zuckerkranke. Dabei dürfte die Dunkelziffer, also die Zahl der Ahnungslosen, immens sein. Jedenfalls rechnet die WHO beim gegenwärtigen Trend bis zum Jahr 2025 mit rund 300 Millionen Diabetikern auf der Welt.

Was bedeutet »zuckerkrank«?

Eine besonders häufige Folge der Insulinresistenz ist Diabetes mellitus – die Zuckerkrankheit. Bei den Erkrankungsursachen muss man hier aber genau zwischen zwei verschiedenen Typen unterscheiden:

Typ-1-Diabetiker sind Menschen mit einem angeborenen absoluten Insulinmangel. Nach heutigem Wissen müssen sie keine Diät halten, sondern eine dem Kohlenhydratanteil der Nahrung entsprechende Dosis Insulin spritzen. Ohne Insulin entgleist ihr Zuckerhaushalt vollkommen; als Folge davon setzt die gefürchtete Zerstörung der Blutgefäße in Herz, Nieren und Augen bereits in jungen Jahren ein, was meist auch zu einem frühen Tod führt. Fünf bis zehn Prozent aller Diabetiker sind dem Typ 1 zuzuordnen.

Typ-2-Diabetiker haben dagegen nur einen »relativen Insulinmangel«. Diese Menschen können bei einem hohem Zuckerangebot nur etwa halb so viel Glukose in die Zellen aufnehmen wie gesunde. Beim Typ-2-Diabetiker ist die Insulinwirkung an der Zelle herabgesetzt. Der Grund ist ein Defekt an der Andockstelle bzw. bei der Weiterleitung dieses Hormons. Der Körper versucht dieses Manko, diese »Insulinresistenz«, durch vermehrte Insulinausschüttung der Bauchspeicheldrüse zu kompensieren. So kann der Zuckerhaushalt je nach dem Grad der Kompensation wieder »normal« werden oder nur »leicht gestört« sein. Jedenfalls ist man im Zustand des gestörten Zuckerstoffwechsels, der sogenannten Glukose-Intoleranz, noch nicht »zuckerkrank«.

Als erschwerend kommt bei den Betroffenen meist eine ungewöhnlich hohe Produktion und Ausschüttung von Zucker durch die Leber hinzu. Dadurch wird noch mehr Insulin benötigt. Gleichzeitig werden die Zellen aber immer mehr insulinresistent. Schließlich reicht die Produktionskapazität der Bauchspeicheldrüse für Insulin irgendeinmal nicht mehr aus, um den wiederum erhöhten Insulinbedarf abdecken zu können. Der Blutzuckerspiegel bleibt zu hoch, obwohl die Insulinproduktion selbst noch relativ hoch ist. Diese Form der Zuckerkrankheit nennt sich »insulinunabhängiger Typ-2-Diabetes«.

Die Produktionskapazität der Bauchspeicheldrüse erschöpft sich im Lauf der Jahre. Die Möglichkeit der Insulinausschüttung nach jeder kohlenhydrathaltigen Kost nimmt ständig ab, und die Betroffenen müssen früher oder später damit anfangen, entsprechend viel Insulin zu spritzen. Dies wird als »insulinpflichtiger Typ-2-Diabetes« bezeichnet.

Nach früherer Definition der WHO hatte eine Person Glukose-Intoleranz ab einem Nüchtern-Blutzuckerspiegel (Plasmaspiegel) von mehr als 110 Milligramm je Deziliter und Diabetes ab einem Nüchternwert von mehr als 140 Milligramm je Deziliter. Neuerdings hat man die Kriterien verschärft, da man die Risiken eines schon leicht erhöhten Blutzuckers erkannt hat.

Nun liegt die obere Grenze des Normalwerts (Plasma) nüchtern bei 110 Milligramm je Deziliter. Zwischen 110 und 126 Milligramm je Deziliter besteht ein gestörter Nüchternblutzucker (IFG = impaired fasting glucose), ab 126 Milligramm je Deziliter ein manifester Diabetes.[6]

Manche Leserinnen und Leser werden es kaum für möglich halten, dass die Zuckerkrankheit überhaupt ein ernstes Problem ist, hat man sich doch inzwischen an ihre Existenz ob der vielen freundlichen und gemütlichen Omas und Opas, die im Alter eben »ihren Zucker« bekommen, gewöhnt. Doch in Wirklichkeit ist Diabetes wahrlich kein Zuckerschlecken. Diabetiker vereinen so ziemlich alle Risikofaktoren für Gefäßerkrankungen auf sich (siehe dazu auch Kapitel 2). Die Folgeschäden sind »gesalzen«: Blindheit und Nierenversagen zum Beispiel. Auch Beinamputationen sind bei Diabetikern etwa dreißigmal häufiger als in der Durchschnittsbevölkerung. Die zuckerkranken Großeltern sterben etwa zwei bis vier Mal so häufig an Herz- oder Hirninfarkt wie Nichtdiabetiker.[4,7-10] Und als ob es damit noch nicht genug wäre, werden sie auch noch häufiger von Krebs heimgesucht. Wir werden im nächsten Kapitel noch genauer darauf eingehen.

Noch vor 50 Jahren war der Typ-2-Diabetes weltweit eine ausgesprochene Seltenheit. Inzwischen liegt in den Wohlstandsländern Europas, den USA, Australien und Neuseeland der Anteil von Diabetikern in der Bevölkerung bei fünf bis sechs Prozent; hat also das Ausmaß einer »Volkskrankheit« erreicht. Und ihr Anteil wird dort in den nächsten 25 Jahren auf etwa acht Prozent steigen.[11] Der Mittlere Osten, Indien und Südamerika ziehen in diesen Jahrzehnten kräftig nach.

Im Prinzip gilt: Je mehr Wohlstand in einem Land verbreitet ist und je dicker die Bäuche sind, desto mehr Diabetiker findet man. Allerdings ist die »weiße« Bevölkerung mit europäischer Abstammung begünstigt. Angehörige anderer Rassen trifft es härter. In den USA sind heute schon rund zehn Prozent der Schwarzen und zwölf Prozent der Hispanos (Spanischstämmige) zuckerkrank.

Auffällig ist die gewaltige Häufung von Diabetes bei Menschen, die aus nicht industrialisierten Kulturen bzw. aus Entwicklungsländern stammen und plötzlich, das heißt in der ersten oder zweiten Generation nach der Einwanderung in ein Industrieland, »modernen« westlichen Lebensverhältnissen ausgesetzt sind. Besonders stark betroffen sind zum Beispiel die Pima-Indianer in Arizona mit einer Diabetikerrate von sage und schreibe 38 Prozent. Ähnlich hohe Erkrankungsraten, mit 15 bis 25 Prozent, findet man bei der Aborigines-Bevölkerung Australiens und bei verschiedenen Inselbewohnern im Pazifik, wie etwa bei den Nauru. Bei Einwanderern aus Südostasien im Alter von über 60 Jahren liegt die Diabetikerrate im niederländischen Den Haag bei fast 40 Prozent. Und noch alarmierender ist die Situation in Japan, wo die Bevölkerung auch erst seit relativ kurzer Zeit nach »westlichem« Vorbild lebt: Zwischen 1976 und 1995 hat sich die Diabetesrate im schulpflichtigen Alter um das Dreißigfache erhöht![11]

Aber Diabetes ist nur die »Spitze des Eisbergs«. Es leben nämlich schätzungsweise 20 Prozent der vorgeblich »gesunden« Bevölkerung – in manchen Gegenden der Welt werden es wohl 30 Prozent und mehr sein – mit einer Insulinresistenz.[12,13] Diese ist ja eine Art Vorstufe für Diabetes und, was man bislang nicht für möglich gehalten hat, genauso gefährlich! Weil man um ihre Risiken nicht wirklich wusste, hat man sie auch nicht entsprechend beachtet. Inzwischen kennt zwar jedes Kind seinen Cholesterinspiegel, aber wer weiß schon um seinen Blutzucker- oder seinen Insulinwert? Das könnte in der Tat ein fatales Versäumnis sein, denn diese beiden Werte, liebe Leserinnen und Leser, sind für Ihre Gesundheit weitaus wichtiger als die Höhe Ihres Cholesterinspiegels!

Neue wissenschaftliche Analysen konnten kürzlich belegen, dass Insulinresistenz bzw. ein chronisch erhöhter Blutzucker, der noch nicht im diabetischen Bereich liegt, alleine schon immense Gesundheitsrisiken, vor allem für Herz-Kreislauf-Erkrankungen, darstellt.[14,15] Auch ein chronisch erhöhter Insulinspiegel ist inzwischen als eigenständiges Gesundheitsrisiko identifiziert.[16] Mehr dazu im nächsten Kapitel.

Kürzlich sind nun auch die zellulären Mechanismen der Insulinresistenz aufgedeckt worden. Es handelt sich dabei um einen Defekt der Transportvehikel in der Zellmembran, die speziell für das Einschleusen von Glukose in das Innere der Muskelzellen zuständig sind.[17-19] Was zu diesem Defekt führt, ist noch nicht erforscht. Es stecken wie gesagt zwar zu einem großen Teil verschiedene, entsprechend geartete Gene dahinter, andererseits kommt offensichtlich den von uns selbst zu verantwortenden Umwelt- und Lebensbedingungen eine noch größere Bedeutung zu. Das zeigt auch die derzeitige dramatische Zunahme von Insulinresistenz und Diabetes auf der ganzen Welt bei genetisch unterschiedlich ausgestatteten Völkern.

Wenn immer mehr 20- bis 25-Jährige an Herzinfarkt sterben, dann muss der erste Verdacht auf das Syndrom X fallen. Aber welcher junge Mensch wird heute routinemäßig dahingehend untersucht? Das wird sich ändern müssen, denn man findet heute schon bei 19-jährigen Rekruten in hohem Maße Anzeichen von Insulinresistenz – sofern danach geforscht wird.[20] Auch auf dieses Phänomen werden wir im folgenden Kapitel noch genauer eingehen.

Wenn schließlich eine Glukose-Intoleranz oder Diabetes diagnostiziert wird, so ist das zwar gar keine gute Nachricht, aber je früher man davon weiß, desto effizienter können die Betroffenen etwas dagegen tun, wie wir noch sehen werden.[21]

Bei aller Angst vor BSE und Aids: Das Syndrom X ist der Killer unserer Zeit! Insulinresistenz findet man bei Männern und Frauen, bei Dicken und Dünnen, bei Jungen und Alten. Wenn von dieser massiven Bedrohung je nach Region bzw. Staat zwischen 20 und 30 Prozent der Bevölkerung betroffen sind – also etwa jede vierte Leserin bzw. Leser –, dann sind weltweit Milliarden von Menschen vom Syndrom X bedrohte Opfer. In einem Land wie Deutschland hieße das, dass rund 20 Millionen Menschen damit zu tun hätten. Allerdings wissen nur die wenigsten etwas davon! Und die Zahl der Opfer nimmt explosionsartig zu. Doch wer spricht heute davon? Wo bleibt die Aufklärung durch die Medien?

Das Ganze ist eine Horrorstory von immensen Ausmaßen! Vor allem ist in diesem Zusammenhang zu beachten, dass Staat und Gesellschaft dieses Drama kräftig subventionieren: Durch die gegenwärtige Wirtschafts-, Verkehrs-, Städtebau- und Kulturpolitik werden genau die Lebensbedingungen gefördert, die das Syndrom X zum Ausbruch benötigt. Wir sehen möglicherweise einer Epidemie entgegen, wie sie die Welt noch nicht erlebt hat ...

Am Ende dieses Kapitels drängt sich noch die folgende Frage auf: Wenn das Syndrom X einen hohen »Durchseuchungsgrad« in der Bevölkerung aufweist und genetisch mitbedingt ist, andererseits aber lebensbedrohende Züge trägt, wieso ist dann diese todbringende Erbanlage im Lauf der letzten Jahrtausende nicht schon längst mit all ihren Trägern ausgestorben? Denn Gene, die zum Überlebensnachteil gereichen, verschwinden normalerweise in der Evolution auf ganz elegante Weise – nur die Fittesten überleben, während die Benachteiligten ins Gras beißen.

Könnte man nicht sinnigerweise folgern, dass Insulinresistenz aus genetischer Sicht auch Überlebensvorteile hat oder zumindest bis in die jüngste Zeit gehabt haben muss? Möglicherweise gab oder gibt es ja gewisse Lebensumstände, bei denen eine gesteigerte Resistenz der Zellen gegen Insulin etwas »Gutes« bewirkt. Gänzlich umsonst wird sie nicht tief in unseren Chromosomensatz »eingraviert« sein.

Von besonderem Interesse ist vor allem die Frage, unter welchen Lebensbedingungen Insulinresistenz gehäuft auftritt und wann ein gesundheitlicher Vorteil oder ein Nachteil damit verbunden ist – was wir also falsch machen bei unserer heutigen Lebensweise. Und da Insulinresistenz ja direkt etwas mit Zucker, also auch mit Nahrung zu tun hat, sollte vordringlich geklärt werden, ob nicht speziell unsere heutige Ernährung etwas mit der unguten Entwicklung zu tun haben könnte. Möglicherweise haben ja nicht Ernährungsberaterinnen zu bestimmen, welche Nahrung gesund für unseren Körper ist, sondern tun dies unsere Gene. Wir werden der Sache gründlich nachgehen.

KAPITEL 2
Süßes Blut rächt sich bitter

Die stationäre und ambulante Behandlung der 3,5 Millionen Typ-2-Diabetiker hat im Jahr 1998 allein in Deutschland rund drei Milliarden Mark gekostet. Das ist das Ergebnis der internationalen CODE-Studie, die kürzlich vorgestellt wurde.[1] Verantwortlich für diese immensen Kosten sind vor allem die Komplikationen und Folgeerkrankungen, an erster Stelle die Zerstörung der kleinsten Blutgefäße in den Augen, Nieren und Extremitäten, die sogenannten Mikroangiopathien. Als Folge müssen in deutschen Landen jährlich etwa 6000 Diabetiker mit Erblindung rechnen, und bei rund 21 400 Patienten wird eine Nierendialyse notwendig. Neuerdings hat man übrigens festgestellt, dass auch die geistigen Fähigkeiten bei Diabetikern schneller nachlassen, was für einen Befall der Hirngefäße spricht.[2]

Auch die großen Blutgefäße sind bei Diabetikern frühzeitig degeneriert. Als wesentliche Folgen dieser sogenannten Makroangiopathie schlagen Herz- und Hirninfarkte zu Buche. Schließlich endet ja nicht jedes »Schlagerl« tödlich, sondern zieht eine zum Teil langwierige Therapie nach sich. Das Risiko, von solchen Herz-Kreislauf-Erkrankungen befallen zu werden, ist bei Diabetikern drei bis vier Mal höher als bei Menschen mit normalem Zuckerstoffwechsel.[3] Pro Jahr sind es in meiner Heimat etwa 27 000 Personen mit Herz- und 44 000 mit Hirninfarkt.[1] Aber diese Zuckerstory ist neuerdings um ein sehr ungutes Kapitel mit großen Auswirkungen zu ergänzen: das Syndrom X.

Wir werden gleich einsteigen. Zunächst aber noch ein Hinweis: Wenn Sie, verehrte Leserinnen und Leser, sich in dieses Thema vertiefen möchten, so sollten Sie unbedingt die physiologischen Zusammenhänge und die medizinischen Auswirkungen wenigstens annähernd verstehen. Ich werde deshalb in diesem Kapitel – versprochen, wirklich nur in diesem – etwas fachlicher werden und damit Ihre Aufmerksamkeit besonders in Anspruch nehmen. Diese Mühe wird sich aber auszahlen ...

Nach den pessimistischsten Schätzungen lebt bereits jeder zweite Erwachsene im Alter von 45 bis 64 Jahren mit einem erheblich »gezuckerten« Risiko, ohne dies allerdings auch nur zu ahnen.[4] Dieser Umstand ist nicht erstaunlich, denn bislang wird nämlich routinemäßig nur der Nüchternblutzucker bestimmt. Und dieser Wert gilt nur dann als auffällig bzw. als behandlungsbedürftig, wenn er diabetische Werte, also nüchtern mehr als 120 Milligramm pro Deziliter (mg/dl) bzw. mehr als 200 Milligramm je Deziliter zwei Stunden nach Glukosegabe (also postprandial), erreicht.

Diese Grenzwerte wurden früher aber allein vom Risiko für die Entwicklung der vorher schon erwähnten Mikroangiopathien abgeleitet, denn man entwickelt mit relativ großer Sicherheit erst ab diesen Blutzuckerkonzentrationen derartige Störungen. Und erst von diesem Wert an wird üblicherweise eine Blutzucker senkende Therapie eingeleitet. Doch das Dilemma besteht darin, wie man jetzt erst weiß, dass man bei diesen diabetischen Zuckerkonzentrationen längst ein enormes Risiko für die Entwicklung von Makroangiopathien, also für die Degeneration des Herz-Kreislauf-Systems, in sich trägt.

Über 20 epidemiologische Studien, Langzeitbeobachtungen an weit über 100 000 Menschen aus der ganzen Welt, haben ergeben, dass parallel zum kontinuierlichen Anstieg des Nüchtern- bzw. des postprandialen Zwei-Stunden-Blutzuckerwerts das Herz-Kreislauf-Risiko und damit die Sterblichkeit kontinuierlich ansteigen.[5-10] Man kann keinen Grenzwert angeben, bis zu dem man »sicher« ist. Die Situation ist direkt dosisabhängig: Ausgehend vom Normalwert (80 Milligramm je Deziliter) verschlechtern sich mit jedem Anstieg des Blutzuckerwerts entsprechend auch die gesundheitlichen Risiken![4,11,12]

Ein Blutzuckerspiegel, der bislang als »leicht erhöht« oder »hochnormal« galt, lässt das Risiko für Herz- und Hirninfarkt schon um 30 bis 60 Prozent emporschnellen – und zwar unabhängig davon, ob man übergewichtig ist oder nicht oder ob man noch andere Risikofaktoren auf sich vereinigt! Ein Zuckerwert im Bereich der sogenannten Glukose-Intoleranz, also noch im Stadium vor Diabetes, erhöht das Herz-Kreislauf-Risiko je um 80 bis 270 Prozent![12]

Die Degeneration der großen Gefäße des Kreislaufsystems findet eindeutig im vordiabetischen Stadium statt, also lange bevor die kleinsten Gefäße in Auge und Niere merklich leiden. Bestätigt wird das durch die Beobachtung, dass die Herz-Kreislauf-Sterblichkeit bei Patienten mit bekanntem, schon jahrelang bestehendem Diabetes keinesfalls größer ist als bei solchen, deren Zuckerstoffwechsel gerade erst »diabetisch« entgleist ist.[12]

Hinzu kommt, dass insulinresistente, Glukose-intolerante Menschen auch noch die »klassischen« Risikofaktoren Bluthochdruck und erhöhte Blutfette (Dyslipoproteinämie) auf sich vereinen, was zusätzlich zur Schädigung der Gefäßwände beiträgt. Und sie leiden meist noch an zahlreichen weiteren, erst relativ kürzlich entdeckten Risikofaktoren für Herz- und Hirninfarkt (siehe Exkurs unten). So ist beispielsweise die Funktion der Blutgefäßwände bei ihnen massiv gestört, da diese zu wenig Stickstoffmonoxid (NO) bilden.

Dieser Stoff hält die Gefäßmuskulatur entspannt und damit den Blutdruck im normalen Bereich, und er hindert auch noch gefährliche Blutbestandteile wie bestimmte Blutplättchen und Entzündungszellen daran, in die Gefäßwand einzudringen.

Die Risikofaktoren des Syndrom X

Hyperglykämie *Die Richtgrößen und Definitionen der Zuckerstoffwechselstörungen sind in Kapitel 1 im Exkurs auf Seite 27 ausgeführt.*

Hyperinsulinämie *Ob erhöhte Insulinwerte allein, das heißt unabhängig von einer Insulinresistenz der Zellen oder der Existenz anderer Risikofaktoren, ein eigenständiges Risiko sind, ist nach wie vor umstritten. Aber erhöhte Insulinwerte als Resultat einer Insulinresistenz sind eindeutig als unabhängige Risikofaktoren bestätigt worden.[13] Die Mechanismen, mit denen Insulin schädigen kann, sind noch nicht ausreichend geklärt. Sicher ist, dass Insulin in der Niere die Salzausscheidung hemmt, sodass mehr Wasser im Körper verbleibt. Andererseits stimuliert das Insulin das sympathische Nervensystem. Beides bewirkt einen Anstieg des Blutdrucks.*

Bluthochdruck *Die Wände der Blutgefäße verkalken im Lauf des Lebens und werden dadurch immer härter. Damit bieten sie einen wachsenden Widerstand, was dazu führt, dass das Herz umso kräftiger pumpen muss, um genügend Blut in Umlauf zu bringen. Damit beansprucht es sich und die Arterien übermäßig. Schäden des Herzmuskels einerseits und der Gefäßwände andererseits sind die Folge. Bluthochdruck führt außerdem zu einer merklichen Veränderung des Blutgerinnungssystems, was in einer Förderung der Gerinnungs- bzw. Thromboseneigung mündet.[14,15]*

Als »optimal« bezeichnet man den Blutdruckbereich, bei dem die geringsten Risiken für Herz-Kreislauf-Erkrankungen beobachtet worden sind. Das ist ein Wert von höchstens 120:80 im Ruhezustand. Nach der Definition der American Heart Association können Blutdruckwerte bis zu einer Höhe von 130 zu 85 noch als »normal« gelten. Systolische Werte von 130 bis 139 und/oder diastolische von 85 bis 89 werden als »hochnormal« bezeichnet. Bei systolischen Werten von 140 bis 159 und diastolischen von 90 bis 99 spricht die American Heart Association von »mildem Bluthochdruck« bzw. von »Bluthochdruck Stufe I«. Mit Werten von 160 bis 179 zu 100 bis 109 gehört man schon in den Bereich des »mittelschweren Bluthochdrucks« bzw. des »Bluthochdrucks Stufe II«. Und bei Werten von über 180 zu 110 verfügt man über einen »schweren Bluthochdruck« bzw. einen »Bluthochdruck Stufe III«.

Hypercholesterinämie *Menschen, die vom Syndrom X betroffen sind, haben häufig keinen auffällig erhöhten oder einen nur leicht erhöhten Gesamtcholesterinspiegel (TC) bzw. LDL-Cholesterinspiegel (LDL).[16] Aber das Syndrom X geht mit einer Konstellation der Blutfette einher, welche die Arteriosklerose besonders fördert. Man spricht dann vom »Atherogenen Lipoprotein-Profil« (ALP).[17] Typischerweise finden sich hohe Blutkonzentrationen von Very Low Density Lipoprotein (LDL-Cholesterin) und Triglyceriden (TG) sowie sogenannte kleine dichte LDL-Partikel (small dense LDL). Dazu ist das High Density Lipoprotein (HDL-Cholesterin) stark gesenkt. All diese Faktoren sind für sich allein genommen schon Risikofaktoren für koronare Herzkrankheit (KHK).*

LDL-Größe und -Dichte *LDL-Cholesterinpartikel können noch nach ihrer Größe und Dichte unterschieden werden. Überwiegen die kleinen dichten LDL-Partikel, spricht man vom »Pattern B« (LDL-Partikelmuster B). Im Vergleich zum Vorherrschen von größeren lockereren LDL-Partikeln (LDL-Partikelmuster A) ist bei »Pattern B« mit einem dreifach erhöhten KHK-Risiko zu rechnen.[18] Die höhere Atherogenität wird damit erklärt, dass vor allem kleine dichte LDL-Partikel in das Endothel der Gefäße eindringen können und zudem mehr zur Oxidation neigen.[17]*

Oxidiertes LDL *Die oxidative Veränderung der LDL-Partikel spielt eine zentrale Rolle bei der Entstehung von Arteriosklerose. Insulinresistente Menschen haben signifi-*

kant mehr oxidiertes LDL (ox-LDL) im Blut als Insulinsensitive – unabhängig von der Höhe des LDL-Spiegels und anderer Risikofaktoren.[19] Oxidiertes LDL zieht T-Lymphozyten und Monozyten an, steigert die Aufnahme von LDL durch Makrophagen und bewirkt eine Immobilisation der Makrophagen innerhalb der Zellwand. Damit wird die Schaumzellbildung gefördert. Darüber hinaus wirkt ox-LDL toxisch auf die Zellen der Gefäßinnenwand.[20]

VLDL-Cholesterin VLDL sind sehr triglyceridreiche Lipoproteine. Ihr Serumspiegel korreliert direkt und hochgradig mit der Höhe des Triglyceridspiegels. Während früher triglyceridreiche Lipoproteine wie Intermediate Density Lipoporoteine (IDL) und VLDL nicht als bedenklich galten, belegen neue epidemiologische Studien, dass sie als sogenannte Lipoprotein-Remnants, also nach teilwesem Abbau zu einer geringen Partikelgröße, stark atherogen wirken und als unabhängige Risikofaktoren für KHK einzustufen sind.[21,22] Insulinresistente haben unabhängig von anderen Risikofaktoren höhere Lipoprotein-Remnants-Spiegel als Insulinsensitive.[23] Diese Remnants scheinen vor allem die Bildung der lockeren, leicht aufreißenden Ablagerungen im Blutgefäß zu fördern, die als besonders gefährlich gelten.

Triglyceride Lange Zeit umstritten, gelten inzwischen erhöhte Triglyceridwerte (TG) als unabhängiges Risiko für KHK[20,24,25]; vor allem die Kombination mit niedrigem HDL-Cholesterin muss als gravierender Risikofaktor eingeschätzt werden. Direkt in Beziehung zur Höhe des Triglyceridspiegels stehen die Serumkonzentration von IDL und VLDL und die Menge von kleinen, dichten LDL-Partikeln.[26] Insulinresistente haben unabhängig von anderen Risikofaktoren höhere Triglyceride. Insbesondere der starke postprandiale Anstieg der Triglyceride (also nach Mahlzeiten) gilt als besonders großes atherogenes Risiko.[22,27] Und Insulinresistente haben immer deutlich höhere postprandiale TG-Spiegel als Menschen mit normaler Insulinfunktion.[23,28]

HDL-Cholesterin Ein niedriger HDL-Wert ist ein unabhängiges Risiko für KHK. Bereits eine Erniedrigung des HDL-Spiegels um ein Prozent entspricht einem Anstieg des kardiovaskulären Risikos um zwei bis drei Prozent. Bei sehr hohen HDL-Werten sind weder erhöhte LDL- noch erhöhte TG-Spiegel mit einem signifikanten Herz-Kreislauf-Risiko assoziiert. Als Wirkmechanismus diskutiert wird der verstärkte Cholesterinrücktransport von der Peripherie hin zur Leber, von wo aus das Cholesterin als Gallensäure in den Darm geleitet und ausgeschieden wird. Die Hemmung der LDL-Oxidation, der Zelladhäsion und der Plättchenaktivierung werden als weitere Schutzmechanismen angesehen.[26]

TG/HDL-Quotient Ein hoher TG/HDL-Quotient ist oft bei Menschen mit Insulinresistenz anzutreffen.[29] Er hat unabhängig von anderen Lipidparametern eine vergleichbare, wenn nicht sogar eine größere Vorhersagekraft für KHK als ein erhöhter LDL-Spiegel.[25,26,30]

TC/HDL-Quotient Bei Insulinresistenz ist bei einem hohen Prozentsatz ein hoher TC/HDL-Quotient anzutreffen.[29] Von allen Lipidparametern besitzt der TC/HDL-Quotient die höchste Vorhersagekraft für die Entwicklung von KHK.[26,31] Er ist darin auch dem LDL/HDL-Quotienten überlegen, vermutlich weil beim TC die VLDL-Fraktion einbezogen wird, die wiederum als Surrogatparameter für Triglyceride wirkt. Menschen mit Insulinresistenz können trotz normalem oder nur leicht erhöhtem LDL einen ungünstig hohen TC/HDL-Quotienten aufweisen, was sich in ihrem Fall durch hohe VLDL- und niedrige HDL-Werte erklärt.[29]

Endothelfunktion Der Funktionsfähigkeit des Endothels, der Muskeln der Gefäßinnenwand, kommt eine entscheidende Bedeutung für die Gesunderhaltung des Kreislaufsystems zu. Normalerweise sorgt das Endothel für eine genügende Weitstellung des Gefäßlumens und kann damit den Blutdruck regulieren. Es kann in der Regel auch Blutplättchen und Entzündungszellen von einer Anheftung abhalten und damit arteriosklerotischen und thrombotischen Prozessen vorbeugen. Für diese gesund erhaltende Funktion benötigt das Endothel eine genügende Menge Stickstoffmonoxid (NO). Dieses wird in der Gefäßwand selbst produziert.

Verschiedene Bedingungen fördern die NO-Produktion, andere hemmen sie. Anstrengende körperliche Aktivität beispielsweise fördert die NO-Bereitstellung. Auch Insulin fördert die Ausschüttung von NO im Endothel. Entsprechend weisen Insulinresistente mit hohem Prozentsatz eine Endothel-Dysfunktion auf. Das äußert sich vor allem in einer gehemmten Produktion von NO. In der Folge kommt es zu einem Anstieg des Blutdrucks und zu einer verstärkten Anheftung und Einwanderung verschiedenster Zellen und Moleküle in die Gefäßwand, was zusammen wiederum zur Ausprägung von arteriosklerotischen und thrombotischen bzw. ischämischen Prozessen beiträgt.[32–38]

Gerinnungsfaktoren: In der Gefäßwand produzierte Signalstoffe steuern die Adhäsivität und Koagulations- bzw. Aggregationsbereitschaft von Blutplättchen wie auch die Fähigkeit zur Gerinnselauflösung (Fibrinolyse). Atherosklerotische Prozesse werden durch eine Gerinnungsneigung und durch eine Hemmung der Fibrinolyse gefördert. Der in der Gefäßwand produzierte Gewebe-Plasminogen-Aktivator fördert die

Fibrinolyse, während der Plasminogenaktivator-Inhibitor-1 (PAI-1) sie hemmt. Ein Ungleichgewicht zugunsten des PAI-1 fördert folglich die Atherogenese. Eine hohe Insulinkonzentration im Blut bewirkt eine vermehrte Produktion von PAI-1.[39,40] Insulinresistente weisen in der Tat unabhängig von anderen Risikofaktoren eine höhere PAI-1-Konzentration auf als Insulinsensitive. Damit ist ein weiterer Faktor identifiziert, der ihr erhöhtes Herzinfarktrisiko erklärt.[41,42]

Die abnormen Blutfette tragen, wie man erst seit Kurzem weiß, zu einer verstärkten Blutgerinnung bei, womit das Thromboserisiko gefördert wird. Bekanntlich sind es im Endeffekt ja solche akut auftretenden Blutpfropfen, die einen Herz- oder Hirninfarkt auslösen. All diese Störungen fördern jeweils für sich genommen und insbesondere in der Summe auch den Arterioskleroseprozess.[16] Dass die Betroffenen tatsächlich besonders häufig an Herzinfarkt sterben, sollte niemanden mehr überraschen.[43–47]

Bei einer ärztlichen Kontrolle wären insulinresistente Menschen eigentlich leicht auszumachen – sofern man darauf achtete. Wer Diabetiker in der Familie hat, trägt bereits ein höheres Risiko und sollte sich diesbezüglich regelmäßig durchchecken lassen. Aber auch ohne »zuckrige Verwandtschaft« sollte man auf der Hut sein: Wer übergewichtig ist (BMI größer 27) und einen Blutdruck über 145/90 mmHG hat, ist schon verdächtig. Wenn dann auch noch ein im Verhältnis zur Hüfte größerer Bauchumfang vorliegt, verdichtet sich dieser Verdacht, denn Fettablagerungen im und am Bauch oder Oberkörper fördern die Insulinresistenz besonders.

Entschuldigen Sie die unverblümte Frage, geschätzte Leserinnen und Leser: Haben Sie eigentlich dicke Backen? Es tut mir leid, aber von der verbreiteten Vorstellung, dass dies ein Zeichen besonderer Gesundheit sei, sollten Sie sich vielleicht definitiv verabschieden. Wer »runde Bäckchen« besitzt, führt mit sehr hoher Wahrscheinlichkeit auch einen gehörigen Fettansatz im Bauchinneren spazieren. Diesen Zusammenhang hat man an der Mayo-Klinik in den USA auch tatsächlich erforscht.[48]

Und wie steht es mit Ihrem Bewegungsverhalten? Eher schlecht? Dann sollten Sie der Sache genauer nachgehen. Als Erstes bietet sich eine Analyse der Blutfette an. Ein Verhältnis von Gesamtcholesterin zu HDL-Cholesterin, das größer als fünf liegt (bei normalen bzw. nur leicht erhöhten LDL-Werten), erhärtet den Verdacht weiter. Noch typischer für Insulinresistenz wäre ein hoher Triglyceridspiegel in Kombination mit niedrigem HDL-Cholesterin. Auch hier zeigt ein Quotient über fünf ein erhöhtes Risiko an.

Wenn man schon die Blutfette bestimmen lässt, so sollte man bei dieser Gelegenheit auch gleich noch den Nüchtern-Blutzuckerspiegel und den Nüchtern-Insulinspiegel anschauen. Wenn der Zuckerspiegel bei 110 (Milligramm je Deziliter) oder höher liegt, gibt es kaum mehr Zweifel. Falls aber diese Nüchternwerte unauffällig sind, wo doch viele andere Anzeichen für Insulinresistenz sprechen, sollte man unbedingt einen sogenannten Oralen Glukose-Toleranztest (OGGT) machen. Bei manchen Menschen reicht die Insulinwirkung nämlich noch, um nach acht Stunden Nachtruhe bei der morgendlichen nüchternen Blutentnahme normale Zuckerwerte zu erreichen, also eine »Glukose-Toleranz« vorzutäuschen. Aber nach dem Frühstück kann bei diesen Personen unter Umständen über viele Stunden der Blutzuckerspiegel deutlich erhöht sein, wovon nun niemand mehr etwas mitbekommt.

Eine Nüchtern-Blutzuckermessung erfasst immer nur einen Teil des mit dem Risiko lebenden Menschen.[12,49] Deshalb kann man nur mit dem OGGT jeden Zweifel ausschließen. Dabei wird im nüchternen Zustand eine Menge von 75 Gramm Glukose mit einem Getränk zugeführt; erst nach zwei Stunden wird dann der Blutspiegel gemessen. Dann sollte der Wert unter 140 Milligramm je Deziliter betragen. Dieses Verfahren dürfte in der Tat umso wichtiger werden, als man immer klarer erkennt, dass die gesundheitsschädigenden Effekte, die mit einem erhöhten Blutzuckerwert einhergehen, vor allem in der postprandialen Phase auf das Kreislaufsystem einwirken, also immer in den Stunden nach der Einnahme von Mahlzeiten.[12,50,51]

Im Anhang dieses Buchs können Sie übrigens testen, wie hoch Ihr persönliches Risiko ist, am Syndrom X zu leiden und in der Folge vielleicht einen Herzinfarkt zu riskieren. **Dieser Test ist von Prof. Gerald Reaven, dem Vater des Syndrom X,** ausgearbeitet worden.

Inzwischen wird immer klarer, dass die Stunden nach dem Essen wesentlich für die Gefäßgesundheit sind.[17,28,52,53] Was passiert nach einer Mahlzeit? Wenn die Nahrung fertig verdaut ist und die Nährstoffe vom Dünndarm ins Blut gelangen, findet dort eine Vielzahl von chemischen Reaktionen statt. Unter anderem entstehen als Nebenprodukte sogenannte freie Radikale mit sehr aggressiven Sauerstoffmolekülen, die alle möglichen Substanzen schädigen können, wären da nicht spezielle Abwehrstoffe, die diesen Angriff abfangen – die sogenannten Antioxidantien. Diese werden bei ihrer Rettungsaktion verbraucht und nehmen in ihrer Konzentration im Blut ab. Sobald sich ihre Reihen allzu sehr lichten, kann es zu einer Übermacht der freien Radikalen mit ihrem reaktiven Sauerstoff kommen. Damit wäre im Blut eine arge Stresssituation entstanden – der sogenannte oxidative Stress. Unter gewissen Bedingungen entstehen wesentlich mehr von diesen Radikalen, die ihrem Namen alle Ehre machen. Gerade eine stark erhöhte Blutzuckerkonzentration scheint besonderen Stress zu entfachen.[54–57] Das entsprechend vermehrt ausgeschüttete Insulin verändert zudem die Zusammensetzung der nach der Mahlzeit erhöhten Blutfette. Speziell aus dem »normal bösen« LDL-Cholesterin wird so ein »ungeheuer böses« LDL gemacht, indem das Insulin das große LDL-Molekül in kleine dichtere Partikel zerteilt.[58] Wie schon geschildert, kann das LDL kleiner Partikelgröße erst so richtig in die Wand der Blutgefäße eindringen und dann besonders ergiebig oxidiert werden.[17,20] Dieser Oxidationsstress fällt umso stärker aus, je höher der Blutzucker- und Blutfettspiegel nach dem Essen sind.[57–59] Erhöhte Zucker-, Insulin- und Fettkonzentrationen verstärken wiederum die Gerinnungsneigung des Bluts, woraus das Thromboserisiko mit drohendem Herz- und Hirninfarkt resultiert.[60,61]

Menschen mit Insulinresistenz bzw. Glucose-Intoleranz haben – unabhängig davon, was sie essen – immer eine erhöhte Blutzucker- und Blutfettkonzentration. Selbst wenn sie gar kein Fett zu sich nehmen, sondern nur Kohlenhydrate, steigen ihre Blutfette an, da ihre falsch programmierte Leber Fette im Übermaß selbst herstellt und ins Blut aussendet. Menschen mit erhöhten Blutzuckerwerten werden folglich nach jeder Mahlzeit von einem ungewöhnlich starken oxidativen Stress geplagt.[57,59]

Aber damit sind wir immer noch nicht am Ende. Denn der erhöhte Blutzucker an sich steht in dringendem Verdacht, diverse Störungen bei verschiedenen Eiweißkörpern im Blut zu verursachen. Eines der bekanntesten Opfer ist das Hämoglobin, der rote Blutfarbstoff, der den Sauerstoff im Körper transportiert. Es wird unter dem Einfluss der hohen Konzentrationen mit Zucker beladen, sozusagen »verzuckert«. Je höher der Glucosespiegel, desto größer diese Wirkung. Man kann übrigens das derartig veränderte, das glykosilierte Hämoglobin (HbA1c) relativ leicht messen und verwendet es deshalb als Indikator dafür, wie hoch der Blutzuckerspiegel im Durchschnitt der letzten Monate lag. Leider wird es routinemäßig immer noch viel zu selten bestimmt.

Verzuckerte Eiweißstrukturen können generell besonders leicht oxidieren. Eine Folge davon ist, dass die Blutgefäße brüchiger werden und sich nicht mehr richtig entspannen können, weil aufgrund der Situation ein dafür unentbehrlicher Stoff, das Stickstoffmonoxid (NO), nicht in ausreichender Menge zur Verfügung gestellt werden kann.[62]

Wenn man weiß, dass die Phase nach der Nahrungsaufnahme für schädigende Reaktionen von besonderer Bedeutung ist, sollte das Konsequenzen nach sich ziehen. Dann wäre logischerweise eine entscheidende vorbeugende Maßnahme darin zu sehen, den Anstieg der Blutzuckerspiegel nach den Mahlzeiten so flach und kurz wie möglich zu halten.

Damit nähern wir uns langsam dem eigentlichen Thema dieses Buchs: der Ernährung. Denn das Ausmaß und die Dauer der Blutzucker- und Blutfetterhöhung hängen zu einem erheblichen Anteil davon ab, was man isst. Dies gilt vor allem für Menschen mit bereits gestörtem Zucker- und Fettstoffwechsel, das heißt für einen sehr großen Anteil der erwachsenen, übergewichtigen und bewegungsarmen Bevölkerung.

In der Tat haben Art und Menge der Kohlenhydrate in der Kost einen erheblichen Einfluss auf die Blutzuckerreaktion. Diese ist inzwischen für die wichtigsten Nahrungsmittel nach standardisierten Kriterien bestimmt worden. Man nennt das den »Glykämischen Index« (GI) von Nahrungsmitteln. Ein starker und lang andauernder Anstieg, wie es stärkereiche Nahrungsmittel bewirken, beispielsweise Weißbrot, ergibt einen hohen GI. Umgekehrt wird bei vergleichbarer Portionsgröße ein grob gemahlenes, natursaures Roggen-Vollkornbrot einen relativ niedrigeren Anstieg des Blutzuckers nach sich ziehen, also einen niedrigeren GI zur Folge haben.[63–68] Dennoch gilt: Je mehr Vollkornbrot, desto höher der Blutzucker. Allein den GI eines Nahrungsmittels zu betrachten genügt also nicht. Die verzehrte Menge muss ebenso berücksichtigt werden und schlägt sich in Kombination mit dem GI in der »Glykämischen Last« (GL) nieder. Dazu mehr in späteren Kapiteln.

Dass es aber zumindest keine Zeitvergeudung ist, sich mit der GL näher zu beschäftigen, werden Sie gleich erkennen, lieber Leser, liebe Leserin. Ich möchte Ihnen nämlich hier auch noch das neueste und vielleicht sogar unerfreulichste Kapitel dieser zuckersüßen Story unterbreiten ...

Im Frühjahr 1997 veröffentlichten Epidemiologen der Harvard-Universität (Boston, USA) die Ergebnisse der Langzeitbeobachtung von 65 000 Frauen und 43 000 Männern. Alle Studienteilnehmer waren zu Beginn der Untersuchung gesund und entwickelten erst mit den Jahren ihre Zipperlein. Nach sechs Jahren hatten sich jedenfalls 915 Frauen und 523 Männer zu Diabetikern entwickelt. Als man diese Entwicklung mit ihrer Ernährung in Beziehung setzte, stellte sich heraus, dass sowohl der Glykämische Index wie auch die Glykämische Last mit der Diabetesentwicklung in Beziehung standen: Je häufiger und je größere Mengen solch stärkereicher Nahrungsmittel mit hohem GI-Wert verzehrt wurden, desto höher war die Wahrscheinlichkeit, Diabetes zu entwickeln – und zwar unabhängig davon, ob die Teilnehmer dick oder dünn waren, sportlich aktiv oder weniger, familiär schon vorbelastet oder nicht, rauchten oder nicht und so weiter.[69,70]

Im Frühjahr 2000 wurden dann die Ergebnisse aus der oben erwähnten amerikanischen Frauenstudie zum Einfluss von Nahrungsmitteln mit hohem GI auf die Entwicklung von Herzinfarkt veröffentlicht. Und siehe da: Je mehr von diesen Nahrungsmitteln und je höher die Glykämische Last, desto höher auch das Herzinfarktrisiko. Dieser Zusammenhang war insbesondere bei Übergewichtigen stark ausgeprägt.[71] Nun mag Sie das möglicherweise gar nicht mehr sonderlich überraschen. Doch so richtig unwohl wird es einem, wenn man liest, was dieselbe Arbeitsgruppe bei denselben Probandinnen sonst noch entdeckte: Die Diabetikerinnen hatten eine um rund 50 Prozent erhöhte Wahrscheinlichkeit, Darmkrebs zu entwickeln, und eine um 140 Prozent erhöhte Wahrscheinlichkeit, daran zu sterben, als die Nichtdiabetikerinnen.[72] In anderen Studien konnte dieser Zusammenhang inzwischen bestätigt werden.[73,74]

Abgerundet wird das Schreckensszenario durch eine weitere amerikanische Studie. Bei einer sechseinhalb Jahre dauernden Beobachtungsstudie an 6000 älteren Männern und Frauen ergab sich, dass mit dem Anstieg des Nüchtern-Blutzuckers wie auch des postprandialen Zwei-Stunden-Zucker- und Insulinwerts das Darmkrebsrisiko jeweils linear anstieg – und zwar unabhängig davon, ob sie Diabetiker waren. Die Teilnehmer mit den höchsten Werten hatten eine doppelt so hohe Wahrscheinlichkeit, diese Krebsform zu entwickeln, als jene mit den niedrigsten Werten. Das Krebsrisiko war also allein schon bei Glukose-Intoleranz zu erkennen, nicht erst bei Diabetes![75]

Erklärt wird die Blutzucker-Krebs-Connection mit Auswirkungen des dauerhaft erhöhten Insulins auf andere Hormone in diesem komplex vernetzten System.

Man nimmt vor allem an, dass Insulin einen direkten Einfluss auf weitere spezifische Wachstumshormone hat.[76,77] Schließlich muss Tumorzellen ja auch zum Wachstum verholfen werden. Wichtig zu wissen ist, dass bei älteren Menschen der Blutzucker- und Insulinspiegel nach Mahlzeiten länger erhöht bleibt als bei jungen, weil die Insulinresistenz mit dem Alter zunimmt.

Gut passt noch in dieses Furcht erregende Bild, dass bereits mehrere epidemiologische Studien für eine erhöhte Zufuhr von Nahrungsmitteln mit einem hohen GI ein von anderen Faktoren unabhängiges Darmkrebsrisiko angezeigt hatten.[78,79] Am höchsten zeigte sich das Risiko für Personen, die gleichzeitig dick waren, sich wenig bewegten und wenig Ballaststoffe aßen.[79]

Bei der Suche nach den Mechanismen hat man 1998 an der Deakin-Universität in Australien die Auswirkungen der Ernährung auf die Zusammensetzung des Stuhls überprüft und dabei insbesondere solche Stoffe untersucht, die als Darmkrebs-Risikomarker infrage kommen. Dabei verglich man die Folgen einer üblicherweise als »ungesund« eingeschätzten westlichen Kost mit relativ viel Fett (34 Prozent), Eiweiß (17 Prozent) und wenig Kohlenhydraten (45 Prozent) mit einer üblicherweise als »gesund« eingeschätzten chinesischen Kost, die viele Kohlenhydrate (72 Prozent bei ganz geringem Zuckergehalt), sehr wenig Fett (16 Prozent) und auch weniger Eiweiß (12 Prozent) lieferte. Doch das Ergebnis bereitet Stirnrunzeln: Alle relevanten Krebsmarker waren bei der »gesunden« Kost mit reichlich komplexen Kohlenhydraten (Getreide und Reis) deutlich erhöht.[80]

Da kann es dann kaum mehr verwundern, was einer der bekanntesten Krebsepidemiologen Europas, Carlo La Vecchia, und seine Mitarbeiter von der Mailänder Universität Ende 1999 im *American Journal of Clinical Nutrition* präsentierten: Sie hatten in einer sehr sorgfältig ausgewerteten Fall-Kontroll-Studie 3336 Krebspatienten in ihrem Ernährungsverhalten mit 3526 gesunden Kontrollpatienten verglichen. Dabei waren potenzielle Einflüsse solch wichtiger Faktoren wie Alter, Rauchen, Alkoholkonsum, Körpergewicht (BMI), Obst-, Gemüse- und Vollkornkonsum statistisch berücksichtigt worden, sodass ein möglichst »reines« Risiko errechnet werden konnte. Das Ergebnis dürfte insbesondere den Italienern und auch allen Italienfans durch Mark und Bein gehen: Wer besonders viele Weißmehlprodukte wie Pasta, Pizza, Brot und Reis, also Nahrungsmittel mit hohem Glykämischem Index, gegessen hatte, wies für Krebs im Bereich Mundhöhle, Kehlkopf und Speiseröhre ein um 60 Prozent erhöhtes, bei Magen- und Dickdarmkrebs ein jeweils um 50 Prozent, bei Enddarmkrebs um 30 Prozent und bei Schilddrüsenkrebs um 100 Prozent erhöhtes Risiko im Vergleich zu den Verächtern von Pasta & Co. aus![81]

Werte Leserinnen und Leser, stellen Sie sich vor: Urlaub in Italien. Wie die Kinder freuen Sie sich schon auf Ihre angestammte Trattoria, Osteria, Pizzeria und auf all die Köstlichkeiten, die Sie dort erwarten. Wenn Sie dann im Ristorante die Speisekarte zur Hand nehmen, fällt Ihnen ein großer Hinweis in sechs Sprachen auf: »Der Gesundheitsminister warnt: Der Verzehr von italienischen Spezialitäten kann Ihre Gesundheit gefährden!« Sie schauen verwirrt aus dem Fenster und sehen, dass überall und wohl in ganz Italien die Fahnen auf Halbmast stehen ...

Verwunderlich bei der ganzen Krebsgeschichte ist, dass die Medien dichthalten. Wie lange noch? Sind die dort tätigen Menschen einäugig oder gar blind? Vielleicht betriebsblind? Legt die Mafia oder der Vatikan schützende Hände über diese mit Kohlenhydraten gefüllte Büchse der Pandora? In Teutonien hört man jedenfalls nichts davon, absolut gar nichts! Hier pflegen die Medien lieber ihr geliebtes Hobby: die Angst vor Fleisch zu schüren! BSE ist zum Dauerthema geworden, nachdem im Lauf von zehn Jahren ein einziges nach Deutschland immigriertes Rindvieh davon betroffen war.

Unbeeindruckt von all diesen wissenschaftlichen Erkenntnissen zeigen sich natürlich auch die deutschen Ernährungspäpste und ihre Adlati sowie solche, die es unbedingt noch werden wollen. Sie verkünden unbeirrt, es sei ganz wichtig für die Gesundheit, möglichst viele »komplexe Kohlenhydrate«, also viele stärkehaltige Nahrungsmittel, zu verzehren ...[82,83]

KAPITEL 3

Die Kohlenhydratfalle

Bevor wir Bekämpfungsstrategien gegen das Syndrom X ausarbeiten, sollten wir das Terrain sichern und den Hintergrund noch besser ausleuchten. Wenn Insulinresistenz auf einer Verwertungsstörung von Zucker basiert, sollten wir zunächst einmal klären, ob der Mensch überhaupt Zucker und – wenn ja – wie viel er davon braucht.

Eiweiß bzw. bestimmte lebensnotwendige, sogenannte essenzielle Aminosäuren muss man sich zuführen, sonst können wir nicht überleben. Es gibt auch »essenzielle« Fettsäuren, nicht aber »essenzielle« Kohlenhydrate. Hier sei ausdrücklich festgehalten: Wir müssen keine Kohlenhydrate zu uns nehmen, um funktions- und überlebensfähig zu sein. Der Körper kann sie zur Not aus Eiweiß selbst herstellen.

Alle verdaulichen Kohlenhydrate der Nahrungsmittel, ob aus Müesli, Nudeln, Sportlerriegeln oder Streuzucker, werden durch Verdauung und Stoffwechsel so lange chemisch aufgeschlossen und umgebaut, bis daraus ein und dasselbe Endprodukt, die Glukose, entstanden ist. In der Umgangssprache wird sie auch als »Traubenzucker« bezeichnet. Speichern kann der Körper Glukose in Muskulatur und Leber in einer speziellen Verbindung, dem Glykogen, was gelegentlich auch als »tierische Stärke« bezeichnet wird. Bei einer durchschnittlichen Ernährung beträgt der Speicher 300 bis 400 Gramm Glykogen.

Glukose ist die Energiequelle, die jede Körperzelle für sich in Anspruch nehmen kann. Jede Zelle benötigt für ihre Funktion diesen »Treibstoff«, am meisten natürlich die Zellen, die besonders viel leisten müssen: die arbeitenden Muskelzellen. Die genaue Menge hängt – wie bei einem Auto – von Tempo, Technik,

Gewicht, Alter, Zustand und so weiter ab. Eine Verdoppelung der Aktionsdauer führt etwa zur Verdoppelung des Energieverbrauchs der Muskeln. Bei Verdoppelung der Intensität steigt der Energieverbrauch sogar exponentiell!

Muskelzellen können Energie auch aus der Verbrennung von Fett und Eiweiß beziehen. Allerdings braucht es für die Energiegewinnung aus Fett eine höhere Bereitstellung von Sauerstoff. Sie ist also aufwändiger und langsamer als die direkte Glukoseverbrennung. Sobald die Sauerstoffbereitstellung in den Muskelzellen kritisch wird – weil Sie beispielsweise schnell rennen und die Muskeln dabei mehr Sauerstoff zur Energieproduktion benötigen, als Sie mit der Atmung heranschaffen können –, kommt der Körper mit Fett nicht mehr zurecht. Er muss dann Glukose oder Glykogen verbrennen. Dagegen verwendet er mit Vorliebe Fett, wenn es ruhig zugeht und mit der Atmung immer genügend Sauerstoff ins Blut und zu den Muskeln gelangt. In diesem Fall ermöglicht die Fettverbrennung, dass man seine knappen Kohlenhydratreserven für den Moment schonen kann, bis man wieder losspurtet.

Um aus Eiweiß verwertbare Energie zu gewinnen, muss Muskeleiweiß zunächst abgebaut und zur Leber transportiert werden, um dort zu Glukose aufgebaut werden zu können. Von dort gelangt sie wiederum auf dem Blutweg an die arbeitende Muskulatur. Bei ausreichender Versorgung mit Kohlenhydraten und Fett schont der Körper natürlich seine Eiweißreserve. Er braucht ja möglichst kräftige Muskeln. Nur bei zu geringer Kalorien- bzw. Kohlenhydratzufuhr muss er »ran an die Muckis«.

Die Leber ist ein sehr wichtiger Glukosespeicher. In Ruhe scheidet sie kontinuierlich Glukose zur Versorgung der Gehirn- und Nervenzellen, der Nieren und der roten Blutkörperchen in die Blutbahn aus. Diese Organe können ihre Energie nicht aus Fett beziehen. Mit Zunahme der körperlichen Arbeitsintensität wird vermehrt Glukose aus der Leber ins Blut und von dort in die Gewebe und Muskulatur eingeschleust. Damit kommt natürlich der Größe der Glykogenspeicher zur Aufrechterhaltung des Blutzuckerspiegels eine besondere Bedeutung zu.

Wenn die Glukosespeicher knapp werden, muss sich der Körper etwas anderes »einfallen« lassen. Bei Nahrungsmangel bzw. beim freiwilligen Hungern, also in Situationen mit geringer Kohlenhydrat- bzw. Glukoseversorgung, schalten die Muskel- und Leberzellen ihr Überlebensprogramm mit dem Namen »Insulinresistenz« ein. Damit werden die Muskel- und Leberzellen gezwungen, weniger Glukose aufzunehmen. Entsprechend bleibt mehr für jene Organe übrig, die für das

Überleben am wichtigsten sind. Sobald wieder genügend Kohlenhydrate zum Essen vorhanden sind, schaltet sich die Insulinresistenz ab. So weit der Normalzustand.

Um alle lebenswichtigen Organe während eines 24-Stunden-Tages ausreichend mit Glukose zu versorgen, werden mindestens 100 Gramm benötigt. In der Leber sind etwa 80 Gramm gespeichert, in den Muskeln – wie gesagt – rund weitere 300 Gramm. Daraus kann man ableiten, dass bei körperlicher Ruhe die gerade geschilderte kritische Knappheit bereits nach drei bis vier Tagen eintritt, bei körperlicher Aktivität natürlich umso rascher. Eine temporäre Insulinresistenz ist in diesem Fall also überaus sinnvoll.

Was passiert aber, wenn wir immer genügend Kohlenhydrate zu uns nehmen? Zur Zeit besteht die »westliche« Kost zu etwa 45 Prozent aus Kohlenhydraten – bezogen auf den Energiegehalt der gesamten Ernährung. Bei einer mittleren Kalorienzufuhr von 2200 Kilokalorien entfallen damit 990 auf Kohlenhydrate, was der Menge von etwa 240 Gramm reinen Kohlenhydraten entspricht. »Das ist zu wenig!«, tadeln uns die Ernährungspäpste und deren Glaubenshüter. »Unausgewogen, also ungesund«, lautet das Verdikt. Wir sollten lieber das ungesunde, dick machende Fett auf etwa 25 Prozent, also auf etwa 60 bis höchstens 80 Gramm pro Tag, einschränken und auch nicht so viel Eiweiß essen, höchstens 15 Prozent. Dann bliebe mehr Raum für die gesunden Kohlenhydrate. Der empfohlene Kohlenhydratanteil von 60 Prozent entspricht beim Beispiel oben einer Menge von 330 Gramm pro Tag. Das daraus resultierende Nährstoffverhältnis von 60 zu 25 zu 15 bezeichnen Ernährungspäpste übrigens als »ausgewogen«!

Was passiert nun mit all diesen Haufen Brot, Nudeln, Kartoffeln, Reis und Zucker? Zunächst muss die Stärke verdaut und abgebaut werden, bis Glukose übrig geblieben ist, die dann in die Muskel-, Leber- und Nervenzellen sowie in die roten Blutkörperchen geschleust werden kann. Dazu benötigen wir unser Insulin. Hat man eine gesunde Bauchspeicheldrüse, wird diese auch immer genügend Insulin zur Verfügung stellen – tagein, tagaus. Da kann man nur hoffen, dass sie nicht eines Tages streikt oder in ihrer Leistung auch nur ein wenig nachlässt.

Aber benötigen wir wirklich die ganzen Kohlenhydrate, den »Supertreibstoff«, in unseren Muskelzellen? Was leisten unsere Muskeln denn an einem ganz normalen Tag? Nehmen wir an, Sie radeln täglich zur Arbeit, 40 Minuten hin und nach der Arbeit wieder zurück, und das Ganze in so flottem Tempo, dass Sie gehörig außer

Puste kommen. Nehmen wir optimistisch an, Sie würden zusammen für die An- und Rückfahrt etwa 800 Kilokalorien Energie abstrampeln. Das entspräche etwa 200 Gramm Glukose. Wenn für das Nervensystem und die Blutkörperchen weitere 100 Gramm anzurechnen sind, dann sind die 330 Gramm Kohlenhydrate am Tag, die Ihnen von den Ernährungspäpsten zugeteilt wurden, in der Tat berechtigt und gut untergebracht.

Aber steigen Sie wirklich täglich 80 Minuten flott in die Pedale? Was machen Sie stattdessen? Könnte es sein, dass Sie von der Wohnungstür direkt zum Lift schreiten, um damit in die Tiefgarage zu fahren? Werfen Sie dort Ihren »sportlichen«, automatisierten und klimatisierten Schlitten an, um damit in die Bürogarage zu brausen? Eilen Sie dann in dynamisch federndem Schritt zum Lift und steigen im ersten Stock aus, wo Sie voller Tatendrang ihren bequemen Sessel vor einem Computerbildschirm einnehmen? Und am Abend nach getaner Arbeit, knallen Sie da nicht den Aktenkoffer in die Zimmerecke und lassen sich in den Fernsehsessel sinken – Beine schön hoch, Augen zu? Spüren Sie nicht die Trockenheit nach so viel Klimaanlage in Ihrer Kehle, und genehmigen Sie sich nicht erst einmal ein Bierchen, um auszuspannen? Ziehen Sie sich nach dem Essen nicht noch einen Krimi rein und schlafen dabei vielleicht ein oder schleppen sich nur noch mühsam ins kuschelige Bett? Alles genehmigt, aber brauchen Sie für solch einen anstrengenden, bewegungsintensiven Alltag derart viel von dem Kohlenhydrat- »Supertreibstoff«?

Wenn man die päpstlichen Ernährungsempfehlungen artig befolgt, füllen sich Ihre untätigen Muskelzellen täglich mit einem Treibstoff, den die meisten dort so gut wie gar nicht benötigen. Die energetische Bewältigung der Bürobelastung würden wir locker auch mit Fettverbrennung abdecken. Werden aber ständig Kohlenhydrate nachgeschoben, müssen diese auch ständig verbrannt werden, da ihre Speicher kaum zu vergrößern sind. Dafür muss die Fettverbrennung entsprechend zurückgestellt werden.

»Na und?«, höre ich jetzt einige von Ihnen, liebe Leser und Leserinnen, in meinem geistigen Ohr entgegnen. »Diesen Luxus gönne ich mir. Ist ja wohl immer noch besser, als viel Fett zu essen! Was kann schon Unrechtes geschehen, wenn man die Expertenratschläge befolgt?«

Ich will es Ihnen gerne sagen: Die kohlenhydratreiche, fettarme Kost regt den Körper zur Eigensynthese von Fett an. Kurioserweise werden dann speziell die

»bösen« gesättigten Fettsäuren gebildet, die man eigentlich mit der fettarmen Kost endlich loswerden wollte. Mit der Zeit verdrängen sie dann die mehrfach ungesättigten aus den Zellmembranen – was keineswegs wünschenswert ist![1-3] Und bei positiver Energiebilanz, wenn man also mehr Kalorien zuführt als verbraucht, wird aus Kohlenhydraten sogar eine ganze Masse Fett gebildet.[4] In den Muskeln, aber vor allem in der Leber.

Eine sehr kohlenhydratreiche Kost führt des Weiteren – ohne entsprechende hohe körperliche Aktivität – zu deutlich erhöhten Blutfettwerten. Das betrifft die Triglyceride und die triglyceridreichen Lipoproteine wie VLDL- und IDL-Cholesterin sowie die triglyceridreichen Remnants-Partikel, die als besonders herzgefährdend gelten (siehe Kapitel 2 Seite 36). Speziell nach dem Essen (postprandial) sind all diese Blutfette unter fettarmer, kohlenhydratreicher Kost erhöht und bleiben es auch den ganzen Tag über.[5] Eine kohlenhydratreiche Kost hemmt sogar ihren Abbau.[6]

Diese triglyceridreichen Blutbestandteile aktivieren wiederum die Blutgerinnung, fördern damit die Thromboseneigung und hemmen die Fähigkeit, solche Gerinnsel aufzulösen.[7] Zusätzlich wird das »böse« LDL-Cholesterin noch viel »böser«, indem es sich bei der fettarmen Kost in kleinere dichtere LDL-Partikel umwandelt.[8] Ein weiterer »böser« Blutfettparameter, das sogenannte Lp(a), steigt ebenfalls an.[9] Gleichzeitig sinkt der Blutspiegel des »guten« HDL-Cholesterins.[9,10]

Das alles sind Risikofaktoren für Herz-Kreislauf-Erkrankungen.[11,12] Die Konstellation hohe Triglyceride mit niedrigem HDL hat es übrigens besonders in sich.[11,12] Und gemeinsam potenziert sich das Risiko. Diese grandiosen Effekte mit der ernährungspäpstlich empfohlenen Kost sind bei ganz gesunden, normalgewichtigen Menschen zu beobachten, wenn auch nicht so ausgeprägt, dass sie klinisch besonders relevant sind. Aber bei Menschen mit bestehenden Stoffwechseldefekten, etwa bei Übergewicht und ein ganz klein wenig Insulinresistenz, wird die Situation sehr schnell äußerst bedrohlich! Dann bewirkt diese Kost zusätzlich auch noch hohe Blutzucker- und Insulinwerte, und die Blutfettwerte steigen weiter in die Höhe. Das wiederum verschlimmert die Insulinresistenz. Und je insulinresistenter jemand ist, desto schneller beginnt sich dieser Teufelskreis zu drehen.[13-15]

Ich würde nur allzu gerne einmal erfahren, aufgrund welcher Erkenntnisse und Kriterien unsere heutigen Ernährungspäpste der kohlenhydratreichen, fettarmen Ernährungsweise Jahr für Jahr das Gütesiegel »besonders gesund« verleihen. Nach gut 15 Jahren Recherche sehe ich immer noch keine Indizien für diese Einschätzung. Auch auf spezielle Anfrage hin habe ich vom ernährungspäpstlichen Amt keine hilfreichen Hinweise oder Erläuterungen erhalten.[16] Besonders bemerkenswert ist allerdings, wenn die »Abspeckpäpste« ausgerechnet den Übergewichtigen mit ihrem ausgeprägten Risiko für Insulinresistenz diese kohlenhydratreiche, fettarme Ernährung empfehlen. Als Begründung wurde und wird noch immer meist angeführt, dass sich mit dieser Kost deren dickes Problem von selbst in Luft auflöse! Dann wollen wir doch einmal nach den entsprechenden Spuren in der Atmosphäre Ausschau halten ...

KAPITEL 4
Die Welt wird kugelrund

»Sag mir, wo die Schlanken sind, wo sind sie geblie-hie-ben?« Noch finden sich ein paar erwachsene Exemplare. Aber wie lange noch? In den USA hat man den derzeitigen Trend hochgerechnet. Demnach sind im Jahr 2030 100 Prozent aller erwachsenen Amerikaner übergewichtig! Da wir in meiner Heimat Deutschland alles, was aus den Staaten kommt, mit fünf bis zehn Jahren Verspätung stolz nachäffen, schätze ich, dass man bei uns spätestens Im Jahr 2040 diese Vorgabe erreicht haben wird. In anderen Industrieländern wird es ähnlich rollen. Dass es dann weltweit auch rund 300 Millionen Diabetiker geben wird, ist natürlich kein Zufall. Denn Übergewicht geht mit Insulinresistenz und Glukose-Intoleranz bzw. Diabetes ein großes Stück weit Hand in Hand: Bei Übergewicht steigt das Risiko für Insulinresistenz um ein Vielfaches, das Diabetesrisiko natürlich auch.[1] Doch es gibt auch schlanke Insulinresistente und umgekehrt auch dicke Insulinsensitive. Aber die Wahrscheinlichkeit, insulinresistent zu werden, steigt, vor allem wenn man in jungen Jahren übermäßig an Gewicht zulegt.[1,2] Ob das an der vergrößerten Körpermasse liegt, am eingelagerten Speck oder an den Lebensumständen, die einen Übergewichtigen gewöhnlich von klein auf begleiten, das ist eine spannende und für das vorliegende Buch ganz entscheidende Frage.

Zunächst möchte ich aber für alle Leserinnen und Leser, die meine letzten beiden Bücher zum Thema »Übergewicht« und »Abnehmen« nicht kennen oder deren Inhalt wieder vergessen haben, kurz zusammenfassen, warum eigentlich die ganze Welt immer runder wird.[3,4] Und damit sind nicht nur die gesättigten Zweibeiner angesprochen, sondern auch unsere kuscheligen, pelzigen Lebenspartner, eingerollt am Stammplatz auf dem Sofa. »Wie das Herrchen, so sein Gscherrchen«: In den USA sind schon 30 Prozent aller Katzen und Hunde übergewichtig! Diese alarmierende Zahl verbreitete der Nachrichtensender CNN am 16. Februar 2000. Damit ist tierische Fettsucht zum größten Gesundheitsproblem häuslicher Vierbeiner geworden. Die »Amis« hatten auch sofort einen passenden Namen für dieses Problem parat: das »Garfield-Syndrom«. Dr. Julie Churchill, die eine Abspeckabteilung an der tiermedizinischen Klinik der University of Minnesota leitet, meint dazu: »Der Durchschnittshund in den USA ist heute eine Couch-Kartoffel.«

Auf ähnliche Sofagewächse werden wir im nächsten Kapitel noch ausführlich zu sprechen kommen. An dieser Stelle muss ich aber die betroffenen Couch-Kartoffel-Halter enttäuschen: Ich kann ihnen leider nichts über unser teutonisches Wuffi- und Mietzi-Syndrom berichten, da solche Daten zum Schutz der Persönlichkeit unserer Liebsten nicht erhoben bzw. weitergegeben werden. Ich vermute aber, dass tierische Abspeckkliniken, die Heilfasten für Hunde oder Wellness-Kuren für Katzen anbieten, auch in unseren Gefilden großartige Zukunftschancen haben ...

»Warum bin ich nur so dick?« Wen beschäftigt diese Frage nicht? Der gefragte Look ist weiterhin schlank. Und je mehr Dicke herumlaufen, desto seltener und entsprechend gesuchter werden die Ausnahmen. Keine Frage, natürlich sind die Eltern schuld! Wer dicke Eltern hat, der muss sich auf große Kleidergrößen einstellen. Ganz entscheidend ist, wie immer in der Biologie, die genetische Disposition, das heißt die Veranlagung des Einzelnen. Wenn man die Dicken aber in einer globalen Perspektive betrachtet, wird klar, dass etlichen Millionen dieser Spezies dicke Eltern fehlen. Wenn innerhalb der letzten 30 Jahre so viele Menschen aus den verschiedensten Völkern und Gegenden der Welt mit unterschiedlicher genetischer Ausstattung so deutlich Fettpolster zulegten, dann können für den dicken Trend nicht die Gene, sondern nur die Umwelt bzw. die eingetretenen Veränderungen in der Umwelt verantwortlich sein.

Was ist passiert? Weltweit verlassen die Menschen in Scharen die ländlichen Gebiete und ziehen in die Städte. Damit geht eine Änderung der beruflichen Tätigkeit einher, weg von der körperlich betonten, landwirtschaftlich orientierten Arbeit hin zur Dienstleistung, bei der Kapital und Wissen als treibende Kräfte im Zentrum stehen. Die körperliche Arbeit wird zunehmend wegrationalisiert und durch neue Technologien ersetzt. Wir verbrauchen immer weniger Energie, denn Maschinen, Rolltreppen, Roboter, Computer und so weiter haben uns einen Großteil der körperlichen Anstrengungen abgenommen. Für die größeren Entfernungen zwischen Wohn- und Arbeitsstätte werden immer luxuriösere Gefährte ersonnen, die Fußwege unnötig machen.

Wir kämpfen vehement für weniger Arbeit und frühere Rente, um mit dem vermehrten Freizeitangebot noch mehr zum Shoppen fahren und danach wieder in Ruhe vor der Glotze hängen zu können. Erst jetzt haben wir das wahre Wirtschaftswunder vollbracht: mit Fortschritt zum Stillstand!

Den gleichen progressiven Trend zur Automatisierung findet man auch in den Privathaushalten. In den USA nennt man das TAFU: technicaly advanced family unit. Jeder ehrgeizige Haushalt ist inzwischen mit einer ganzen Batterie von Fernbedienungen ausgestattet. Damit kann man das Licht einschalten, die CD-Beschallung umschalten und die Raumtemperatur noch etwas höher stellen. Gibt es eigentlich noch irgendeine notwendige Tätigkeit in einem vorbildlichen modernen Haushalt, die auch nur die geringste Anstrengung kostet, bei der das Herz wenigstens sechs Schläge in der Minute zulegen muss? Vielleicht Sex? Tönt irgendwie auch anstrengend. Ob deshalb die Lust auf diese letzte körperliche Betätigung im Eigenheim ebenfalls epidemieartig Richtung Nullpunkt absinkt?

Verbunden mit dieser großartigen Modernisierung in Wirtschaft und Gesellschaft ist in den meisten Ländern ein Anstieg des Bruttosozialprodukts zu beobachten: Alle haben ausreichend »Knete«. Wirkliche Armut ist weitgehend zurückgedrängt. Parallel zu dieser lang herbeigesehnten Entwicklung geht weltweit eine Veränderung der Ernährungsgewohnheiten einher. Immer ist genügend Geld übrig, um sich zu jeder Tages- und Nachtzeit etwas gar Köstliches zum Essen leisten zu können. Und selbst die Kids bekommen immer einen McD-Notgroschen von den sorgenden Eltern zugesteckt, auf dass die Armen untertags nicht verhungern, während Mama und Papa sich am Computerbildschirm abschuften.

Mit dem Anstieg des Wohlstands werden nun auch endlich in den Entwicklungsländern die ärmlichen Ernährungsformen der letzten Jahrhunderte, die häufig aus wenig bestanden und wobei das Wenige auch noch überwiegend aus Getreide und Wurzelgemüse zubereitet war, zu Grabe getragen. Die Märkte sind offen, der Handel einfallsreich, und die Lust auf Neues und Westliches wird via Fernsehen implantiert. Nun bekommen auch viele Menschen dort eine reichliche und vor allem abwechslungsreiche Kost mit höheren Anteilen von Obst und Gemüse, Fleisch, Fisch, Milchprodukten und Eiern – solange das Geld reicht.

Mit dem Mehr an Vielfalt und Abwechslung hat für viele wohl auch der Genusswert gewonnen, sonst wären diese Produkte nicht so leicht durchsetzbar. Im Grunde ist es natürlich auch die Freude an abwechslungsreicherer, wohlschmeckenderer, leicht verfügbarer und zudem kostengünstiger Nahrung, nicht nur etwa der Fett- und Zuckergehalt an sich, der für die weltweite Umstellung der Ernährungsgewohnheiten verantwortlich ist.[5–7]

Und mit der Ernährungsumstellung ist – auch wenn manche »Vollwertkörnler« es nicht wahrhaben wollen – selbstverständlich in all den heimgesuchten Ländern der Welt auch die Versorgung mit lebenswichtigen Nährstoffen, also die »Ernährungsqualität«, im Vergleich zu den letzten Jahrhunderten beträchtlich verbessert worden. Ob diese Kost allerdings gesünder ist als jene, die man dort in noch früheren Zeiten genoss, nämlich vor der Einführung des kärglichen Ackerbaus und der Abhängigkeit vom Handel, ist eine ganz andere Frage. Wir werden noch ausführlich darauf zurückkommen.

Mit der modernen Kultur hält auch weltweit die Vorliebe für Nahrungsmittel Einzug, die schneller – und ganz wichtig – mit geringerem Aufwand und Wissen zuzubereiten sind. Diese Ernährungsumstellung, wie sie vor 100 Jahren bei uns einsetzte und heute in den Entwicklungsländern ebenso zu beobachten ist, liefert mehr Fett, vor allem sehr viel mehr von den inzwischen sehr kostengünstigen pflanzlichen Fetten, und auch mehr zucker- und stärkehaltige Nahrung. Diese hochgelobten Pflanzenfette, die vor allem aus der immensen Soja-, Mais- und Weizenproduktion stammen, haben uns sehr viel Kummer und Sorgen gebracht. Wir werden auch dies später noch erörtern. Auf alle Fälle ergeben sich aus dieser »neuen Küche« auch wesentlich mehr Kalorien pro Portionsvolumen. Die Nahrung hat also eine höhere »Energiedichte« als früher.

Lassen Sie mich zwischendurch einen Blick auf einen erfolgreichen Propagandafeldzug werfen. Seit einigen Jahren soll, so hört man allenthalben, Fett per se »fett« machen. Einige Milliarden Jahre galt auf unserem Planeten das erste Gesetz der Thermodynamik, wonach keine Energie übrig bleibt, wenn genauso viel Energie zugeführt wie verbraucht wird. Körperfett kann bekanntlich nur zugelegt werden, wenn Energie übrig ist, also weniger verbraucht als zugeführt wurde. Und nun soll plötzlich alles ganz anders sein?

Große Ernährungsexperten verkünden, dass nur die Fettkalorien fett machen und nur sie für das Problem Übergewicht verantwortlich seien.[8] So darf man nach den

Worten des herausragendsten Abspeckexperten Deutschlands, Professor Volker Pudel (immerhin ehemaliger Präsident der Deutschen Gesellschaft für Ernährung und lange Jahre deren Präsidiumsmitglied), Kohlenhydrate ohne Beschränkung essen, denn »die Kalorien in Brot, Kartoffeln, Äpfeln und Gummibärchen machen eben nicht dick«. Das ist in der Tat eine bahnbrechende Erkenntnis, auch auf dem Gebiet der Thermodynamik. Sollte man ihn dafür und natürlich auch für seinen uneigennützigen Dienst an Millionen von Übergewichtigen nicht für den Nobelpreis vorschlagen?

Interessanterweise findet man diese »ungeheure« Darstellung einiger hoch dotierter Experten zu einem komplizierten und längst nicht erforschten Zusammenhang in auffälliger Nähe zu fettreduzierten »Light-Produkten«.[9] Ob es da Zusammenhänge gibt?

Tatsächlich ist die »Fettfrage« in Expertenkreisen höchst umstritten. Sicher ist allerdings, dass in der Epidemiologie kein eindeutiger Zusammenhang zwischen der Fettzufuhr und Übergewicht belegt werden kann. Den wenigen Studien, die immer als »Erfolgsbeleg« der fettarmen Strategie zitiert werden, steht eine Vielzahl von Untersuchungen entgegen, die keinen signifikanten Vorteil für diese Kostform ausweisen. Doch die entsprechenden Ergebnisse werden in gewissen Kreisen üblicherweise unterschlagen.[3]

Bei einer sehr großen und sehr sorgfältig ausgewerteten Langzeitstudie, die kürzlich im renommierten *Journal of the American Medical Association* veröffentlicht wurde, fand man beispielsweise bei 3000 Amerikanern im Alter von 18 bis 30 Jahren im Verlauf von zehn Jahren keinen Einfluss des Fettkonsums auf die Entwicklung von Übergewicht. Im Gegenteil, diejenigen, die am meisten Fett, aber gleichzeitig auch besonders viel Ballaststoffe mit ihrer Kost zuführten, hatten den geringsten Anstieg des Körpergewichts zu verzeichnen. Und diejenigen mit dem geringsten Fettverzehr (das heißt mit gleichzeitig höchster Kohlenhydratzufuhr) hatten mit Abstand am stärksten zugenommen, wenn ihre Kost gleichzeitig auch sehr arm an Ballaststoffen war![10] Dieser offenbar überaus interessanten Kombination von fettreich und ballaststoffreich werden wir noch öfter in diesem Buch begegnen.

Gottlob gibt es wie im richtigen Glaubenskrieg immer ein paar Weise, die über den Dingen stehen und etwas weiter blicken, John Blundell zum Beispiel. Für mich gehört er zu den erfreulichsten Erscheinungen unter den Ernährungswissenschaftlern dieser Welt. Der Professor an der englischen Universität von Leeds leitet die dortige Psycho-Biologie-Gruppe. Er ist sozusagen auch Ernährungspsychologe, allerdings einer, der im Gegensatz zu anderen wirklich sehr viel von Biologie und Physiologie versteht: Bahnbrechend sind seine Forschungsarbeiten, klug und anregend seine Aufsätze, kritisch, hintergründig und brillant formuliert seine Diskussionseinwürfe an Kongressen. Seinen Leitartikel, der in der ersten Ausgabe des Jahres 2000 im *American Journal of Clinical Nutrition*, der einflussreichsten Schrift der Ernährungswissenschaft, erschienen ist, kann ich nur allen Interessierten ans Herz legen.[11] Unter anderem weist er darauf hin, dass es mit Sicherheit keine zwingende biologische Folge sei, bei hohem Fettkonsum an Körperfett zuzulegen. Ganz offensichtlich sei da eine ganze Reihe anderer Faktoren mit von der Partie. Dass es nachweislich Beispiele dafür gibt, dass man »trotz« dauerhafter fettreicher Ernährung nicht dick werden muss, hat er kürzlich erst in einer Studie nachgewiesen.[12,13]

In Blundells Labor waren junge Männer, die gewöhnlich eine fettreiche Kost zu sich nehmen, mit solchen verglichen worden, die normalerweise eine fettarme Ernährung bevorzugen. Beide Gruppen waren im Mittel gleich alt und gleich groß. Die fettreich ernährte Gruppe nahm im Durchschnitt am Tag 159 Gramm Fett zu sich, was 44 Prozent der täglichen Kalorienzufuhr entsprach. Die andere Gruppe führte sich im Mittel 81 Gramm bzw. 32 Prozent der Kalorien als Fett zu. Die »Fettreichen« kamen im Mittel auf insgesamt 3195 Kilokalorien am Tag, die »Fettarmen« auf 2253 Kilokalorien. Doch trotz des enormen Unterschieds in der täglichen Energiezufuhr unterschieden sich beide Gruppen weder im Körpergewicht noch im BMI, auch nicht in Bezug auf die Fettmasse und auf den Anteil an Körperfett! Das heißt, die an fettreiche Kost gewöhnten Männer kompensierten nur ihre erhöhte Fettzufuhr mit einem Anstieg ihres Grundumsatzes und damit ihres Energieverbrauchs.

Trotz hartnäckiger Fettaugenzählerei gelten die Gesetze der Thermodynamik also zum Glück weiterhin. Aber in der Leeds High Fat Study wurde nun endlich wissenschaftlich belegt, dass Kalorienangaben auf Lebensmitteln individuell betrachtet unnütz sind und die Kalorienberechnung völlig vergebliche Mühe ist. Es ist das ganz persönliche Ungleichgewicht zwischen Energieverbrauch und Energiezufuhr, das unter Umständen zur Ansammlung von Energiereserven unter der Haut führt – wie auch immer es individuell zustande kommt.

Übrigens werden wir die Frage »fettarm und Abnehmen« in Kapitel 12 noch einmal aufgreifen. Was »Fett und Zunehmen« betrifft, kann aufgrund der heutigen wissenschaftlichen Datenlage der Zusammenhang – wenn ein solcher überhaupt besteht – höchstens als sehr gering bezeichnet werden und scheint im Vergleich zu anderen Einflussfaktoren völlig unbedeutend zu sein.[14–16] Des Rätsels Lösung ist, dass neben der individuellen genetischen Ausstattung Umweltfaktoren wie die Fettzufuhr einen für die Einzelperson völlig unterschiedlichen Einfluss haben können.

John Blundell schlägt in seinem oben empfohlenen Leitartikel vor, Fett endlich nicht mehr als »Ursache« für Übergewicht zu betrachten, sondern als einen von sehr vielen »Risikofaktoren«. Das hat den salomonischen Vorzug, dass Risikofaktoren per Definition nur eine mehr oder weniger – in diesem Fall weniger – große statistische Beziehung zwischen zwei Beobachtungen anzeigen und in der Tat individuell betrachtet nicht aussagefähig sind. Bei den einen greifen sie als eine der verschiedenen Ursachen, bei anderen nicht. Aber eigentlich müsste man konsequenterweise das Essen generell als »Risikofaktor« für Zunehmen betrachten. Wer dieses Risiko ganz oder großteils eliminieren kann, wird garantiert nicht dicker ...

Dass man nur von relativ zu reichlichem Essen dick wird, ist allseits unbestritten, wobei auf der anderen Seite der Gleichung auch immer der relativ zu geringe Energieverbrauch steht. Das »große Fressen« haben wir aber im Grund unserer Landwirtschaftspolitik zu verdanken, die es bewundernswerterweise schafft, Nahrungsmittel – oder was dafür ausgegeben wird – immer kostengünstiger zu produzieren. Inzwischen diktiert vor allem der Handel gnadenlos den Preis. Billig muss es sein, damit der Umsatz stimmt. Investiert wird massiv in verführerische Verpackung und betörende Werbung. Der Verbraucher macht ja alles mit. So lässt sich offenbar (fast) jeder Schrott verkaufen. Schauen Sie sich doch einmal den Warenkorb der Person vor Ihnen an, während Sie an der Supermarktkasse in der Schlange stehen. Was die Leute nicht alles nach Hause schleppen und dort vermutlich auch noch verzehren!

In den 1950er-Jahren haben die Menschen in unseren Breiten noch rund die Hälfte ihres Einkommens für Lebensmittel ausgegeben. Seit der Jahrtausendwende sind es nur noch 10 bis 15 Prozent. Wir können uns also die Bäuche für immer weniger Geld immer bequemer vollstopfen! Selbst die deutsche Gesundheitsministerin Andrea Fischer hat in der *Süddeutschen Zeitung* festgestellt: »Ein Ei für 19 Pfennig – das ist zu billig.« Gemeint hat sie damit zwar den Zusammenhang zwischen Preis und Lebensmittelqualität. »Wenn wir nur 19 Pfennige für ein

Ei zahlen wollen, dann ist die Wahrscheinlichkeit groß, dass es von Hühnern in Käfigen stammt, die womöglich auch noch obskure Stoffe gefressen haben.« Und weiter sagte sie: »Diese Zusammenhänge gibt es überall, auch bei BSE. Rinder können mit Gras aufwachsen. Wenn sie Tiermehl bekommen, ist das eine Perversion. Das hat auch mit dem Preis zu tun, den wir für unsere Lebensmittel zu zahlen bereit sind.« Sehr löblich, Frau Ministerin, das Verbraucherverhalten in die Analyse über Ursache und Wirkung von BSE und anderen Nahrungsmittelskandalen mit einzubeziehen. Hoffentlich erkennt die gut genährte Vorreiterin des Prinzips Umweltschutz durch Ökosteuer auch bald, dass die galoppierenden Gesundheitskosten bald einmal nicht mehr gezügelt werden können, wenn nicht der Preis für Kalorien an den »Tankstellen« drastisch angehoben wird.

Essen ist infolge der geschilderten Entwicklung heute die bequeme »Ersatzbefriedigung« geworden. Stress, Frust, Kummer, Liebesentzug, Einsamkeit – das alles sind Reize der Umwelt, die auf unsere Gefühlslage einwirken. Da Essen bekanntlich befriedigt, beruhigt und ein Wohlgefühl auslöst, werden negative Gefühle einfach weggemampft. Die festen Kantinenzeiten, die ständigen Ablenkungen und obendrein die kuriosen Ernährungsmoden haben das ihre dazu getan, dass wir die eigenen und eigentlichen Hunger- und Sättigungssignale nicht mehr genügend wahrnehmen können. Wenn man zu allen Tages- und Nachtzeiten für fast nichts etwas mehr oder weniger Schmackhaftes findet, muss man sich nicht wundern, wie häufig auch ohne Appetit oder Hunger gefuttert wird.

Für dieses »Schlaraffenland« ist der Mensch offensichtlich schlecht gerüstet. Während den letzten Hunderttausenden von Jahren hat er sich gerade mühsam angewöhnen müssen, phasenweise mit wenig Nahrung auszukommen. Schonung der Vorräte, also optimale Energiekonservierung, war deshalb ein entscheidender Überlebensvorteil, der unsere Gene in der Evolution geprägt hat. Zunehmen ist folglich aus genetischen Gründen für den Menschen wesentlich natürlicher bzw. einfacher als Abnehmen.[4]

Unter »normalen«, das heißt ursprünglichen Lebensbedingungen sorgt ein über Appetit, Hunger, Sättigung und Sattheit kompliziert geregeltes Gleichgewichtssystem dafür, dass der Mensch einerseits zur Nahrungssuche angetrieben und andererseits vor einem schädlichen »Überfressen« geschützt wird. Ein energetisches Gleichgewicht beizubehalten und Unter- oder Überernährung zu verhindern wird auf diese Weise langfristig ermöglicht. Doch wenn – wie es zur Zeit an der Tagesordnung ist – immer mehr Menschen dick werden, dann ist das der untrügliche Beweis, dass ein langfristiges Ungleichgewicht herrscht. Und dieses fordert die Regelmechanismen des Körpers aufs Äußerste.

Im Grund hat es ja für das Abnehmen nie einen wirklichen Bedarf gegeben, und so haben wir keine Gene, die dieses fördern. Im Gegenteil, unser Erbgut behindert sehr ausgeklügelt alle Abnehmversuche und verteidigt das einmal erreichte Gewicht.[3,4] Diese Kombination von ständig ausgeweitetem Nahrungs- bzw. Kalorienangebot bei sinkendem Kalorienbedarf scheint die Energieregulierung des menschlichen Körpers mit entsprechenden genetisch verankerten »Schwächen« zumindest so weit zu überfordern, dass die Betroffenen ihre Disbalance nicht verstecken können.

Damit sind wir wieder bei den Grundlagen. Körper verhalten sich nämlich in dieser Beziehung wie Autos: Große, massige Exemplare verbrauchen mehr Energie als kleine – im Leerlauf wie auf der Landstraße und erst recht auf der Autobahn. Ein großer, dicker Mensch verbraucht beim Sitzen, Liegen und Arbeiten mehr als ein zarter, zierlicher Typ. Führt man nun aus beliebigen Gründen dauerhaft mehr Kalorien zu, als der Körper eigentlich benötigt, dann gibt es nur zwei Möglichkeiten: Entweder man setzt sich in Trab und verbraucht mit der Aktivitätssteigerung seine überschüssig zugeführten Kalorien oder aber – wenn man dazu zu bequem ist – der Körper sorgt eigenständig für eine Auflösung des Ungleichgewichts: In diesem Fall legt unser Body immer genau so viel an Masse zu, bis er mit dem für den Massenerhalt verbundenen höheren Energieverbrauch wieder ein Gleichgewicht zur durchschnittlichen Energiezufuhr geschaffen hat.

Doch damit setzt ein Teufelskreis ein. Wer viel Fett bunkert, der hat oft eine erhöhte Konzentration an Fetten im Blut. Ein ständiges Anfluten von Fettsäuren an die Muskel- und Leberzellen macht sie nach einer gewissen Zeit gegenüber Insulin unempfindlich. Sie können dann den Zucker aus dem Blut weder in genügender Menge aufnehmen noch verbrennen. Da haben wir die berühmte »Insulinresistenz«. In dieser Lage können die Muskelzellen nur Fettsäuren verbrennen, der Zucker bleibt im Blut zurück. Eine zeitweilige »Insulinresistenz« ist somit eigentlich zunächst ein physiologischer, ein sinnvoller Weg des Körpers, überschüssiges Fett durch Verbrennen wieder loszuwerden.

Wie schon erwähnt wird eine kurzfristige Insulinresistenz vom Körper zum Beispiel auch immer dann eingesetzt, wenn durch Hungern oder durch lang dauernde körperliche Belastungen die Zuckervorräte in den Muskel- und Leberzellen knapp zu werden drohen. Mit diesem Mechanismus spart der Körper seine wertvollen Zuckerreste für ihre Verwendung im Nervensystem und in den roten Blutkörperchen auf, da diese Zellen ausschließlich auf Zucker angewiesen sind.

Aus der temporären Notlösung kann aber leider eine »chronische« Insulinresistenz werden. Und es ist nun einmal eine Tatsache, dass diese dauerhafte Form wesentlich häufiger bei Übergewichtigen als bei Schlanken zu finden ist, vor allem bei starkem Fettansatz im Bauchinnenraum und bei dem häufig gleichzeitig herrschenden chronischen Bewegungsmangel.

Wenn man die Geschichte ganz nüchtern betrachtet, ist zunächst der Anstieg des Körpergewichts nur als eine natürliche Anpassungsreaktion an die selbst fabrizierte, hoch technisierte, dick machende Umwelt mit unserem bequemen, bewegungsarmen Lebensstil und dem gleichzeitig lang ersehnten Nahrungsüberfluss zu verstehen.[17] Erst wenn durch weiteres Fehlverhalten, etwa bei chronischer Untätigkeit der Muskeln, das Ungleichgewicht dauerhaft gefördert wird, geraten die Regelmechanismen des Körpers außer Kontrolle. Solange mit unserer Beihilfe diese »pathologische« Ausprägung der Umwelt ständig noch verstärkt wird, ist die weitere Zunahme an Übergewichtigen auf der ganzen Welt nicht zu verhindern.

Um dem Übergewicht auf breiter Front wirklich vorzubeugen, müssten wir unsere selbst geschaffenen Umweltbedingungen, unser »gutes Leben«, radikal ändern. Über solche Utopien werden wir noch zu sinnieren haben. Zunächst aber müssen wir uns erst einmal einem ganz besonderen Geschöpf unserer Zeit zuwenden – der schon kurz angeschnittenen Couch-Kartoffel.

KAPITEL 5

Couch-Kartoffeln faulen früher

Das Klischee ist zu schön, um es auszusparen: Die ausladenden Körpermassen sind tief in weichen Fauteuils der guten Stube vergraben. Die Augen stieren in die Röhre. In der einen Hand glimmt die Zigarette, die andere schwenkt eine Dose Bier, während die Fernbedienung kurz auf der Hochebene des ruhenden Ranzens abgelegt wurde. »Mutti, kannst du uns noch ein paar Chips besorgen?«, ruft er seiner Gattin zu, ohne auch einmal aufzublicken – tausendmal gesehen!

»Couch-Potatoes« haben unsere amerikanischen Freunde sie getauft. Etliche Stunden hängen sie vor der Flimmerkiste und werden dabei immer dicker und insulinresistenter. Aber die Hälfte der Betroffenen weiß gar nichts von ihrem Schicksal.[1] Von Übergewicht und Bewegungsmangel zur Insulinresistenz, von der Hyperinsulinämie zum Diabetes und vom »Zucker« zur Beinamputation, zur Blindheit oder zum Nierenversagen oder zu guter Letzt zum Herzinfarkt oder Hirnschlag.[2-5] Die Zeitbombe tickt im Kartoffelsack ...

Doch dürfen wir hochnäsig über die »Amis« spotten? Ein gutbürgerlicher Mitteleuropäer sitzt ja im Schnitt auch schon täglich vier Stunden vor der Glotze. Damit ist in der Kulturhochburg »Alte Welt« das Fernsehen zur wichtigsten Feierabendbeschäftigung und nebenher zur gewichtigsten Ursache für die Bewegungsfreiheit in der Freizeit geworden. Zwischen Fernsehen und Übergewicht lässt sich eine direkte Beziehung hinsichtlich Dosis und Wirkung nachweisen, und die Effekte sind schlicht dramatisch.[6,7]

Wer so eine richtige Couch-Kartoffel werden will, fängt am besten schon frühzeitig an. So zeigt beispielsweise eine der größten Studien, dass Übergewicht fünf Mal so häufig bei Kindern vorkommt, die am Tag mehr als fünf Stunden fernsehen, als bei solchen, die keine oder nur wenig Zeit im Pantoffelkino verbringen. Es ist doch wirklich rührend, wie viele Eltern heute ihr sauer verdientes Geld opfern und ihren Kids nun endlich jeweils einen eigenen Fernseher ins Zimmer stellen. Das erspart dem Nachwuchs die kraftzehrenden Schritte ins Wohnzimmer und die aufreibenden Auseinandersetzungen um das Programm. Falls die Kinderchen noch schlank sind – keine Sorge! Die Chance, dass sie zu kleinen Möpsen mutieren, ist bei einer täglichen TV-Dosis von mehr als fünf Stunden acht Mal so hoch als bei weitgehender Fernsehabstinenz.[7]

So, so, liebe Eltern unter den Leserinnen und Lesern: Sie machen sich also jetzt Sorgen und wollen dem in Zukunft einen Riegel vorschieben? Seien Sie gewarnt – »nein« ist heutzutage in Deutschlands Kinderstuben ein Fremdwort. Sie müssen bei seiner Verwendung mit einer Meuterei rechnen. Dagegen können Sie möglicherweise nur noch einen einzigen Riegel schieben – ein BOUNTY. Dieser füllt die Kleinen reichlich mit Fett, Zucker und Kalorien ab und dürfte die Lage erst einmal entspannen. Doch wie weiter? Glaubt jemand, die TV-Anstalten werden in Zukunft ihre wichtigste Zielgruppe der einträglichen Werbung freiwillig mit niveaureichen und möglicherweise anstrengenden Programminhalten vergraulen? Wer wirbt mit welchen Waren zur wichtigsten Werbezeit? Das perfekte Paar im Garten Eden: stumpfsinniges Glotzen und gedankenloses Mampfen.

Wer erst einmal dick und rund geworden ist, hat einfach ein viel höheres Risiko, Insulinresistenz und Diabetes zu entwickeln als ein Schlanker. Das gilt nicht nur für Erwachsene, sondern auch schon für Kinder und Jugendliche. Übergewicht im jugendlichen Alter lässt in hohem Maß die Entwicklung dieser Krankheiten vorhersagen.[8-13] So haben Mediziner an der Universität von Minnesota fast 700 Kinder vom 8. bis zu ihrem 22. Lebensjahr verfolgt und dabei herausgefunden, dass diejenigen mit unverhältnismäßig hohen Gewichts- bzw. Körperfettzunahmen schließlich höhere Nüchtern-Insulinwerte aufwiesen als diejenigen, die ihren BMI nur proportional zu ihrem normalen Wachstum und zu ihrer Entwicklung gesteigert hatten.[14]

Zwar wird, um das nochmals deutlich zu betonen, nicht jeder Dicke insulinresistent und endet als Diabetiker. Aber im Prinzip gibt es, wie schon erwähnt, eine ganz einfache physiologische Begründung, warum die Wahrscheinlichkeit so hoch ist: Je dicker man ist, desto mehr Insulin muss der Körper produzieren und in Umlauf bringen, um den Zuckerhaushalt aufrechterhalten zu können. So setzen Dicke ihre Betazellen in der Bauchspeicheldrüse einem Dauerstress aus, bis diese endlich erschöpft sind und ihre Insulinproduktion ganz einstellen.[15]

Dass es durchaus auch Schlanke treffen kann, hat kürzlich eine Studie an der Universität von Vermont (USA) belegt. Dr. Roman Dvorak und seine Mitarbeiter hatten in einer repräsentativen Gruppe von normalgewichtigen jungen Frauen seiner Heimat alle mit Insulinresistenz herausgefischt.[16] Bei immerhin 18 Prozent der Damen wurde man fündig. Sie hatten einem mittleren Body-Mass-Index (BMI) von 22,5 und waren damit nach herkömmlichen Kriterien tatsächlich alles andere als dick. Bekanntlich gilt eine Person erst mit einem BMI von mehr als 25 als übergewichtig. Die restliche insulinsensitive Damenschar brachte, bei gleichem Durchschnittsalter übrigens, einen mittleren BMI von 21,5 auf die Waage und war damit nur geringfügig schlanker (bei einer Körperlänge von 1,63 m wären dies zum Beispiel 59 bzw. 57 kg).

Dann wurden alle entsprechend untersucht. Mit wissenschaftlichem Blick konnten die Forscher aber doch klare Unterschiede zwischen beiden Gruppen feststellen: Die »Insulinresistentinnen« hatten trotz vergleichbarem BMI einen höheren Körperfettanteil und trugen ihr Mehr an Fett vor allem gut versteckt in der Bauchhöhle und im Oberkörperbereich. Warum? Der Lebensstil kann die Antwort auf diese schwierige Frage geben. Die Insulingestörten waren im täglichen Leben wesentlich weniger körperlich aktiv als die Insulinsensitiven. Entsprechend traten bei den »inneren Werten« auch die medizinisch wirklich relevanten Unterschiede zutage: Die Stoffwechselwerte der insulinresistenten Damen glichen denen von typischen Übergewichtigen: deutlich erhöhte Blutzucker- und Blutfettspiegel, obwohl sie, wie gesagt, durchaus schlank waren. Daraus kann man wohl schließen, dass mitten unter uns gerade eine ziemlich große Gruppe von »dünnen Dicken« sitzt, deren Zeitzünder niemand ticken hört.

Werte Leserinnen und Leser, gehören Sie eigentlich zum Apfel- oder zum Birnentyp? Es könnte nämlich für Ihr Schicksal durchaus entscheidend sein, an welcher Stelle Ihr Körperfett angelagert ist. Lange Zeit galten die Fettansammlungen, die tief in der Bauchhöhle sitzen – man nennt es das »viszerale« oder »intraabdominale« Fett –, als besonderes Stoffwechselrisiko.[17] Dieses Fettgewebe besteht aus besonders großen weißen Fettzellen und ist vorwiegend um die Organe im Bauchinnenraum gelagert. Männer hüten genetisch bedingt von vornherein wesentlich mehr von diesen Fettzellen. Letztere vermehren sich sehr leicht durch eine »falsche« Lebensweise. Überdies sind diese Fettzellen etwa doppelt so aktiv wie bei Frauen. Neben der ungenügenden Bewegung fördern Rauchen und erhöhter Alkoholkonsum den sogenannten Bierbauch.[18]

Diese »bösen« Zellen bestechen durch ihre besonders hohe Stoffwechselaktivität bzw. durch ihre schnelle Stör- und Erregbarkeit gegenüber Stresshormonen. Sie können bei entsprechender Reizung große Mengen von »freien Fettsäuren« in horrender Geschwindigkeit aus ihrem Inneren an das Blut abgeben. Diese Fette gelangen dann auf direktem Weg zu Leber und Muskeln. Dort können sie die Aufnahme von Glukose bremsen. In der Leber wird gleichzeitig die Insulinentsorgung gemindert. Darüber hinaus fördern sie dort die Herstellung und schließlich die Ausschüttung von Zucker und Fettsäuren (Triglyceriden) ins Blut und fachen zudem die Gerinnungsneigung des Bluts an.[17]

Seit Kurzem nimmt man an, diese viszeralen Fettmassen seien vielleicht doch nicht mehr allein die Bösen. In entsprechend genauen Untersuchungen hat man nun festgestellt, dass diese unguten Effekte vom ganzen Bauch- und Oberkörperfett ausgehen können.[17,19] So muss es nicht verwundern, dass ein dicker Bauch oder – vornehmer ausgedrückt – ein großer Taillenumfang zum Teil eine bessere Risikovorhersage ermöglicht als das Ausmaß des Übergewichts in BMI-Angaben.[20–23] Allerdings weiß man inzwischen aber auch, dass selbst allzu reichliche Fetteinlagerungen in den Beinmuskeln die Insulinresistenz fördern.[24]

Bei all diesen scheußlichen Bedrohungen muss aber immer betont werden, dass der Mensch keinesfalls eine Fehlkonstruktion ist. Vielmehr müssen diese angesprochenen Effekte, wie die der freien Fettsäuren, zunächst immer als eine sinnvolle Reaktion des Körpers angesehen werden. Bedenklich wird das Ganze erst, wenn aufgrund eines meist selbst verschuldeten, dauerhaften Fehlverhaltens die Kompensationsmöglichkeiten des Körpers überschritten werden und das Gleichgewicht völlig verloren geht.[25,26] Der erste Kandidat, der für dauerhafte Disbalance im Zucker- und Insulinhaushalt verantwortlich gemacht werden muss, ist mangelnde körperliche Aktivität.[27]

Muskeln verbrauchen bei ihrer Arbeit insbesondere Fett als Energiequelle. Nur bei hoher Intensität wird ein größerer Teil des Energiebedarfs überwiegend aus Zucker abgedeckt. So bedingt Muskelarbeit einerseits einen hohen Energieverbrauch und andererseits auch eine speziell erhöhte Fettverbrennung. Regelmäßig aktivierte, das heißt trainierte Muskeln zeichnen sich durch eine verbesserte Stoffwechselkapazität für Fett und Zucker aus. Durch Training wird die Muskelzelle dazu gebracht, auch noch hohe Leistungen mit relativ mehr Fettverbrennung abzudecken. Dafür werden mit der Zeit besonders aktive Systeme in der Muskelzelle zur Verfügung gestellt. Außerdem vergrößert sich die Zahl der Muskelzellen und der kleinsten Äderchen, der sogenannten Kapillaren, welche die ausreichende Blutzufuhr sicherstellen.[28]

Training ist »Tuning« für die Verbrennungsmaschinen der Zelle, die Mitochondrien, indem es deren Funktion und ihre räumliche Anordnung optimiert. Bei trainierten Muskeln stehen die Fetteinlagerungen in direktem Kontakt zu den Mitochondrien, und die Glukose-Transportsysteme sind direkt an der Zellmembran angeschlossen.[29] Somit lässt sich die Glukose effektiver aus der Blutbahn aufnehmen. Die Muskeln beanspruchen normalerweise rund 70 Prozent der angelieferten Glukose für sich.[28] Bei untrainierten Muskeln hingegen ist das Fett überwiegend im Bereich der Membran einlagert, wo es die Aufnahme von Glukose in die Muskelzelle blockiert. Je mehr Fett in der Muskelzelle steckt und je näher am Einstrombereich für Glukose es liegt, desto schlechter funktioniert die Zuckeraufnahme in die Zellen und umso mehr Insulin wird benötigt.[30] Mit der Zeit werden die Zellen gegen Insulin unempfindlicher, und entsprechend wird noch mehr Insulin benötigt. Und schon hat sich der gefürchtete Teufelskreis mit erhöhten Zucker- und Insulinspiegeln etabliert.

Muskelarbeit lautet die Losung. Nach entsprechender Belastung, die gar nicht über das Maß von anstrengender Hausarbeit hinausgehen muss, wird wesentlich mehr Zucker aus dem Blut aufgenommen und Glykogen, die zelluläre Zuckerreserve, aufgebaut. Erstaunlicherweise sind dann die Muskelzellen nicht einmal auf die typischen Signalwirkungen des Insulins angewiesen.[29] Den genauen Grund dafür kennt man noch nicht, aber auf alle Fälle muss man nach sportlicher Aktivität nicht so viel Insulin aufwenden, um den Zucker aus dem Blut zu schleusen.

Nebenbei beeinflusst Bewegung unabhängig auch noch andere Faktoren, wie Blutdruck, Blutfette und Blutgerinnung, in günstiger Weise.[28,31] Neuerdings konnte auch nachgewiesen werden, dass mit Sport die Produktion und Bereitstellung eines uns bereits bekannten Stoffs an der Gefäßinnenwand gefördert wird, das sogenannte Stickstoffmonoxid (NO). Dieses entspannt die Gefäßwand und trägt damit ganz wesentlich zur gesunden Gefäßfunktion bei.[32]

Wie wichtig körperliche Aktivität in Bezug auf das Syndrom X ist, wird immer klarer.[33] Noch nie wurde dies jedoch so eindrucksvoll demonstriert wie mit der neuesten Studie der Arbeitsgruppe um Professor Steven Blair vom Cooper Institute in Dallas (USA).[1] Er setzt sich wie kein Zweiter für die Aufklärung in der Bevölkerung ein, dass Bewegungsmangel das entscheidende Risiko ist, nicht das Übergewicht per se. Und er liefert die besten wissenschaftlichen Daten dafür. Dass er selbst klein und dick ist, aber »fit wie ein Turnschuh« – wie er bei seinen Vorträgen dem ob seiner Erscheinung immer wieder verblüfften Publikum zu verkünden pflegt –, mag seine Motivation noch verstärkt haben.

An seinem Institut hielt man sechs Jahre lang 7511 gesunde Männer im Alter von 30 bis 70 Jahren unter wissenschaftlicher Beobachtung. Während dieser Zeit wurde ihre Fitness mehrmals mithilfe eines Laufbandergometers überprüft. Das unterscheidet übrigens Blairs Studie von den meisten anderen epidemiologischen Untersuchungen zu dieser Fragestellung, die oft nur die körperliche Aktivität nach Selbsteinschätzung des Probanden erfragen und damit einem hohen Maß an politisch korrekten Lügen unterworfen sind.

Von den 7511 zunächst völlig gesunden Männern entwickelten 593 innerhalb von sechs Jahren Glukose-Intoleranz. Als man dann diese Kandidaten hinsichtlich ihrer Fitness in drei Gruppen aufteilte, ergab sich, dass Unfitte, unabhängig von ihrem Körpergewicht, ein um 70 Prozent höheres Risiko haben, eine Glukose-Intoleranz zu entwickeln, als diejenigen in der obersten Fitnessstufe. Dabei hatte man auch noch alle anderen nur erdenklichen zusätzlichen Einflussfaktoren wie Alter, Rauchen, Blutfette und so weiter statistisch mitberücksichtigt. Es versteht sich, dass es eine entsprechende Zahl der Männer in der kurzen Zeit sogar schon bis zur voll entwickelten Zuckerkrankheit gebracht hatte: Für Unfitte ergab sich dann ein 260 Prozent höheres Diabetesrisiko im Vergleich zu den Fittesten!

Diese sorgfältig durchgeführte Studie sollte auch die letzten Zweifler überzeugen: Die Ankurbelung der körperlichen Aktivität muss die Basis sein. Zum einen erhöhen sich damit der Energieverbrauch und die Wahrscheinlichkeit, nicht zuzunehmen, und zum Zweiten, um den Zuckerhaushalt ins Lot zu bringen. Wenn wir also darüber sinnieren, was wir heutzutage falsch machen, dann liegt hier der erste und entscheidendste Ansatz zur Erkenntnis.

Übrigens, wo wir uns schon über Couch-Kartoffeln den Kopf zerbrochen haben, kann ich hier noch etwas Neues über ihre Gegenspieler berichten: die Zappelphilipps. Allen Müttern solcher Bewegungsenthusiasten sei gesagt: Auch wenn sie euch furchtbar nervös machen mit ihrem Auf und Ab und Hin und Her – lasst sie doch. Zappler haben es »leichter«, wie ein weiterer, kürzlich entdeckter Unterschied zwischen dicken und schlanken Menschen zeigt. Beim Zappeln bzw. bei unkontrollierter chronischer Ruhelosigkeit bewegen die Betroffenen nämlich ihre Muskeln im Durchschnitt häufiger und können damit bis zu 700 Kilokalorien am Tag mehr verbrennen als ihre ausgeglichenen, behäbigen, kartoffelförmigen Genossen, die geradezu auf der Couch festzementiert erscheinen. Dadurch können die Zappler leichter überschüssig zugeführte Kalorien »verpulvern« und setzen keine Fettpolster an.[34]

In den folgenden Kapiteln werden wir noch einige weitere Aspekte des Lifestyles näher betrachten, die beim Syndrom X eine zwar noch nicht so gründlich erforschte, aber dennoch wohl sehr einflussreiche Rolle spielen.

KAPITEL 6

Eingespannt und ausgebrannt

Sind Sie, liebe Leserinnen und Leser, schon einmal einem frei laufenden, schlecht gelaunten Bullterrier begegnet? Was tönte lauter – sein Knurren oder Ihr Zähneklappern? Kam Herrchen oder Frauchen als Retter herbeigeeilt, oder haben Sie die Situation alleine gemeistert? Im Englischen Garten, der grünen Lunge meiner Heimatstadt, läuft ja so vieles frei umher. Mir macht dort immer der Gedanke Mut, dass wenigstens die Hunde nicht auf Bäume klettern können. Zurück zu Ihren eigenen Erfahrungen: Wie war es also? Können Sie sich an das Kribbeln, das vom Kopf über den Rücken in die Beine zog, noch erinnern? Ihre aufgestellten Nackenhaare! Die angespannten Beinmuskeln! Der schnelle Atem, der trockene Mund und das Pochen in der Heldenbrust! Wie lange hat es gedauert, bis Ihr rasender Puls und Ihre mordlustige Aggressivität sich wieder beruhigt haben, als Herrchen oder Frauchen schließlich zur Stelle war und den köterigen Liebling gurrend und herzend an sich gedrückt hatte, um ihm die hundsgemeine Leine anzulegen?

Das ist ein realistischer Grundkurs in Biologie und ein ethisch korrektes Physiologieexperiment – am Menschen. Dabei lernt man eindrücklich und praxisnah kennen, was so ein klein wenig akuter Stress im Körper anrichtet! Manch einer ist bei einer unheimlichen Begegnung dieser Art schon tot umgefallen. Das soll nicht heißen, dass Ihr reizender Chef oder Ihre Lebensabschnittspartnerin Sie nicht auch vehement stressen könnten. Das aber hat erfahrungsgemäß eine andere Qualität, unterschwellig, verdeckt, hinterhältig, ätzend …

»Stress kills«, sagte einmal ein bekannter Angelsachse, und er wusste damals wohl noch gar nicht, wie recht er hatte. Wer meint, ich grabe hier schon wieder ein

Klischee aus, den muss ich eines Besseren belehren. Es gibt keinen Zweifel mehr. Ich möchte hierzu allen Interessierten wie auch allen Ungläubigen empfehlen, den Fachartikel der Professoren Rodzanski, Blumenthal und Kaplan aus der Columbia- bzw. Duke-Universität (USA) zu studieren, der Im Jahr 1999 in *Circulation*, dem Organ der American Heart Association, veröffentlicht wurde.[1] Diese Studienzahl und -qualität, die Datendokumentation und Einheitlichkeit der Ergebnisse – bei der Lektüre dürften vor allem Ernährungspäpsten und Homöopathen die Tränen kommen.

Was hat also Stress mit dem Syndrom X zu tun? Das ist eine äußerst komplizierte und – wie ich zugeben muss – noch nicht endgültig aufgeklärte Geschichte. Aber die grundsätzlichen Zusammenhänge sind inzwischen klar: Alle, die sich für das Thema Syndrom X interessieren, sollten jetzt ganz genau aufpassen. Im Wesentlichen läuft die ganze Geschichte wie folgt ab:

Im Normalfall führen übermäßige mentale oder physische Anforderungen oder gar Bedrohungen blitzartig zu sinnvollen und notwendigen Anpassungen des Körpers an die Situation – die Stressreaktion: »Fight or Flight«, sagt der Fachmann und meint, Sie sollen sich entweder dem Bullterrier stellen oder aber die Beine unter die Arme nehmen und rennen, was das Zeug hält. Während Ihre grauen Zellen sich noch für eine sinnvolle Alternative entscheiden, hat sich Ihr Körper längst schon chemisch präpariert. Ganz oben im Hirn, im sogenannten Hypothalamus, ist die Meldung Ihrer Sinnesorgane eingetroffen: ZÄHNE! KNURREN! WILDES TIER! KEIN RETTER und KEIN BAUM in Sicht! Daraufhin wurde dort sofort ein Hormon namens CRH (Corticotropin-Releasing-Hormone) ausgeschüttet. Dieses sickerte ein wenig tiefer ins Nervenzentrum in die sogenannte Hypophyse und bewirkte dort wiederum den Ausstoß eines anderen Hormons namens ACTH (Adrenocorticotropes Hormon). Dieses wiederum gelangte durch die Blutbahn zur Nebennierenrinde und sorgte dafür, dass sofort Cortisol in rauen Mengen in die Blutbahn gepumpt wurde.

In Windeseile dermaßen gedopt, sind Sie nun bereit, Ihrem Instinkt zu folgen – wären da nicht gewisse gutbürgerliche Zwänge. Man stelle sich vor, es wäre Steinzeit. Dann hätten Sie zumindest eine handliche Keule dabeigehabt. Damit hätten Sie dem Köter eins über den hübschen Schädel gezogen. Und Herrchen/Frauchen ebenso – falls dieser/diese etwas an Ihrem Verhalten auszusetzen gehabt hätte. Bei einem sehr großen Herrchen oder Frauchen hätten Sie ja immer noch die zweite Alternative wählen können. Bereit für den rettenden Spurt jedenfalls wäre Ihr Körper noch einige Zeit gewesen.

Die Ausschüttung von Cortisol ist ein Teil eines ganzen Regelkreises zur Stressabwehr bzw. zum »Coping« mit Stress und macht Sie für die Anstrengungen eines Kampfes oder einer Flucht fit. Es sind noch weitere Hormone, wie das Wachstumshormon und gewisse Sexualhormone, in diesem Schaltkreis miteinander verbunden. Diese ganze Kaskade physiologischer Effekte möchte ich Ihnen und mir jedoch hier ersparen. Nur diejenigen, die direkt mit unserem Syndrom X zu tun haben, sollen kurz beschrieben werden:

Cortisol begünstigt die Einlagerung von Fett in Fettzellen, mindert akut die Insulinempfindlichkeit der Zellen gegenüber Zucker und fördert die Bildung von Glukose aus Eiweiß. Somit erhöht Cortisol den Blutzuckerspiegel, und nebenbei steigert es den Blutdruck und fördert die Gerinnungsneigung des Bluts (falls sich die Beißerchen doch ein wenig ins Bein graben sollten). Ist der Cortisolspiegel hoch angestiegen und sind endlich alle nötigen körperlichen Umstellungen vollzogen, hemmt das Cortisol selbst den weiteren Ablauf dieses Regelkreises – im Normalfall ein effektiv arbeitender Rückkoppelungsmechanismus, der vor Überreaktion und Schäden schützt. Abgebaut würden die Stresshormone am besten durch die eigentliche Aktion, für die das alles inszeniert wurde: Flucht, Kampf oder adäquate Bewegungsaktivitäten. Wenn Sie aber nur innerlich wüten und Ihre Aggression zähneknirschend unterdrücken müssen, kreisen die Stresshormone noch ziemlich lang im Blut.

Anders beim chronischen Stress. Hier versagt mit der Zeit die hemmende Rückkoppelung, und es wird ständig zu viel Cortisol in den Kreislauf gebracht. Dadurch entsteht einerseits dauerhafte Insulinresistenz, andererseits bekommt Cortisol nun einen nachhaltigen Einfluss auf die Verteilung von Fett im Körper. Die Fettzellen im Bauchinnenraum sind schließlich besonders gut mit Nerven- und Blutbahnen sowie mit speziellen Andockstellen für Stresshormone ausgestattet. Durch chronischen Stress werden sie also bevorzugt versorgt, und so kommt es mit der Zeit zu einer Umverteilung des Fettgewebes von den Extremitäten weg hin zum Körperstamm in die Bauchhöhle und unter die Oberkörperhaut, Hals und Gesicht. Die Folgen sind ein dicker Bauch über einem weitgehend fehlenden Gesäß mit dünnen Ärmchen und Beinchen am Torso.

Die Effekte von Stress kann man übrigens sehr gut experimentell am Menschen belegen. Zivilisiert, wie wir sind, wird das im Stresslabor durch Rechenaufgaben, Lärm, Licht und so weiter gemacht. Und damit man die Stresshormone im Blut gänzlich »stressfrei« messen kann, haben kluge Köpfe eine Methode gefunden, wie man mit Cortisolmessungen im Speichel auf den Cortisolspiegel im Körper rückschließen kann. Blutproben sind ungeeignet, denn über den gefürchteten Stressor »Nadel« würde man sicher zu ganz verfälschten Ergebnissen kommen. Mit dieser Speichelmethode werden sicherlich mit der Zeit die größten Stressoren unserer Zeit identifiziert werden können. Dabei wird es so manche Überraschung geben. Denkbar ist auch ein praktischer Test mit Cortisol-Farbstreifen für den Hausgebrauch: »Liebling, wegen dir ist mein Streifen schon wieder im roten Bereich!«

Der erste Kandidat für Stress ist für viele die tägliche Arbeit. Unser Leben ist heute gänzlich der Ökonomie unterworfen. Produktivität heißt die Leitlinie, und so wird Zeit zu Geld. Für die Großen geht es ums Überleben im globalen Wirtschaftskampf. Sieger ist, wer am schnellsten und preisgünstigsten akzeptable Qualität anbietet. Das bedeutet, dass man Menschen, wenn schon nicht gänzlich wegrationalisiert, wenigstens so weit wie möglich durch Automatisierung und Computerisierung entmenschlicht. Immer weniger Arbeiter und Arbeiterinnen produzieren immer mehr Güter. Für sie heißt das, immer häufiger Tätigkeiten zu verrichten, deren Anfang und Ende sie nicht kennen und für die sie keinerlei positive Motivation besitzen.

Mit der Effizienz und Dynamik des erfolgreichen Unternehmertums hat man bei den Werktätigen eine Einschränkung der persönlichen Autonomie und den Verlust der Selbstverwirklichung erreicht. Das ist, vor allem bei Frauen, einer der großen Stressoren unserer Zeit und inzwischen eindeutig als Risikofaktor für Überernährung und Übergewicht erkannt.[2,3] Verschlimmert wird das Ganze noch durch das Auseinanderbrechen der familiären Strukturen.[4,5] Ist denn überhaupt jemand zu Hause, mit dem man sich austauschen kann? Und gibt es gegebenenfalls vielleicht gerade etwas Wichtigeres, zum Beispiel *Gute Zeiten, schlechte Zeiten* im Fernsehen? Wofür schuften viele denn eigentlich Überstunden und leisten Akkord- und Wochenendarbeit oder Nachtschicht? Weil man ihnen glauben gemacht hat, dass Geld und Konsum die wichtigsten Lebensinhalte sind. Heute schafft die Hälfte der Belegschaft das Dreifache dessen vor einigen Jahren. Und sie lassen es zu, weil sie das Doppelte dafür bezahlt bekommen. Und so hat niemand mehr Zeit, der Chef nicht für seine Mitarbeiter, der Verkäufer nicht für seine Kunden und die Eltern nicht für ihre Kinder. Selbst Familienleben ist zum Freizeitstress entartet.

Professor Per Björntorp von der Abteilung für Herz- und Lungenerkrankungen der Universität Göteborg (Schweden) konnte mithilfe der Speichelmethode erstmals belegen, dass bei Menschen, die in ihrer Arbeitswelt häufig gestresst sind, die normale, gesunde Stressantwort mit der Zeit in eine krankhafte übergeht. Durch ständige Überreizung des Nervensystems wird die Regulationskapazität des Körpers überschritten. Mit der dauerhaft erhöhten Ausscheidung von Cortisol entwickeln sich die typischen Symptome der Insulinresistenz mit erhöhtem Blutdruck, Blutzucker und Blutfetten und mit einem vermehrten Fettansatz am und im Bauch. Wenn solch starker Stress über einen sehr langen Zeitraum einwirkt, führt dies schließlich sogar zu einem völligen Zusammenbruch der normalen Cortisol-Antwort. Die Folge ist das »Burn-out-Syndrome«, ausgebrannte Menschen ohne Antrieb, depressiv und extrem krankheitsanfällig.[6,7]

Professor Björntorp ist der Auffassung, dass diese Zusammenhänge eine sehr plausible Erklärung bieten, warum Übergewicht und Herz-Kreislauf-Krankheiten in niedrigen Sozialklassen weit häufiger anzutreffen sind als »oben« in den Chefetagen. Dort unten herrschen viel häufiger solche ungünstigen Arbeitsbedingungen mit unflexiblen Arbeitsabläufen und geringer Selbstverantwortung, und darüber hinaus sind bei diesen Personen auch vermehrt zerrüttete Familienverhältnisse vorzufinden.[8,9] Damit entwickelt sich die Insulinresistenz umso schneller.

Und was beobachtet man in Ländern, in denen eine rasante Aufholjagd in Sachen westlicher Arbeits- und Lebensweise geglückt ist, etwa in China? In ihrem Eifer, das Schlaraffenland, den westlichen Traum von einem schönen Leben, zu erreichen, entstehen wiederum genau dieselben Mechanismen: rationalisierte, unmündige Arbeit, psychischer Stress, hohe Cortisolspiegel, hohe Insulinspiegel, rasant steigendes Übergewicht und immer mehr Diabetiker.[10]

Da passt es gut zu dieser Tragödie, dass die beiden wichtigsten »Stressbekämpfer« unserer modernen Gesellschaft, das Rauchen und Saufen, ebenfalls die Insulinresistenz ausbilden helfen:[6,11] Bei Rauchern findet sich das Syndrom X etwa sechs Mal so häufig wie bei Nichtrauchern.[12]

KAPITEL 7

Schlaflos ins Verderben

Jeder Mensch verschläft rein theoretisch ein Drittel seines Lebens. »Welch ein Verlust«, sagen sich ein paar ganz dynamische Gurus in der Managerszene. Sie verherrlichen den Kurzschlaf und predigen, dass man mit vier bis fünf Stunden bestens auskommen könne, ja erst dann voll fit und leistungsbereit sei. Sie pflegen damit ihr Image als tatkräftige Macher. Dieses Gehabe mag manche motivieren, es ebenso zu halten. Aber eigentlich wird wenig Schlaf heute, in Zeiten des globalen Handels und der Interkontinentalflüge, von Führungskräften schlichtweg verlangt. Es ist »normal«. Und was für sie recht ist, wird für ihre Angestellten billig und zur Pflicht: Nachtarbeit, Überstunden, Schichtarbeit. Bei Nachtschicht schlafen die Arbeiter im Schnitt weniger als fünf Stunden pro Tag. Zu Hause kommen noch die diversen Freizeitverpflichtungen hinzu und der Fernseher, der zwanghaft rund um die Uhr eingeschaltet bleibt und vor sich hindudelt. Während 1910 die durchschnittliche Schlafdauer noch neun Stunden betrug, ist sie inzwischen auf etwa 7,5 Stunden gefallen – um mehr Zeit für Arbeits- und Freizeitstress zu gewinnen.[1]

Andere wollen ja, aber können einfach nicht. In einer aktuellen Studie an über 20 000 Teilnehmern aus Deutschland, Frankreich, England, Italien, Portugal und Dänemark stellte sich heraus, dass ein Viertel der Bevölkerung unter Schlafstörungen leidet, etwa die Hälfte davon sogar chronisch.[2] Zwei Drittel der chronisch Schlafgestörten quälten sich schon seit mehr als fünf Jahren Nacht für Nacht. Nur wer diese Insomnie, wie man das »Nicht-Schlafen-Können« in der medizinischen Fachsprache bezeichnet, einmal wenigstens ein paar Tage hintereinander am eigenen Leib erlebt hat, weiß, was das bedeutet: Man ist fix und fertig und zu allem bereit, nur um ein wenig schlafen zu können. Nicht umsonst gehört konsequenter Schlafentzug zu den subtilsten und erfolgreichsten Foltermethoden, um den Willen Widerspenstiger zu brechen.

Was die geistige Leistungsfähigkeit betrifft, gibt es neue Daten, die für sich sprechen. Nach einer Untersuchung des amerikanischen Schlafforschers Mark Rosekind geht es bei einer stetigen Verkürzung des Schlafs mit der Hirnleistung rapide abwärts: Wer durchschnittlich sechs Stunden schlummert, leistet 13 Prozent weniger. Waren es nur fünf Stunden, reduziert sich die Produktivität um 43 Prozent. Bei einem Vier-Stunden-Schläfchen ist das Leistungsvermögen gar um 62 Prozent reduziert.[3]

Relativ viele Studien wurden in der Vergangenheit zum Einfluss der Schlafdauer speziell auf mentale Fertigkeiten durchgeführt. Dadurch hat sich wohl die Fehleinschätzung entwickelt, dass Schlaf primär für den Geist notwendig ist und weniger für den Körper. Kaum zu glauben, aber in keiner Studie hatte man den Einfluss des Schlafmangels auf die Stoffwechselregulierung und den Hormonhaushalt überprüft. Diese Lücke ist erst kürzlich endlich geschlossen worden:

Drei Forscherinnen vom Department of Medicine an der University of Chicago, Karine Spiegel, Rachel Leproult und Eve van Cauter, hatten sich elf junge, gesunde Männer im Alter von 18 bis 27 Jahren ins Schlaflabor geholt. 16 Nächte lang diktierten sie den Probanden die Bettzeit. Während der ersten drei Nächte durften diese acht Stunden, exakt von elf Uhr nachts bis sieben Uhr morgens, das Bett hüten. Danach wurden die Männer sechs Nächte lang bis um ein Uhr nachts wach gehalten und pünktlich nach vier Stunden, um fünf Uhr morgens, wieder wach gerüttelt. Nach dieser Phase des Schlafentzugs durften sie abschließend sieben Nächte jeweils zwölf Stunden lang in den Federn schlummern, jeweils von neun Uhr abends bis neun Uhr morgens.

Etwas gewöhnungsbedürftig dürfte die Verkabelung im Bett gewesen sein. Aber schließlich mussten ja die tatsächliche Schlafdauer und verschiedene andere Werte wissenschaftlich gemessen werden. Während ihrer Wachphasen durften sie essen, fernsehen oder am Computer arbeiten, spielen oder mit den anderen Versuchskaninchen oder ihren Dompteusen reden. Nur schlafen war verboten, und dies wurde rigoros kontrolliert. An den wenigen Tagen, da sie das Forschungszentrum verlassen durften, band man ihnen einen Aktivitätsmesser um das Handgelenk – damit sie nicht auf die Idee kamen, auf einer Parkbank oder bei einer verständnisvollen Geliebten ihr Schlafdefizit nachzuholen. Schummeln war also unmöglich.

Die tatsächliche durchschnittliche Schlafdauer belief sich während der ersten Nächte trotz anhänglicher Kabel als Bettgefährten auf immerhin sieben Stunden und 14 Minuten. Während der darauffolgenden brutalen Entzugsphase waren es im Mittel drei Stunden und 49 Minuten und während der anschließenden Erholungsphase dann göttliche neun Stunden und drei Minuten. Die Probanden hatten somit die Vorgaben tatsächlich weitgehend erreicht.

Richtig interessant wurde es, als die Forscherinnen die Blutzucker- und Insulinreaktionen auswerteten. Nach einer Kohlenhydratgabe stieg während des Schlafentzugs der Blutzuckerspiegel rasant an. Doch die Insulinantwort auf die Kohlenhydratgabe war um etwa 30 Prozent niedriger als unter ausgeschlafenen Bedingungen. Auch die insulinunabhängige Zuckeraufnahme in die Zellen war um 30 Prozent reduziert. Somit wurde die Aufnahme des Blutzuckers in die Muskel- und Leberzellen extrem verzögert: Bei Schlafdefizit verließ der Zucker das Blut um rund 40 Prozent langsamer als während der Erholungsphase. Wie man den Hormonmessungen entnehmen konnte, stand das sympathische Nervensystem unter Dauerreizung. Entsprechend waren auch die Cortisolspiegel während der Tage mit Schlafdefizit signifikant erhöht und sanken im Tagesverlauf sechs- bis sieben Mal langsamer ab als unter normalen Bedingungen.

All diese hier erstmals dokumentierten Reaktionen und Messwerte entsprechen weitgehend dem Zustand eines insulinresistenten Diabetikers! Und das bei jungen gesunden Männern nach nur sechs Nächten mit knapp vier Stunden Schlaf. Man stelle sich vor, was mit den Hormonen, dem Blutdruck, dem Fett- und Zuckerstoffwechsel und Gerinnungssystem passieren würde, wenn diese Männer einige Jahre lang jeden Tag nur vier Stunden schliefen, was ja ungewollt dem »normalen« Pensum eines großen Teils unserer Bevölkerung entspricht. Darüber hinaus müsste man diesen jungen gesunden Versuchspersonen tagsüber stressreiche Arbeitsplätze mit ein wenig »Mobbing« anbieten und ihnen Lebensgefährtinnen beistellen, die ständig mit allem unzufrieden sind und ihren Frust abends immer ein ganz klein wenig am Partner auslassen ...

Neuerdings konnte auch gezeigt werden, dass chronische Atemstörungen im Schlaf, sogenannte Apnoe, eigenständig das Risiko für Bluthochdruck und Insulinresistenz erhöhen.[4,5] Vielleicht ist ja Schlafmangel das Problem unserer Zeit?

Wenn nach einer im *Spiegel* (Nr. 5/2000) zitierten Studie 85 Prozent aller deutsche Führungskräfte an Verdauungsstörungen, Reizmagen und Herzrhythmusstörungen leiden, 75 Prozent an hohen Blutfetten und etwa ein Drittel an Übergewicht, dann sollte man den Kampf um die begehrte Fitness vielleicht einmal im Bett ruhend beginnen.

Die Jungs im Labor hatten übrigens die besten Werte nach neun Stunden Schlaf. Die berühmten acht reichen wohl weder für Schönheit noch für Gesundheit. Man sagt ja, dass wirklich große Geister, wie Albert Einstein oder Thomas (»Glühbirne«) Edison, besonders viel Zeit im Bett verbracht hätten – und zwar schlafend. Denkbar, dass das dem einen oder anderen unfähigen Manager helfen würde. In Zukunft sollte bei Firmenkrisen oder feindlichen Übernahmeversuchen das Motto nicht mehr »aussitzen«, sondern »ausschlafen« lauten.

KAPITEL 8

Warte nicht, bis es dunkel ist

Was haben eine schwarz verschleierte Muslimin und ein Manager in Nadelstreifen gemeinsam? Zum Beispiel, dass ihnen nur selten die Sonne direkt auf die Haut scheint! Geschäftsleute führen ein Leben in Hotels und Konferenzräumen, Taxis, Flughäfen und Restaurants. Bewegung findet, wenn überhaupt, im klimatisierten Fitnessraum statt. »Na und – Sonne ist eh ungesund!«, würden einige dazu sagen.

Momentan rollt wieder einmal eine Modewelle von den Staaten her über Europa hinweg, die von Hysterie gespeist ist und von wenig Verstand begleitet wird. Aus Angst vor Hautkrebs geht man gar nicht mehr an die Sonne. Ich fordere deshalb: Mr. President, legen Sie Ihren amerikanischen Mitbürgern als Pflichtlektüre Paracelsus unter das Kopfkissen!

Ohne Sonne wird man krank. Am besten ist die Wirkung auf die Gesundheit der Knochen dokumentiert. Im Smog der ersten Industriekamine des 19. Jahrhunderts entwickelten die Engländer ihre Rachitis. Dabei hatten es die Inselbewohner sowieso schon schwer genug mit dem arg verkürzten Tageslicht im Winterhalbjahr. Dass sie eine besonders helle, sonnenempfindliche Haut besitzen, ist natürlich kein Zufall, sondern hilft, das Schlimmste zu verhüten. Und Gleiches gilt natürlich auch für die noch bleicheren Skandinavier. Ausgerechnet sie »Nordlichter« zu nennen ist denn bei den regenreichen Sommerhalbjahren dort reichlich paradox.

Ohne Sonne kein Vitamin D, und ohne Vitamin D keine Knochengesundheit! Vitamin D wird in der Haut aus einer sehr bekannten körpereigenen Substanz namens

Cholesterin in reichlichen Mengen selbst hergestellt, sofern überhaupt Sonnenlicht auf die Haut gelangen darf.

Wenn das Licht ausfällt, hilft nur noch die Vitamin-D-Aufnahme mit der Nahrung. Doch das ist nicht so einfach, wie es sich vielleicht anhört. Als wirklich reichhaltige Vitaminquelle können nur bestimmte fette Fische gelten. »Mund auf, Nase zu – und runterschlucken!« Mussten Sie als Kind auch noch Lebertran zur Rachitisprophylaxe schlucken? Grässlich, aber wirksam! Andere mehr oder weniger reichhaltige Vitamin-D-Quellen sind prinzipiell alle tierischen Nahrungsmittel wie Milch, Eier, Käse, Speck und so weiter. Doch so etwas, wie man als gut erzogener Amerikaner oder als ernährungsbewusst getrimmter Europäer ja inzwischen weiß, soll man ja möglichst nicht zu sich nehmen. Das würde einen Herzinfarkt herbeiführen – warnt man. Wir werden übrigens in einem späteren Kapitel noch eine relativ fettarme Vitamin-D-Quelle entdecken, die bislang völlig unbeachtet geblieben ist.

Naturgemäß haben es in solch nördlichen Gefilden die schwarzen oder braunhäutigen Immigranten besonders schwer. Smog und das Festhalten an Bekleidungstraditionen tun neben ihrem natürlichen Sonnenschutz ein Übriges: Gerade bei Indern, Pakistanis und Bangladeschis in England ist der Vitamin-D-Mangel dramatisch.

Langer Vorrede, kurzer Sinn: Wie man erst vor einigen Jahren entdeckt hat, benötigen die Betazellen der Bauchspeicheldrüse Vitamin D, um Insulin produzieren zu können. Je mehr von diesem Vitamin, desto reichhaltiger ist die Insulinsekretion. Umgekehrt versiegt sie, wenn Vitaminmangel herrscht. Da liegt es nahe, den Zusammenhang zwischen der Vitamin-D-Versorgung und der Häufigkeit von Zuckerstoffwechselstörungen zu überprüfen. Das ist in den letzten Jahren in die Hand genommen worden, und die ersten Ergebnisse lassen aufhorchen. Professor Boucher von der Londoner Royal Hospital Medical School hat daraus die Boucher-Hypothese formuliert: Eine unzureichende Versorgung mit Vitamin D ist danach ein signifikanter Faktor für die Entwicklung des Syndrom X.[1]

In der Tat sprechen viele Befunde für einen direkten Zusammenhang: Alte Menschen, die ihr Haus nicht mehr verlassen, leiden besonders häufig an Vitamin-D-Mangel. Auffällig ist auch die hohe Diabetikerrate bei dunkelhäutigen Menschen in nördlichen europäischen oder amerikanischen Gefilden. Die Bangladeschis in London haben im Vergleich zur weißen Bevölkerung vier bis fünf Mal häufiger Diabetes. Auch ist bei ihnen die Osteomalazie, die typische Knochenverformung, die im Erwachsenenalter bei Vitamin-D-Mangel auftritt, extrem häufig. Während ihre verschleierten Frauen das ganze Jahr hindurch unter dem Mangel leiden, befinden sich die Vitamin-D-Spiegel der Männer wenigstens im Sommer im Normbereich. Diese asiatischen Einwanderer in England haben übrigens die höchste Herzinfarktrate der Welt – wobei viele von ihnen doch vegetarisch, also so »gesund«, leben!

Und weitere Indizien sammeln sich: Je besser der Vitamin-D-Status von Menschen, desto höher ist die Sensitivität gegenüber Insulin – unabhängig von Alter, Übergewicht und Bauchfettansatz. Umgekehrt gilt: Die Insulinresistenz ist umso ausgeprägter, je schlechter der Vitamin-D-Status. Beobachtet wurde auch, dass die Blutdruck- und Blutfettwerte umso niedriger sind, je besser die Vitamin-D-Versorgung ist.[1] Passenderweise konnte man in einer Metaanalyse zeigen, dass die Völker mit der geringsten Sonnenbestrahlung weltweit, die Nordlichter also, im Schnitt die höchsten Cholesterinspiegel aufweisen.[2] Ist es womöglich gar kein »Paradox«, wenn allen voran die Südfranzosen, aber auch die anderen Mittelmeeranrainer »trotz« hohen Fleisch-, Eier- und Käseverzehrs die niedrigsten Herzinfarktraten in der westlichen Welt haben?

Die Liste an überaus interessanten Hinweisen ist noch sehr lang – zu lang für dieses Buch. Ich will mich so weit wie möglich auf handfeste Belege beschränken. Und die Erforschung der Vitamin-D-Hypothese, so faszinierend sie auch sein mag, steckt immer noch in den Kinderschuhen.

Bis wir Konkreteres wissen, sollten wir uns aber schon einmal darüber Gedanken machen, ob es sehr gesund sein kann, wenn wir den ganzen Tag in Bürobunkern hocken, um abends nach getaner Arbeit mit dem Lift zur Tiefgarage zu fahren und im geschlossenen, klimatisierten Auto mit Polaroidscheiben die Tiefgarage des Eigenheims oder des Fitnessclubs anzusteuern, wo wir entweder im Dunkeln drei Runden um den Block joggen oder bei greller Neonbeleuchtung auf dem Laufband traben. Bewegung soll ja bekanntlich gesundheitsförderlich sein – aber vielleicht sollten Sie damit nicht warten, bis es dunkel ist.

KAPITEL 9

Immer auf die Kleinen

Als ich David Barker 1993 in London in einer kleinen, internen Expertenrunde das erste Mal referieren hörte, war ich fassungslos und beglückt zugleich. Er hatte gerade die »Fetthypothese« des Herzinfarkts auf den Kopf gestellt, und das war nach meiner Meinung nur recht und billig. Es waren die revolutionären Argumente, die mich so faszinierten! Seine Schlussfolgerungen lauteten damals: »Entscheidend ist, dass man neugeboren möglichst groß und proper war und sich während der ersten Lebensjahre gut und kräftig entwickelt hat. Dann ist man gegen Herzinfarkt recht gut gewappnet.« Das war Balsam auf meine Seele, hatte ich doch bei meiner Geburt gute zehn Pfund auf die Klinikwaage gebracht.

Der Wissenschaftler musste mir meine Emotionen angesehen haben, denn in der Kaffeepause kam er auf einen kleinen Gesprächsplausch herüber zu mir. »Wissen Sie«, sagte er, »das ist doch im Grunde gar nichts Neues. Fragen Sie mal einen Schweinezüchter, der sicher sein will, dass er gesunde und kräftige Ferkel bekommt. Was macht er? Er sorgt sich um die Muttersau, gibt ihr nur das Beste zu fressen und behandelt sie sorgsam wie eine Dame. Und überhaupt: Experten in Sachen Tierernährung haben nach meiner wiederholten Feststellung in Fragen zur Ernährungsphysiologie oft viel mehr Ahnung als die Human-Ernährungswissenschaftler!«

Aber mickrige Babys, verwöhnte Säue – das sollte Einfluss auf das Herzinfarktrisiko haben? Hatte ich richtig gehört? Wie kann man nur auf solche Ideen kommen?

Alles fing eines Tages damit an, dass diesem britischen Epidemiologen im staatlichen Dienst beim Lesen der offiziellen Statistiken etwas ins Auge stach: Ausgerechnet in den Gegenden Englands, wo die Geburtensterblichkeit Anfang des Jahrhunderts besonders hoch lag, starben die Menschen auch besonders häufig an Herzinfarkt. Das war natürlich paradox, galt doch hohe Säuglingssterblichkeit als Zeichen der Armut, hingegen Herzinfarkt damals noch als Folge von Wohlstand. Als der Wissenschaftler sich in die Thematik vertiefte, stieß er auf Hinweise aus der Tierzucht. Dort waren die engen Zusammenhänge zwischen Geburtsgewicht und späterer Gesundheit längst bekannt.

So kam David Barker mit seiner Arbeitsgruppe an der MRC Environmental Epidemiology Unit am Southampton General Hospital in England auf die Idee, auch beim Menschen mögliche Zusammenhänge zwischen der körperlichen Konstitution bei der Geburt und dem späteren Auftreten verschiedener degenerativer Erkrankungen zu überprüfen. Doch wie vorgehen? Eine Geburtenstation besetzen, Babys vermessen und 50 oder 60 Jahre warten, bis Krankheiten und Todesfälle sich häufen? Wohl kaum.

Die Idee war genial. Es müssten sich entsprechende Aufzeichnungen von früher finden lassen. Man engagierte einen Historiker von der Oxford-Universität, der dazu verdonnert wurde, jahrelang staubige Dachböden und muffelige Abstellkammern zu durchwühlen. Und tatsächlich: Der Betreffende wurde fündig.

Eine weitsichtige Hebamme in der Grafschaft Hertfordshire hatte minutiös bei zigtausend Babys, die in den Jahren 1911 bis 1945 in den Gemeinden Hertfordshire und Sheffield geboren waren, neben dem Namen auch das Gewicht, die Körperlänge, den Bauch- und den Kopfumfang in eine dicke Kladde notiert. Jetzt musste man nur noch die damals erfassten Personen ausfindig machen und ihren aktuellen Krankheitsstatus bzw. die jeweiligen Todesursachen erfragen.

Das Ergebnis dieser Studie fiel verblüffend eindeutig aus: Sehr kleine, trotz normaler Tragezeit ungenügend entwickelte Neugeborene bilden später im Leben gehäuft Insulinresistenz bzw. eine erniedrigte Glukose-Toleranz aus. Und sie leiden im späteren Leben häufiger an Bluthochdruck, abnormer Blutgerinnung, erhöhten Blutfettwerten und sterben häufiger an Herz- und Hirninfarkt. Die gleichen Zusammenhänge fand man auch bei Babys, die zu klein im Verhältnis zu ihrer Plazentagröße waren oder zu dünn bzw. zu klein im Verhältnis zu ihrem Kopfumfang. Schließlich war dieser Zusammenhang auch sichtbar, wenn trotz normalem Geburtsgewichts die Gewichtszunahme im ersten Lebensabschnitt unterdurchschnittlich ausfiel. Umgekehrt hatten die Kinder mit dem höchsten Körpergewicht und dem weitesten Entwicklungsstand am Ende des ersten Lebensjahrs später die besten Werte und die niedrigste Herzinfarktsterblichkeit. All diese überraschenden Zusammenhänge waren statistisch signifikant und unabhängig von Sozialstatus, Rauchen und anderen Lebensstilfaktoren.[9]

Das Leben unserer Mütter hat trotz Behütung im Bauch bei uns seine tiefen Spuren hinterlassen. Der Einfluss der fötalen Programmierung lässt sich erklären: Verschiedene Störungen im Hormonhaushalt der Plazenta und des Fötus führen auf die Dauer beim Nachkömmling zu einer abnormen Ausbildung bzw. Funktion der Organe. So bewirkt eine eiweißarme Kost der Mutter, so weiß man aus Tierexperimenten, den Ausfall eines Enzyms in der Plazenta, das für den Abbau von Cortisol aus dem Blutkreislauf der Mutter zuständig ist. Folglich kann dieses Stresshormon den Kreislauf des Fötus überfluten, was dann wiederum das ganze frühkindliche hormonelle Regelsystem verändert und für das spätere Leben »programmiert«. Oder der Insulinhaushalt: Insulin hat im Fötus unter anderem die Funktion, die Wachstumsrate mit der Nährstoffzufuhr abzustimmen. Ein Eiweißmangel würde somit für einen gestörten Glukose-Insulin-Stoffwechsel verantwortlich sein und das Phänomen erklären, dass man bei »dünnen«, unterentwickelten Babys mit niedrigem Geburtsgewicht gehäuft im Alter einen insulinabhängigen Diabetes beobachtet.[10-17]

Ein allseits bekanntes und auch unbestrittenes Beispiel einer frühkindlichen »Programmierung« ist die Rachitis (oder Englische Krankheit). Sie beruht eindeutig auf einem Nährstoffmangel im frühen Entwicklungsstadium, und tatsächlich sind damit die Knochen für die Dauer des Lebens irreversibel deformiert.

Besonders sorgfältig wurde in letzter Zeit auch der Einfluss von Eisen und Zink untersucht. Eine unzureichende Versorgung der Mutter mit diesen Mikronährstoffen bedingt eine unzureichende Entwicklung des Kindes, vor allem ein gemindertes Wachstum.[18,19] Gleiches trifft dann auch auf die Versorgung des Kleinkindes zu. Und was ist mit Abstand die beste Eisen- und Zinkquelle? Fleisch, rotes Muskelfleisch, was viele Mütter nicht mehr essen, weil es ja so ungesund ist ...

Bei einer allgemeinen Mangelernährung bzw. einer gänzlich unzureichenden Nährstoffversorgung wird beim Fötus, so Barkers These, ein striktes Notprogramm eingeschaltet. Dann steht die wichtigste Lebensfunktion im Vordergrund: die Entwicklung des Gehirns. Alle nötigen Nährstoffe werden dafür abgezogen. Nur was übrig bleibt, steht dem restlichen Körper zur Verfügung. Würden die wenigen Nährstoffe gleichmäßig verteilt werden, wäre der Fötus nicht überlebensfähig. Die Umverteilung geht zulasten der Entwicklung der inneren Organe wie Leber und Bauchspeicheldrüse. Ein schlecht ausgebildetes Organ mit ungenügend leistungsfähigen Zellen würde im späteren Leben zu ungenügenden Stoffwechselleistungen führen.

Mangelernährung während der Schwangerschaft würde folglich nicht nur ein zu niedriges absolutes Geburtsgewicht bzw. ein im Verhältnis zur Plazenta zu niedriges Gewicht oder zu kleinen Körperwuchs bewirken. Entsprechend unterentwickelte und falsch programmierte Organe wären dann auch später im Erwachsenenalter, vor allem bei erhöhtem Anspruch durch Übergewicht und Stress, nicht mehr in der Lage, ihre Aufgaben zu erfüllen. Die Folgen wären Störungen wie Insulinresistenz, Bluthochdruck oder erhöhte Cholesterinwerte und Diabetes.

Damit ließe sich die so dramatisch hohe Herzinfarktrate in Indien erklären: Die Armut ist groß und das Essen dürftig. Überdies werden die Frauen auch noch schlecht behandelt. Da zeigt sich eine ganz neue Lösung für die explodierenden Gesundheitskosten. Eine liebevolle, schonende Behandlung und Sterneköche für die werdenden Mütter! Was wird wohl aus den Kindern werden, deren emanzipierte Erzeugerinnen sich der Doppelbelastung in Haushalt und Beruf verschrieben haben, bis knapp vor der Niederkunft im Job noch ihren »Mann« stehen, schnellstmöglich wieder antreten und mangels Zeit zur wertvollen »Fix-und-fertig«-Kost greifen? Eine Fünf-Minuten-Terrine gefällig?

Wie wurde David Barker zunächst belächelt und später dann sogar vehement bekämpft. Doch wer zuletzt lacht ... Er wird wohl recht behalten. Zwischenzeitlich bestätigen entsprechende Studien aus den USA, Skandinavien und Indien seine überraschenden Befunde. Es gibt keinen Zweifel, ja selbst seine langjährigen Kritiker versuchen es nicht mehr wegzudiskutieren: Die Einflüsse im Mutterleib wie auch die Umwelteinflüsse während der ersten Lebensmonate sind von enormer Bedeutung für unsere Gesundheit im Erwachsenenalter. Eine Frage bleibt allerdings noch offen: Wie groß ist deren Einfluss auf die Genprogrammierung?

Inzwischen ist die bahnbrechende Entdeckung des englischen Forschers in aller Munde, und die ihr zugrunde liegende These wird entweder als »Barker-These«, meist aber als These vom *thrifty phenotype* bezeichnet. Letzteres bedeutet, aus dem Englischen frei übersetzt, »Sparmodell mit bloßer Grundausstattung« und drückt aus, welchen biologischen Sinn dieses Phänomen haben könnte: Überlebenstrieb! In Hungerzeiten ist es besser, etwas behindert und kürzer zu leben, als die Gattung Mensch ganz aussterben zu lassen.

KAPITEL 10
So weit die Gene tragen

Wie viel bestimmt die Umwelt, und wie viel entscheiden die Gene? Der alte Expertenstreit ist auch beim Thema Syndrom X nicht wegzudenken. Tatsache ist jedenfalls, dass unsere Gene so, wie sie in uns wirken, schon eine Reihe von Jährchen auf dem Buckel haben. Aber unsere Umwelt unterscheidet sich heute schon von der gestrigen ...

Nach neuen Schätzungen hat die Evolution etwa vier Milliarden Jahre benötigt – auf eine Milliarde mehr oder weniger soll es uns jetzt nicht ankommen –, um aus stumpfen, nicht ansprechbaren Einzellern uns intelligente, liebenswerte und kultivierte Menschen zu formen. Drei bis vier Millionen Jahre ist es her, seit sich unsere Vorfahren auf den Bäumen des afrikanischen Regenwalds entschlossen haben, keine gemeinsame Sache mehr mit den Affen zu machen, sondern herunterzusteigen und getrennte Evolutionswege zu gehen. Rund weitere zwei Millionen Jahre hat es gedauert, bis unser entfernter Verwandter so weit war, sich als Homo habilis an die Öffentlichkeit zu wagen, um stolz Werkzeuge aus Stein zu präsentieren. Ob sich dieser bereits oder doch erst sein Nachfahre, der Homo erectus, etwa 1,6 Millionen Jahre später als Jäger aktiv betätigte, ist unter Forschern der Gattung Homo sapiens immer noch umstritten. Auf alle Fälle mussten noch einmal 1 550 000 Jahre verstreichen, bis unser direkter Vorfahre, der Homo sapiens, auf der Bildfläche erschien. Die letzten 50 000 Jahre sind also ein Lidschlag im Vergleich zur Zeitspanne der gesamten Evolution.

James Neel, der bekannte Genetiker von der University of Michigan (Ann Arbor), hat mit modernsten Techniken den Gencode der heutigen Menschen mit jenem von Schimpansen verglichen. Er kam zu der erstaunlichen Erkenntnis, dass auf unseren genetischen Informationsträgern nur ein quantitativer Unterschied von

1,6 Prozent auszumachen ist![1] Man mag es kaum glauben: So nah sind wir immer noch dem Affen!

Nicht nur für Professor Neel steht außer Zweifel, dass wir genetisch mit unseren Steinzeitvorfahren praktisch identisch sein müssen. Das heißt nichts anderes, als dass wir heute die Gene mit uns herumtragen, die sich über Jahrmillionen im Druck des Ausleseprozesses als klare Überlebensvorteile in deren urzeitlicher Umwelt ausgebildet haben. Unserem Körper steht Im Jahr 2000 nach Christus auch nur das »innere Werkzeug« zur Verfügung, das für unsere Vorfahren vor 50 000 Jahren beste Ausgangspositionen ermöglichte. Gene trachten zwar immer danach, sich optimal für ihre Umwelt aufzurüsten, doch benötigen sie immer ein paar Millionen Jahre dafür. Das mag früher, als unsere Gattung Jahr für Jahr bloß in den Bäumen hing, natürlich kein größeres Problem gewesen sein. Aber in den letzten 100 Jahren hat sich unsere Umwelt mit rasender Geschwindigkeit verändert. Dabei könnte kein Gen der Welt auch nur annähernd mithalten.

Man hört zwar, Adam und Eva lebten im Paradies. Ich bin aber inzwischen überzeugt, dass die Tage dieses Urpaars auch nicht viel rosiger als unsere eigenen waren. Während wir heute mit Autoschlangen, Baulöwen, Papiertigern und Pleitegeiern zu kämpfen haben und uns auch gelegentlich bei einer Schlacht ums kalte Büffet eine blutige Nase holen, waren deren hauptsächliche Gegner winzig kleine Mikroben und Viren. Ein paar richtige Löwen, Tiger und Schlangen wird es damals wohl auch schon gegeben haben, aber denen konnte man mit ein wenig Geschick noch eher entgehen.

Lange nachdem Adam und Eva aus dem Paradies abgeschoben worden waren, vor etwa 2,5 Millionen Jahren, begannen neben den Äpfeln viele andere Lebensmittel knapp zu werden. Es wurde immer kälter, zu kalt jedenfalls für üppig sprießende Früchte – Eiszeit. Und das Klima wurde immer trockener. Jetzt war für die Erdbewohner Essen angesagt, was immer der Boden hergab, wenn sie überleben wollten, doch war da, je nach Jahreszeit, oft nichts zu holen, und wenn doch, waren immer auch hungrige Konkurrenten unterwegs. Diese hatten mitunter auch die flinkeren Beine und die schärferen Zähne. Höchste Vorsicht war angezeigt, wollte man nicht selbst zum Objekt fremder Begierde werden.

So machte unseren Vorfahren die immer wiederkehrende »Nulldiät« besonders zu schaffen. Hungern und suchen, bis sich etwas Essbares fand, ohne selbst gefressen zu werden – wahrlich kein Schlaraffenland. Und man konnte nie sicher sein, wann man sich den Bauch wieder vollschlagen konnte. Vorratskeller waren damals noch nicht erfunden. So war das anatomisch Eingemachte, der Speck um die Hüften, die einzige Reserve. Je nach Fettmasse konnte der eine länger, der andere kürzer darben. Ein Handicap fürs Jagen und Sammeln war allerdings, dass beim Nahrungsmangel nicht nur Fettzellen schmolzen, sondern immer auch Muskeln abgebaut und als Energiequelle zum Leben verbraucht wurden.

Der Körper nimmt übrigens nicht zufällig zu etwa gleichen Anteilen an Muskeln und Fett ab. Damit erhöhen sich auch heute noch seine Überlebenschancen. Würde man nur Fett oder nur Eiweiß abbauen, fehlte uns eine der lebensnotwendigen Substanzen umso eher, und das Todesurteil durch Hungertod würde früher gesprochen. Umgekehrt ist umso länger überlebensfähig, wer seine Rippen in möglichst viel Speck gebettet hat. Damit kann er den tödlichen Eiweißverlust umso effektiver hinauszögern.

Wenn Körperfett solch eine tragende Rolle im Überlebenskampf gespielt hat, dann sollte es nicht verwundern, dass sich im Lauf von einigen 100 000 Jahren eine Auswahl ergeben hat. Wer beim Hungern weniger abgenommen hatte bzw. weniger Körpersubstanz verlor und besonders viel Speicher aufbauen konnte, war für die damalige Umwelt besser gewappnet. Für Professor Gerald Reaven aus Stanford, den bereits vorgestellten Taufpaten des Syndrom X, gibt es keine Zweifel: Der Erhalt der Muskeln beim Hungern ist der entscheidende Faktor. »Wenn Sie und ich zwei Höhlenmenschen wären«, erläutert er, »und Sie so dumm wären, Ihre Muskeln abzubauen, und wenn dann ein Reh vorbeikäme oder ein wildes Tier hinter uns herhetzte, dann wären Sie der Looser und ich der Winner, denn ich hätte noch meine Muskeln, ganz im Gegensatz zu Ihnen.«[2]

Diejenigen mit Tendenz zu mehr Fett unter der Haut haben sich im Lauf der Zeit gegen die Mageren durchgesetzt, an denen der Hunger besonders schnell und effektiv nagte. Denn Letztere waren nicht nur zu schwach, um sich der vielen Umweltfeinde zu erwehren, sondern auch kaum mehr fähig, sich und ihre wenig hilfreichen Gene fortzupflanzen. Damit wird klar, warum so viele Menschen heute keine Probleme damit haben, sich während der Weihnachtsfeiertage ein Pfund anzufressen, es aber nachher nicht mehr loswerden. Unsere biologische »Software« wird üblicherweise ohne Abnahmeprogramm ausgeliefert.

Was ich hier gerade etwas nonchalant beschrieben habe, nennt sich in der Fachsprache »die These vom *thrifty genotype*«, was frei übersetzt so viel wie »Ökomodell mit Spezialprogramm für effektives Hamstern« bedeutet. Dieses spezielle genetische Programm war in Zeiten der kargen Kost ein Überlebensvorteil, der sich jetzt – unter den gänzlich veränderten Umweltbedingungen mit 24 Stunden geöffneten Abfüllanlagen – ins Gegenteil gekehrt hat.

Dass vieles an der These prinzipiell richtig ist, steht außer Diskussion. Im Detail allerdings ergeben sich daraus mehr Fragen als Antworten. Mit dieser Theorie versucht man beispielsweise zu erklären, dass es einige Völker gibt, die unter den heutigen westlichen Lebensbedingungen besonders stark zunehmen und auch eine extrem hohe Diabetikerrate aufweisen. Das bekannteste Beispiel sind die Pima-Indianer in Arizona (USA). Wer einmal in dieser Gegend Nordamerikas unterwegs war, kennt das Bild: superdicke Indios, in der einen Hand einen Becher Coke (oft mit einem ganz anständigen Schuss Feuerwasser angereichert) und in der anderen einen Snack. Jeder zweite Pima über 30 leidet an Diabetes Typ 2. Noch vor 25 Jahren waren dicke Menschen bei diesem Stamm die Ausnahme und Diabetes ausgesprochen selten.

Viele Jahrhunderte hatten die Pima an den Ufern des Flusses Gila gelebt und sich von der Jagd und der Ernte einiger Pflanzen ernährt. Als die weißen Siedler sie Ende des 19. Jahrhunderts langsam aus ihrer Heimat verdrängten, setzte der Wandel ein. Heute leben die Pima-Indianer in der Nähe von Phoenix und »gehen« weitgehend sitzenden Betätigungen nach.

Die Vertreter der *»Thrifty-genotype«*-Theorie sind überzeugt, dass die Pima, so wie manche andere Völker mit ähnlich hohen Insulinresistenzraten – etwa die Nauruer in Polynesien oder die Aborigines in Australien –, wegen ihrer speziellen genetischen Ausstattung erst in der jüngsten Zeit besonders benachteiligt sind. In einer neueren Untersuchung an einer gemischten Gruppe von Australiern im Durchschnittsalter von 34 Jahren und einem mittleren Body-Mass-Index von 27 waren 60 Prozent der Aborigines im Vergleich zu 20 Prozent bei den Neu-Australiern insulinresistent.[3]

Der Nachweis, dass Insulinresistenz vererbt werden kann, ist inzwischen erbracht, da man eine entsprechende Genvariante gefunden hat.[2] Doch warum ist diese im Endeffekt tödliche Variante so weitverbreitet und wird immer noch weitergegeben? Das spricht für einen Überlebensvorteil, der einstmals existiert haben muss. Was könnte der Sinn von Insulinresistenz früher gewesen sein? Um diese Frage zu beantworten, lassen Sie uns kurz in Erinnerung rufen, was Insulinresistenz im Körper bewirkt.

Zunächst muss man sich vergegenwärtigen, was passiert, wenn man einige Tage nichts zu essen bekommt: Als Erstes gehen die Zuckerreserven zur Neige. Das zentrale Nervensystem benötigt aber immer Zucker. Also sucht sich der Körper einen Ausweg, um sein für das Überleben wertvollstes Stück, das Hirn, weiterhin zu versorgen. Er baut Muskeln ab, um mit dem frei gewordenen Eiweiß in einem besonderen Stoffwechselprozess, der sogenannten Glukoneogenese, wieder Zucker bzw. Glukose aufbauen zu können. In einer von Gegnern wimmelnden Umwelt sind schwindende Muskeln allerdings wenig zukunftsweisend.

Hier kommt die Insulinresistenz zu Hilfe: Sie verschließt die Zellen gegen Glukose, mindert damit das Abströmen des Zuckers aus dem Blut und hemmt gleichzeitig auch die Energiebereitstellung von Zucker in den Muskeln. Andererseits fördert Insulinresistenz die Verbrennung bzw. die Energiebereitstellung von Fett. Die Muskeln werden somit gezwungen, mit Fett zu funktionieren. Die Zuckerreserven werden so geschont und frei für strategisch wichtige Entscheidungen im Oberstübchen. Dass die Gehirnzellen als Einzige kein Insulin benötigen, um Zucker aufnehmen zu können, dass sie eine Insulinresistenz folglich gar nicht betrifft, ist natürlich kein Zufall.

Ganz schön clever, was sich die Evolution da hat einfallen lassen, um uns am Leben zu erhalten. Nebenbei gesagt, konnte in Experimenten ganz klar nachgewiesen werden, dass Tiere mit Insulinresistenz unter drastischer Nahrungskarenz länger überleben als »gesunde«. Ähnlich sinnvoll dürfte es auch sein, dass Schwerverletzte, Patienten nach Blutvergiftung und auch Schwangere eine Insulinresistenz entwickeln. Das dirigiert den wertvollen Zucker weg von den Muskeln hin zum zentralen Nervensystem bzw. zur Plazenta. Solche phänomenalen »Tricks« unseres Körpers haben sich sicherlich im Lauf der Evolution immer stärker verfeinert und wurden »optimiert« an die Nachfahren weitergegeben. Diese konnten ja nicht ahnen, dass ihre Ururenkel sich auf einmal nicht mehr um ihre angestammte Lebensweise scheren würden.

Seit ein paar Hundert Jahren lassen sich neuzeitliche Menschen etwas Neues einfallen: Sie richten ein Leben gegen ihre Gene ein. Sie bauten sich ein Schlaraffenland ganz nach ihren hedonistischen Träumen. Keine Bewegung, ständig reichlich zu essen und noch dazu das Falsche – ganz nach dem Motto: Lasst uns einmal ausprobieren, wie weit die Gene das tragen. Und siehe da, auf einmal kehren sich viele der schönen Vorteile aus primitiver Vorzeit ins Gegenteil. Waren Dicke früher die Überlebensfähigeren, sterben sie heute früher am gleichen physiologischen Mechanismus. Der *thrifty genotype* gilt bei Experten wie Gerald Reaven als die lang gesuchte Erbanlage, die Menschen zu Insulinresistenz und in deren Folge zu Diabetes disponiert.[4-7]

Doch zugegeben, die Theorie hat einen gewaltigen »europäischen« Haken. Es wäre Lüge, zu behaupten, dass die Bewohner unseres Kontinents während der letzten Jahrtausende kein Hunger geplagt hätte. Es ist auch kaum vorstellbar, dass uns die Insulinresistenz hier nicht zum Vorteil gereicht hätte. Wieso hätte sich der thrifty genotype bei uns nicht durchsetzen sollen? Warum ist bei Europäern die Insulinresistenz im Vergleich zu anderen Gegenden der Welt relativ selten?

In der Tat gibt es eine sehr plausible Erklärung. Wir werden dieser spannenden Geschichte im nächsten Kapitel nachgehen. Zuvor möchte ich Ihnen aber wenigstens in aller Kürze noch eine brandneue, heiß diskutierte These vorstellen, welche die Entwicklungsgeschichte von Insulinresistenz und Diabetes von einer ganz anderen Warte aus beleuchtet: Es geht um Insulinresistenz bzw. Diabetes als Folge von Entzündungen.

Professor Fernandez-Real von der Diabetes- und Ernährungsabteilung der Universitätsklinik in Girona (Spanien) und andere Verfechter dieser These gehen davon aus, dass neben Knochen- und Muskelverletzungen Bakterien, Viren und andere Parasiten, das heißt Infektionen das Problem unserer Vorfahren waren.[8] In der Tat starben selbst zu Anfang des letzten Jahrhunderts die meisten Menschen auch bei uns noch an Infektionskrankheiten. Wer damals in der Steinzeit überleben wollte, musste erst recht für eine schlagkräftige Abwehr auf diesem Gebiet sorgen.

Jede Infektion oder Verletzung aktiviert unser Immunsystem. Dieses verfolgt die Strategie, durch krasse Veränderungen der Stoffwechsellage und Anhebung der Körpertemperatur ungebetenen Eindringlingen Überlebensnachteile zu bieten bzw. ihnen direkten Schaden zuzufügen. Dazu produziert es spezielle Abwehrstoffe und sogar besondere Abwehrzellen. Unter anderem beschießen diese Abwehrzellen anrückende Feinde mit überreaktivem Sauerstoff, was Letzteren sehr schnell den Garaus bereitet. Probleme mit der Abwehr gibt es allerdings, wenn es an vollwertiger Ernährung fehlt. Mangelernährte Menschen tun sich schwer mit Infektionskrankheiten, ja nicht einmal die Wundheilung funktioniert bei ihnen richtig.

Das führt uns wieder zur Nulldiät, die unter Steinzeitbedingungen regelmäßig angesagt war. Wenn alle gleich wenig zu essen hatten, dann überlebten diejenigen am ehesten, die trotz Mangels eine kräftige Abwehr aufrechterhalten konnten. Mit der Zeit sorgte der evolutionäre Selektionsprozess dafür, dass sich ein Menschenschlag mit ungewöhnlich starken Abwehrreaktionen herausbildete, weil das unter den damaligen Verhältnissen ein klarer Überlebensvorteil war. So weit, so gut.

Seit Langem fällt auf, dass Insulinresistente neben ihren erhöhten Blutzucker- und Blutfettkonzentrationen und dem niedrigen HDL-Cholesterin ein übermäßig aktives System zur Blutgerinnung bei gleichzeitig gering ausgeprägter Neigung zur Gerinnselauflösung besitzen. Außerdem finden sich bei ihnen chronisch erhöhte Blutspiegel an typischen Abwehrkörpern, wie sie in der Akutphase nach Infektionen auftreten. Sie heißen beispielsweise Interleukin-1, Interleukin-6, Tumor-Nekrosefaktor-Alpha, C-reaktives Protein und so weiter und sind allesamt in höchst komplizierter Weise im Netzwerk des Stoffwechsels verschaltet.

Um nur einmal den Tumor-Nekrosefaktor-Alpha herauszugreifen: Von ihm weiß man inzwischen, dass er – wenn er in einer gewissen Konzentration im Körper herumschwimmt – eine Ausschüttung von Stresshormonen (Cortisol) bewirkt. Gleichzeitig verstellt er Enzyme des Fettstoffwechsels, schwächt die Insulinsignale an den Muskelzellmembranen ab und hemmt aktiv den Zuckereinstrom in die Zelle. Als Endeffekt entwickelt sich Insulinresistenz und Hyperglykämie.

Die Neigung zur Blutgerinnung, erhöhten Blutfetten und Stresshormonen und Bluthochdruck, all das sind die altbekannten Risikofaktoren, welche die Bildung von arteriosklerotischen Ablagerungen in den Blutgefäßen und damit Herz- und Hirninfarkt fördern. So ist es denkbar, dass sich in steiniger Vorzeit durch die Veranlassung, gegen Infektionen erfolgreich ankämpfen zu können, über die Abwehrstoffe eine Anlage zur Insulinresistenz herausgebildet hat. Das wäre für unsere Vorfahren in jeder Hinsicht von Vorteil gewesen – Insulinresistenz wegen der ewig knappen Kohlenhydratversorgung und eine bessere Immunabwehr sowieso. Die damalige Lebenserwartung lag schätzungsweise bei 35 Jahren. So bekamen unsere Vorfahren die Nachteile dieser biologischen Strategie gar nicht zu spüren.

Heute, bei einer Lebenserwartung von rund 80 Jahren und mit dem Einsatz lebensrettender Antibiotika, kriegen wir es im Alter mit den degenerativen Erkrankungen zu tun. Da könnten uns unsere urtümlichen Entzündungsgene den Spaß am Schlaraffenland doch etwas verderben.[9-13]

KAPITEL 11
Die Carnivore-Connection

Einer letzten Spur, die zu Insulinresistenz, Diabetes und Herz-Kreislauf-Erkrankungen führt, werden wir noch nachgehen. Sie kann besser als alle anderen erklären, wie es zur weiten Verbreitung von Insulinresistenz auf der Erde kommen konnte. Und sie ist besonders vielversprechend, weil sie alle bisher schon dargestellten Thesen mühelos integriert und vor allem die brennende Frage klären hilft, warum einzig wir weißen Europäer mit sehr viel weniger Insulinresistenz und Diabetes davongekommen sind als unsere Zeitgenossen mit nicht weißer Haut in allen Teilen der Welt.

Lassen Sie uns noch einmal kurz zurückversetzen in die Tage unserer steinzeitlichen Vorfahren. Was unterschied auf den ersten Blick deren Körper von unserem? Muskeln! Halten Sie sich doch einmal, verehrte Damen und Herren, einen durchschnittlichen deutschen Mann im besten Alter, der sein Leben am Schreibtisch oder vor dem Computer fristet, vor ihr geistiges Auge – von allen Seiten und selbstverständlich »nackich«. Was Ihnen als Erstes ins Auge fällt, ist der wohlgeformte runde Bauch. Der Hintern fällt meistens weg dank Gesäßmuskeln, die vom Sitzen eher geplättet als gestählt sind. An den Beinen sind oft noch ein paar rudimentäre Konturen von Muskulatur zu erkennen: Einiges muss man ja doch noch mit eigener Kraft bewältigen. Aber was ist mit dem Oberkörper, der Schulter-, Brust- und Rückenmuskulatur? Wie die Ärmchen doch an den fallenden Schultern heraushängen! Nicht umsonst sind Schulterposter das A und O des Schneiderhandwerks. Damit das Knochengestell nicht zusammenkracht, wird alles mit reichlich Fett ausgepolstert. Das hat sich auch bewährt, um die Knochen vor Verletzungen an der Couchtischkante zu schonen.

Wie muskulös wir einmal gewesen sein müssen, vermitteln uns Dokumentarfilme über die noch als Jäger und Sammler lebenden Stämme in Afrika oder Südamerika. Kräftige, trainierte Menschen mit deutlich sichtbaren Muskeln. Zumindest manche von uns arbeiten sich das heute in den Folterkammern der Fitnesszentren an. Was die Körper unserer Vorfahren allerdings nicht oder nur spärlich zur Verfügung hatten, war Zucker – der Lieblingstreibstoff für Muskeln!

Wenn irgend möglich, verbrennt die Muskulatur ja mit Vorliebe Glukose, weil sie damit am schnellsten und mit dem geringsten Aufwand Energie zur Verfügung hat. Bei ausreichender Ernährung sind die arbeitenden Muskeln folglich die hauptsächlichen Zuckerverbraucher. Große aktive Muskelmassen verschlingen naturgemäß mehr Glukose als kleine inaktive. Wenn man sich als Jäger und Sammler, wie unsere frühen Vorfahren, täglich auf Gedeih und Verderb um Nahrung bemühen muss, aktiviert man die Muskeln automatisch. Dabei machen diese auch gerne mit, nur verlangen sie dafür eben Zucker. Doch woher die Kohlenhydrate nehmen, aus denen bei der Verdauung Zucker entsteht? Wo waren in grauer Vorzeit das kernige Müesli, die gesunden Kartoffeln, die fit machenden Nudeln, der knackige Schokoriegel? Weit und breit nichts davon zu sehen, wie uns die Urgeschichtler versichern!

Mit dem Einzug der Eiszeiten hatte sich die Nahrung der Vormenschen und Menschen geändert. Wilde Früchte und Beeren waren wohl begehrt, aber ach so rar. Vor allem darf man nicht unser pralles, süßes Zuchtobst in die Vergangenheit versetzen. Das Steinzeitobst wird wohl etwas bescheidener ausgefallen sein, und ein Paar mickrige Wurzeln mit ein paar Gramm Stärke wird man damals auch hin und wieder gefunden haben, gelegentlich vielleicht sogar ein wenig Honig. Aber in Wildgemüsen und in Nüssen sind kaum Kohlenhydrate enthalten. Die Samen von ein paar wilden Gräsern sind ebenfalls keine Stärkebank. Ansonsten dürfte es mit Kohlenhydratquellen nicht weit her gewesen sein. Und im Übrigen gab es kleine und große Tiere an Land und im Wasser, die man mit Inbrunst verspeiste. Kein Zweifel, Kohlenhydrate, aus denen im Verdauungsprozess Zucker entstehen konnte, waren immer knapp – und zwar richtig knapp. Somit litten unsere Vorfahren offensichtlich unter einem Ungleichgewicht – viel Muskeln bei wenig Zucker. Was hingegen zeichnet uns heutzutage aus? Wenig Muskeln, aber viele Kohlenhydrate.

Wie sind die Steinzeitkollegen wohl mit ihrem Problem umgegangen? Stellen Sie sich vor: Kohlenhydrate sind Mangelware, und die gar wenigen Zuckermoleküle, welche die tägliche Nahrung anliefert, werden überwiegend für die Muskelaktionen zur Verfügung stehen. Die Reserven sind vielleicht schon durch die morgendliche Nahrungsbeschaffung verbraucht. Dann bleibt für Hirn und Fortpflanzungsorgane gar nichts mehr übrig. Das steht aber in krassem Widerspruch zum biologischen Überlebenstrieb. Da ist es sicherlich eine geschickte Reaktion, die Muskeln für Zucker dicht zu machen. Diese können ja auch noch mit Fett als Treibstoff arbeiten, wenn auch nicht ganz so effektiv. Je mehr Insulinresistenz die Muskeln entwickeln, desto mehr wird vom knappen Gut Zucker für die lebenswichtigen Organe übrig bleiben. Wer in Vorzeiten schneller insulinresistent wurde, hatte somit sicherlich eindeutige Überlebensvorteile gegenüber seinen insulinempfindlichen Artgenossen.[1-3] Dieser Zusammenhang wird heute von keinem Experten mehr ernsthaft bestritten. Die Menschen mit dieser Genentwicklung haben sich in der Evolution schließlich durchgesetzt. Sie konnten damit offenbar wunderbar leben und sich fortpflanzen, sonst wären wir heutigen Menschen ja nicht hier.

Probleme ergaben sich erst mit dem Ende der letzten Eiszeit. Damals, vor etwa 10 000 Jahren, begannen die Menschen in der Gegend von Euphrat und Tigris, die Möglichkeiten des Ackerbaus zu entdecken. Pflanzen und vor allem Getreide wurden erstmals in größerem Stil kultiviert. Mit der Zeit nahmen die Kohlenhydrate einen weiten Raum im Ernährungsplan der Menschen ein. Die Fertigkeiten im Ackerbau nahmen zu und wurden von den Hochkulturen des Nahen Ostens zunächst nach Zentraleuropa und später nach Nordeuropa ausgebreitet. Je mehr Kohlenhydrate dem menschlichen Organismus angeboten wurden, desto geringer war der Selektionsdruck für Insulinresistenz. Nun gab es reichlich Zucker für die Muskeln und die anderen Organe, sodass Insulinresistenz kein Überlebensvorteil mehr war. Die Vorherrschaft der Genkonstellation oder deren Ausprägung, welche die Insulinresistenz fördert, konnte sich so in Europa langsam auf heutiges Maß zurückbilden.

Das Problem wird offensichtlich: Wenn große Kohlenhydratmengen mit einem Mal an bislang »ursprünglich« als Jäger und Sammler lebende, insulinresistente Menschen »verfüttert« werden, wie es bei den Pima, den Aborigines und den Nauruern geschehen ist, muss die Ernährungskatastrophe einfach ihren Lauf nehmen. Wenn sie sich so ernähren, wird der Blutzucker nur zum Teil in die Muskeln geschleust und steigt folglich auf unphysiologisch hohe Konzentrationen an. In der Folge wird die Bauchspeicheldrüse zur Mehrproduktion von Insulin angeregt. Wird diese westliche Kost dauerhaft beibehalten, kann sich der Teufelskreis festsetzen. Tagein, tagaus – viele Kohlenhydrate und viel Insulin. Das verstärkt die Insulinresistenz, und es kommt zur chronischen Hyperinsulinämie. Und eines Tages kann unsere Bauchspeicheldrüse nicht mehr: Der Diabetes ist da.

Diese These, die davon ausgeht, dass sich die Menschheit mithilfe von Insulinresistenz als »normales« und »gesundes« Phänomen über Hunderttausende von Jahren an eine kohlenhydratarme, fleischbetonte Kost bestens adaptiert hatte und nun erst mit der heute üblichen Kohlenhydratmenge und -qualität Probleme bekommt, wird in der wissenschaftlichen Literatur sinnigerweise als *carnivore connection* bezeichnet. Professorin Jannette Brand-Miller von der Abteilung für Ernährung und Stoffwechsel der Universität von Sydney und Professor Stephen Colagiuri von der Stoffwechsel- und Diabetesabteilung des Prince of Wales Hospital in Sydney (Australien) haben vor allem mit Forschungsarbeiten an den Aborigines die geschilderten Zusammenhänge studiert und diese These formuliert.

TEIL II

Vorbeugung und Behandlung

KAPITEL 12
Schlanke Illusionen und sportive Utopien

Die Verdächtigen sind jetzt ins Visier genommen. Bewegungsmangel, Übergewicht, Stress, Rauchen, Schlaf- und Lichtmangel sowie Mangelernährung bei werdenden Müttern. Und über allen schweben noch nicht genau identifizierbare, clevere Genetikprogramme aus steinerner Urzeit, die uns in den modernen Zeiten in die Quere kommen. Sie alle zusammen haben die Insulinresistenz auf dem Gewissen, die Unfähigkeit des Körpers, Zucker bzw. Glukose in normaler Weise zu verarbeiten.

Doch wie kann man dem bedrohlichen Syndrom X entgehen und dem nahenden Sensenmann von der Schippe springen? Die Lösung dieses Problems wäre erstens, die Insulinsensitivität wieder zu erlangen bzw. zu verbessern, und zweitens, die begleitenden Störungen im Körper zu lindern oder ganz zu eliminieren. In den folgenden Kapiteln werden wir Stück für Stück nach entsprechenden Möglichkeiten suchen. Allen bedeutsamen Hinweisen aus den Bereichen Ernährung und Lebensstil werden wir nachgehen. Auf eine ausführliche Diskussion der verschiedenen medikamentösen Therapieformen werde ich als Nichtmediziner dabei verzichten. Unser Vorhaben gleicht einem Puzzlespiel, denn es gibt bisher erst relativ wenige Untersuchungen, die speziell auf diese Fragestellungen hin angelegt sind.

Im Spätsommer 1999 fand im schwedischen Ystad ein wissenschaftlicher Kongress unter dem Motto »Diet and the Metabolic Syndrome« statt. Die Teilnahme daran war für alle, die sich für das Thema Syndrom X interessieren, völlig unumgänglich, denn die Veranstalter hatten es wirklich geschafft, fast alle weltweit führenden Forscher auf diesem Gebiet zusammenzutrommeln. Von deutschen

Ernährungspäpsten war weit und breit – selbst im Auditorium – nichts zu sehen oder zu hören ...

Sehr schnell wurde klar, dass auch bei diesem Thema das unvermeidliche Dilemma besteht: Je mehr an neuem Detailwissen hinzukommt, desto sicherer weiß man, dass man eigentlich fast »nichts« weiß. Einig war man sich in Ystad jedenfalls, dass von all den vielen Einflussfaktoren drei entscheidend sind: Genetik, Bewegungsmangel und Übergewicht. Zu den Konsequenzen, die aus dieser Kenntnis gezogen werden müssten, gab es ebenfalls einen breiten Konsens: Da sich die Gene (noch) nicht verändern lassen, sind Bewegung und Abnehmen die wichtigsten Präventions- bzw. Therapiestrategien.

Gegen diese Position gibt es sogar theoretisch einiges einzuwenden. Denn Abnehmen allein kann, muss aber nicht automatisch die Insulinresistenz vermindern.[1] Und zweitens muss man das Ganze ja auch noch in die Praxis umsetzen. Die Forderung nach »Abnehmen« auf dem Ystader Kongress erhielt noch besonderes Gewicht durch die sichtbaren Pfunde eines nicht unbeträchtlichen Teils der Experten, die eindeutig in die Kategorie »übergewichtig« und »muskelarm« eingestuft werden mussten – es waren ja auch besonders viele US-amerikanische Forscher anwesend. Manche tonnenförmigen Gestalten konnten sich kaum mehr aus eigener Kraft auf das Podium hieven. Das änderte aber keinesfalls etwas an der allgemeinen Einschätzung, dass »Abnehmen« die »wichtigste« Maßnahme sei. Wie man erfolgreich dauerhaft abnehmen könne, hat seltsamerweise keiner der Experten auch nur zu erläutern versucht ...

Als diese Forderung auch noch am zweiten Tag die Diskussionen beherrschte, platzte wenigstens einem der Kragen: »Mit welcher Begründung bezieht man sich hier eigentlich ständig auf ›Abnehmen‹ als wichtigste therapeutische Maßnahme bei Übergewicht und Insulinresistenz? Es ist nicht zu übersehen, dass bisher alle entsprechenden Versuche kläglich gescheitert sind. Neue, erfolgversprechende Strategien sind nicht in Sicht. Vielleicht kann man sich auf ein realistischeres Ziel einigen. Ich schlage vor, dass ›Gewichtserhalt‹ bei der Behandlung von Übergewichtigen im Vordergrund stehen soll – was übrigens schon schwer genug ist – und dazu die Steigerung der körperlichen Fitness.« Das waren John Blundells Wortgeschosse – wir haben schon mehrfach von ihm gehört.

Dem habe ich, wie die Leserinnen und Leser meiner Bücher wissen, in der Tat nichts, aber auch gar nichts hinzuzufügen. Ich bin nur immer wieder verblüfft, mit welcher Selbstverständlichkeit das Thema »Abnehmen« von Ärzten, Ernährungsberaterinnen und -beratern in den Mund genommen wird. Sind das etwa Vertreter besonders »schlanker« Berufsgruppen? Liebe Leserinnen und Leser: Wenn Ihnen ein gut im Futter stehender Arzt beim nächsten Mal erklärt, Sie müssten dringend abnehmen, dann bitten Sie ihn doch, er möge Ihnen dies einmal vorexerzieren.

Das Wichtigste zu diesem Thema hier nur ganz kurz (eine vertieftere Darstellung dazu finden Sie in meinen bisherigen Büchern): Im Prinzip wirken alle Diäten nur kurzfristig. Aber die Abnahmeversuche erhöhen im Endeffekt das Risiko, in der Folge noch dicker zu werden. »Abnehmen« muss bei heutigem Wissensstand als ein Risikofaktor für Gewichtszunahme bezeichnet werden.[2-4]

Auch die hochgelobte fettarme und kohlenhydratliberale Kost funktioniert auf die Dauer nicht. Die wenigen methodisch sauberen, sogenannten randomisiert-kontrollierten Studien, die zu dieser Frage durchgeführt worden sind, belegen, dass man mit der »fettarmen Kost ohne Kalorienbeschränkung« zunächst zwar etwas abnimmt. Aber bald stagniert der Gewichtsverlust, und dann nimmt man langsam, aber kontinuierlich wieder zu. Nach zwei Jahren der Ernährungsumstellung sind durchschnittliche Abnahmeeffekte zwischen einem und zwei Kilo beobachtet worden.[5-10] Da es keine echten Langzeitstudien zu diesem Thema gibt, kann man einen längerfristigen Erfolg von »fettarm« nicht beurteilen – aber Zweifel sind mehr als angebracht.

Von den Protagonisten der kohlenhydratliberalen Fettaugenzählerei wird immer wieder eine Studie aus Dänemark als Gegenbeweis herangezogen.[11] Sie hat tatsächlich ergeben, dass Menschen, die zunächst mit einer Radikaldiät abgespeckt wurden, beim Einhalten einer kohlenhydratliberalen, fettarmen Kost langsamer wieder zunehmen als mit kalorienreduzierter Mischkost.[12] Interessanterweise gibt es von der gleichen Forschergruppe um Professor Toubro aus Kopenhagen eine neuere Studie, gemäß der für die fettarme, kalorienliberale Kost nicht der geringste Gewichtsvorteil zu finden ist. Die Probanden nahmen mit dieser Kost nach dem anfänglichen Abspecken rasant wieder zu.[13] Merkwürdigerweise hören wir vom Ernährungsklerus nichts über diese jüngere Studie ...

Jede Methode des Abnehmens ist bislang gescheitert, außer der chirurgischen, die nur bei entsprechender Indikation zu empfehlen ist. Dass das Scheitern genetisch vorprogrammiert ist, wird von den meisten Betroffenen und deren Therapeuten immer noch nicht akzeptiert. Der Körper verteidigt sein Gewicht – und zwar immer mit einer Doppelstrategie: Sobald Fettzellen deutlich entleert sind, fangen sie an, Hungersignale an das zentrale Nervensystem zu senden, um dieses zu betören. Eine kalorische Unterversorgung löst entsprechend Heißhunger aus. Dieser ist vom Schöpfer eigens zu dem Zweck erfunden worden, den Menschen zum Essen zu verführen. Je länger eine negative Energiebilanz vorherrscht und je mehr man abnimmt, desto deutlicher machen sich die Hungersignale bemerkbar. Eine Vielzahl spezieller Hormone, darunter das Insulin und das Leptin, wirkt an den Schaltstellen im zentralen Nervensystem immer aggressiver und erzeugt mittels chemischer Reaktionen eine wachsende Nahrungsgier.

Als zweite Maßnahme senkt der Körper gleichzeitig mit dem Abnehmen seinen Grundumsatz, also seinen Kalorienverbrauch, sodass man trotz krampfhaften Kaloriensparens »möglichst wenig« abnimmt. Schon bei der kleinsten Gewichtsabnahme wird der ganze Betrieb auf dieses »Ökoprogramm« umgestellt. Und dazu kommt noch, dass mit jedem Kilo geringerer Körpermasse auch immer weniger Kalorien zum Erhalt der Körperfunktionen aufgewendet werden müssen. Abnehmen wird von Tag zu Tag schwieriger.

Nur wer der Verführung »Appetit« und dem Quälgeist »Hunger« widersteht und tatsächlich weniger isst, als sein Körper verlangt und verbraucht, der wird deutlich abnehmen. Nach drei bis vier Monaten strengster Diät kann man mit zehn bis zwölf Kilo Gewichtsverlust rechnen. Dann ist normalerweise das Ende der Fahnenstange erreicht. Und danach geht es mit den lästigen Pfunden wieder bergauf – auch wenn man dies nicht will und seine Ernährung »richtig« umgestellt hat. Nun greifen die Abwehrmaßnahmen des Körpers. Sie brechen den Willen des Diätwilligen und lassen die angeblich so erfolgreiche Ernährungsumstellung scheitern.

Diese autonom geregelten Mechanismen des Körpers sind Teil des Schöpfungsplans, damit wir in Zeiten der Nahrungsknappheit möglichst wenig abnehmen und möglichst wenig lebenswichtige Körpersubstanz verlieren. Dagegen ist, entgegen häufiger bunter Anzeigen, bis heute noch »kein Kraut gewachsen« – auch nicht jenes für den Pu-Erh-Tee. Wir sind der Biologie des Körpers, seiner Überlebensstrategie, hilflos ausgeliefert. Da helfen auch die besten Vorsätze und die sinnvollsten Ernährungsumstellungen nichts.

Wenn es jemandem relativ problemlos gelingt, dauerhaft abzunehmen – und von hundert Personen sind etwa fünf bis zehn solche Kandidaten –, so ist dessen Genetik wahrscheinlich »abnorm« programmiert, sind möglicherweise die Abwehrwaffen gegen das Abnehmen entsprechend träge und stumpf. Manche Menschen können vielleicht auch dank außergewöhnlicher Bewusstseinsanstrengung und Selbstdisziplin die Appetit- und Hungersignale so weit unterdrücken, dass ihnen eine dauerhafte Minimalverpflegung erträglich wird. Schließlich unterstützt hochintensive Körperaktivität das Erzielen einer negativen Energiebilanz. Doch wie gesagt, Menschen, die tatsächlich über einen langen Zeitraum hinweg ein reduziertes Körpergewicht halten können, sind die wirkliche Ausnahme.

Und wie oben schon erwähnt: Abnehmen allein ist nach heutigen Erkenntnissen keine Garantie für eine Minderung der Insulinresistenz.[1] Um die Zellen gegenüber Insulin sensibler zu machen, müssen unter Umständen andere therapeutische Maßnahmen ergriffen werden. So können einige altbewährte Medikamente wie »Metformin« oder eine neue Wirkstoffgruppe (Thiazolidinedione) die Insulinsensitivität steigern. Von den nicht medikamentösen Methoden ist dafür das Muskeltraining, das heißt die regelmäßige körperliche Anstrengung, mit Abstand am effektivsten.

»Dann treibe ich jetzt Sport, gehe in ein Fitnessstudio. So werde ich bestimmt abnehmen«, denken Sie jetzt vielleicht. Welch wunderbare Illusion! Die ständige Hirnwäsche seitens der Fitnessbranche mag umsatzfördernd sein, es hilft den Dicken landauf, landab leider nicht. Man kann als Normalbürger leider auch mit Trim-Trab und Foltermaschinen auf die Dauer nicht abnehmen! Dutzende wissenschaftlicher Untersuchungen haben diese Unmöglichkeit immer wieder belegt.[14,15] Selbst mit einem überwachten Sportprogramm stagniert der Abnahmeerfolg nach etwa 12 bis 16 Wochen. Im Schnitt wird in dieser Zeit eine Gewichtsabnahme von etwa drei Kilo erreichbar sein. Danach steigt das Gewicht langsam wieder an.[14,16,17]

Die Erklärung für dieses Phänomen: Erstens benötigt der Körper mit jedem Gramm Gewichtsverlust ein paar Kalorien weniger für seinen Erhalt. Der sogenannte Grund- bzw. Ruheumsatz geht zurück. Dies bedeutet, dass man theoretisch mit jedem Gramm Gewichtsabnahme seine sportliche Leistung steigern oder weniger essen müsste. Zweitens führt ein regelmäßiges, anstrengendes Sportprogramm dazu, dass man sich häufigere und längere Ruhe- und Erholungsphasen gönnt. Wer aber sitzt oder liegt, verbraucht wiederum weniger Kalorien, und das gleicht den durch Sport erhöhten Energieverbrauch wieder aus. Und schließlich wird das Hungersignal umso eindringlicher, je mehr man schon abgenommen hat. Regelmäßig trainierende Menschen essen auch mehr, und es lässt sich beobachten, dass sie vor allem instinktiv mehr Fett zu sich nehmen, um ihr Energiedefizit auszugleichen. Selbst eine konsequente Kombination von Diät und Sport erweist sich im Hinblick auf das maximal mögliche Abnehmen nur als unbedeutend erfolgreicher, verglichen mit ausschließlicher Diät.[14,16]

Dies soll aber in keiner Weise ein Plädoyer gegen körperliche Aktivität sein. Nein, im Gegenteil! Anstrengende Bewegungsaktivität ist die wichtigste Maßnahme, um nicht wieder bzw. nicht weiter zuzunehmen.[15] Denn um eine an den Energieverbrauch angepasste Kalorienzufuhr autonom regeln zu können muss ein Mindestmaß an körperlichen Aktivität erreicht werden. Ist sie unzureichend, wird die Essenskontrolle weniger von inneren Signalen des Hunger- und Sättigungszentrums beeinflusst als verstärkt über äußere Signale und Einflüsse wie Emotionen, Uhrzeit, Status, Langeweile und so weiter. Diese Mindestschwelle liegt für einen Durchschnittsmenschen bei etwa elf Kilokalorien pro Kilo Körpergewicht – zusätzlich zum Ruheumsatz.[18,19]

Außerdem werden mit Sport Muskeln aufgebaut. Regelmäßige Bewegung ist entsprechend auch das Wichtigste, um dem Syndrom X vorzubeugen bzw. es zu therapieren. Erstens wird damit das Ziel, eine weitere Gewichtszunahme zu verhindern, eher erreicht. Und zweitens hilft jede Art von Muskelbetätigung, den Zucker- und Fettstoffwechsel gesund zu erhalten und auch bereits vorherrschende Insulinresistenz zu bekämpfen. Durch Training wird die Fettsäurenzusammensetzung der Zelle und der Membran günstig verändert.[20,21] Dadurch kann die Insulinresistenz gemindert und die Glukoseaufnahme erhöht werden. Auch die durch Training vergrößerte Muskelmasse und die verbesserte Durchblutung bewirken einiges. Schließlich erhalten die Muskelzellen durch Training eine verbesserte Ausstattung mit Insulinrezeptoren und Proteinen für den Glukosetransport.[22] Nicht zuletzt bewirkt Bewegung vor dem Essen, dass die Fette aus der nachfolgenden Mahlzeit verstärkt in die Muskelzellen geschleust werden. Damit kann man der postprandialen Blutfetterhöhung entgegenwirken und erleichtert über eine sofortige gesteigerte Fettverbrennung das Beibehalten einer ausgeglichenen Energiebilanz.[23,24]

Übrigens ist einseitiges Ausdauertraining – nur Joggen oder Radeln – nicht optimal. Beim Syndrom X geht es nicht nur darum, Herz und Kreislauf zu trainieren. Primär entscheidend ist vielmehr, die Resistenz der Muskelzellen zu lindern. Und dazu ist es notwendig, möglichst alle großen Muskeln regelmäßig zu aktivieren.

Das heißt: Auch Krafttraining ist notwendig. Am sinnvollsten wäre wohl eine Kombination aus beiden – das eine Mal Ausdauer, ein anderes Mal Kraft- bzw. Intervalltraining.[25]

Wenn hier ständig von Training die Rede ist, soll das nicht heißen, dass man zum Leistungssportler werden solle. Körperliche Betätigung muss gar nicht außerordentlich anstrengend sein. Moderate Belastungen des täglichen Lebens helfen auch, die Insulinempfindlichkeit der Zellen zu erhöhen.[26] Denn jede Art von Muskelaktivität ist Training, auch Treppensteigen, Bierkästen schleppen, den Garten umgraben und die Wohnung reinigen. Im Prinzip gilt jedenfalls: Je mehr man seine Muskeln belastet, desto wahrscheinlicher kann man die gefürchtete Insulinresistenz und all ihre Folgen fernhalten. Außerdem hilft Bewegung, Stresshormone und damit den Ärger des Tages abzubauen. Und sie hellt durch Anhebung des »Gute-Laune-Hormons« Serotonin das seelische Befinden auf.

So lautet denn die wichtige und frohe Nachricht für alle Übergewichtigen und Schlanken, die sich keine Insulinresistenz einhandeln wollen: Jede Art der körperlichen Aktivität, auch moderates Spazieren gehen und im Haus arbeiten, hat einen geradezu dramatischen Schutzeffekt. Man senkt damit nicht nur die Risikofaktoren für das Syndrom X, man erkrankt nachweislich – auch trotz Übergewicht – sehr viel seltener an Diabetes.[27] Das Risiko ist je nach Studie um 20 bis 60 Prozent reduziert. Viele Studien zeigen dabei einen Dosiseffekt auf: Je mehr Bewegung, desto niedriger das Risiko.[28-33]

Auch die Sterblichkeit in Bezug auf Herz-Kreislauf-Erkrankungen geht zurück, unabhängig davon, ob jemand übergewichtig ist oder nicht.[34-39] Und sogar das Risiko für Brust- und Darmkrebs wird mit Aktivitätssteigerung in Arbeit und Freizeit zurückgedrängt.[40-44] Schließlich wird natürlich die Gesamtsterblichkeit insgesamt gesenkt – das fängt bei moderater Bewegung an, wirkt stärker bei echten sportlichen Betätigungen und macht sich vor allem auch dann bemerkbar, wenn man regelmäßig mit dem Fahrrad statt dem Auto zur Arbeit braust.[45]

Wie mehrfach erwähnt – das alles ist unabhängig von Übergewicht erreichbar. Man muss als Dicker nicht noch weitere vergebliche Abnahmeversuche starten. Ja, die wissenschaftlichen Studien belegen sogar, dass bei Übergewichtigen der Schutzeffekt durch Bewegung größer ist als bei Schlanken. Es gilt allgemein das Motto: Fitte Dicke haben ein niedrigeres Sterblichkeitsrisiko als schlappe Schlanke!

Das ganze euphorische Ausmahlen der Überlebenschancen hat jedoch einen menschlichen Haken. Der Geist ist willig, das Fleisch jedoch schwach. Viel reden oder schreiben hilft leider nicht. Man muss die Ratschläge auch in die Praxis umsetzen. Nachdem die »Arbeit« und der Haushalt uns industrialisierten Menschen keine Anstrengungen mehr abnötigen, bleibt für das Muskeltraining nur noch die Freizeit. Hier beherrschen aber die Passivangebote die Szene: hinfahren, hinsetzen und mitfiebern, zuschauen, wie andere sensationelle Leistungen vollbringen ... Ich habe mir sagen lassen, dass Aktivangebote wie die Fitnessstudios massenweise Eintagsfliegen einfangen. Einmal »schnuppern«, den Jahresvertrag in der Tasche, aber nie mehr gesehen. So schnell zerplatzen Seifenblasen an Eisenstangen. Man darf bezweifeln, ob Folterwerkzeuge der richtige Weg aus dem Dilemma sind ...

KAPITEL 13

Süße Früchte gegen Zucker

Man kann es drehen und wenden, wie man will – der Ausgangspunkt für das Syndrom X ist die gestörte Verarbeitung von Kohlenhydraten im Körper. Das hat Forscher in aller Welt animiert zu überprüfen, ob sich die Situation durch eine »Ernährungsumstellung« verbessern lässt. Wenn man mit bestimmten Kohlenhydratquellen günstigere Wirkungen erzielen könnte, ließe sich ja möglicherweise einerseits dem Syndrom X vorbeugen und andererseits möglicherweise eine bereits herrschende Insulinresistenz und die damit verbundenen gefürchteten Zuckerstoffwechselstörungen mindern oder gar ganz ausräumen – wahrlich gesundheitsrelevante Fragen, wenn man sich der Brisanz unserer »Wohlstandsfalle« entsinnt.

Um die Hintergründe besser ausleuchten zu können, müssen wir noch einmal einige grundsätzliche Zusammenhänge verdeutlichen: Das Grundgerüst aller Kohlenhydrate in der Nahrung sind sogenannte Einfachzucker (Monosaccharide). Das sind die Glukose (Traubenzucker), die Fruktose (Fruchtzucker) und die Galaktose (Gallzucker). Diese Bausteine können sich zu kurzen oder auch sehr langen Ketten untereinander oder miteinander verknüpfen. Je nachdem erhält man verschiedene Zweifach-, Mehrfach- oder Vielfachzucker. Was wir normalerweise als »Zucker« in den Kaffee geben, ist die kristalline Form eines solchen Zweifachzuckers. Dieser banale Haushaltszucker trägt die fachmännische Bezeichnung Saccharose, ein Disaccharid mit einem Teil Glukose und einem Teil Fruktose. Ein weiteres bekanntes Disaccharid ist der Milchzucker, der aus einem Teil Glukose und einem Teil Galaktose besteht.

Die Vielfachzucker, die sogenannten Polysaccharide, sind aus Hunderten oder Tausenden von Einzelzuckern verknüpft. Man nennt sie deshalb auch »komplexe

Kohlenhydrate«. Am bekanntesten hiervon ist die Stärke. Sie besteht aus lauter Glukoseeinheiten. Auch die tierische und menschliche Kohlenhydratreserve in Muskel und Leber, das Glykogen, besteht nur aus Glukoseeinheiten. In verschiedenen Obst- und Gemüsesorten findet man auch noch ein Reihe anderer Polysaccharide und sogar eines, das nur aus lauter Fruktoseeinheiten besteht: das sogenannte Inulin. Nach dem Essen müssen die komplexen Kohlenhydrate von den Verdauungsenzymen so lange zerkleinert werden, bis ihre Einzelbausteine, die Einfachzucker, übrig bleiben. Da wird verständlich, dass reine Glukose, das heißt reiner Traubenzucker, der ja schon in der »zellgerechten« Form vorliegt, am schnellsten in die Blutbahn aufgenommen wird. Glukose erhöht folglich den Blutzuckerspiegel schnell und stark und bewirkt entsprechend eine schnelle und starke Insulinreaktion. Mit Fruktose und Galaktose hingegen können unsere Muskel- und Nervenzellen grundsätzlich nichts anfangen. Deswegen fischt sie die Leber erst einmal aus der Blutbahn und baut sie mit der Zeit zu Glukose um.

Stellen Sie sich vor, Sie würden statt 100 Gramm reinen Haushaltszucker hundert 100 reinen Traubenzucker konsumieren. Welche Zuckerart führt zum schwächeren Blutzucker- und Insulinanstieg? Der Haushaltszucker natürlich, denn er besteht ja zur Hälfte aus Fruktose, die erst einmal in der Leber bearbeitet werden muss. Ähnliches gilt für Milchzucker.

Und wie steht es mit der Stärke aus Getreideprodukten und Kartoffeln? Sie besteht, wie erwähnt, nur aus Glukosemolekülen. Ihre Aufspaltung beginnt schon im Mund. Deshalb schmeckt Brot nach längerem Kauen süß. Im Dünndarm wird rasch auch noch der Rest der Stärke in Glukose gespalten, sodass es ebenfalls zu einem schnellen und starken Anstieg im Blutzucker und einer entsprechenden Insulinausschüttung kommt. Das bedeutet, dass das komplexe Kohlenhydrat »Stärke« eine fast ebenso starke Blutzuckerreaktion wie reiner Traubenzucker bewirkt. So wird auch verständlich, warum Haushaltszucker (Saccharose) mit seinem Fruktoseanteil eine schwächere Blutzuckerreaktion als das komplexe Kohlenhydrat Stärke auslöst. Selbst süße Früchte haben eine schwächere Blutzuckerreaktion als Stärke oder sehr stärkereiche Nahrungsmittel wie Weißbrot oder Kartoffeln zur Folge. Denn der »Zucker« im Obst ist immer eine Mischung aus Glukose, Fruktose und Saccharose.

Die durchschnittliche Blutzuckerreaktion auf die wichtigsten Nahrungsmittel ist inzwischen genau gemessen worden. Man hat sich ein System ausgedacht, wie dies für den Verbraucher verständlich dargestellt werden kann. Das ist der sogenannte Glykämische Index (GI) von Nahrungsmitteln. Ausgangspunkt für seine Definition ist die Höhe und Dauer des Blutzuckeranstiegs, der durch 50 Gramm reine Glukose ausgelöst wird. Damit kann man die Blutzuckerreaktion aller anderen Nahrungsmittel vergleichen, vorausgesetzt, man führt jeweils eine solche Menge davon zu, dass wiederum 50 Gramm Kohlenhydrate darin enthalten sind.

Je höher und dauerhafter der Blutzuckeranstieg, desto höher ist auch der GI. Als Bezugsgröße nimmt man reine Glukose und vergibt den Wert 100. Die Blutzuckerreaktion des jeweiligen Nahrungsmittels wird mit der Reaktion auf Glukose verglichen. Ein GI von über 70 gilt als »hoch«, zwischen 55 und 70 als »mittel« und unter 55 als »niedrig«.[1] Als insulinresistenter Mensch sollte man natürlich einen möglichst niedrigen GI anstreben.

Einige Beispiele: Der GI für gebackene Kartoffeln liegt bei 93, für Pommes frites aber nur bei 75. Für Kellog's Cornflakes liegt er bei 84, für Streuzucker aber nur bei 65, für Weißbrot bei 70, für Roggen-Sauerteigbrot aber bei 52, für getrocknete Aprikosen bei 31, aber für getrocknete Datteln bei 103, also höher als bei Glukose. Pflaumen liegen bei 40, Äpfel und Birnen zwischen 30 und 40 und die Kirschen bei 20 bis 25. Die meisten Gemüse, mit Ausnahme der Wurzelgemüse, enthalten so wenig Kohlenhydrate, dass es sich gar nicht lohnt, über ihren GI nachzudenken. Die großen Ausnahmen sind dagegen die verschiedenen Nudelsorten. Obwohl aus stärkereichem Getreide hergestellt, liegen ihre GI-Werte, vor allem als Hartweizengrießprodukte, sehr niedrig – meist zwischen 30 und 50!

Die auf den ersten Blick unverständlichen Diskrepanzen bei so ähnlichen Produkten erklären sich nicht nur mit einem unterschiedlichem Zucker- bzw. Kohlenhydratgehalt. Der Glykämische Index von Nahrungsmitteln wird darüber hinaus noch von vielen anderen Einflüssen bestimmt, etwa vom Quellzustand der Stärke, von der Art der physikalischen Einbindung der Stärke, vom Ballaststoffgehalt, vom Zucker-, Fett- und Säuregehalt.[1] So hat Brot, das mit einem fein gemahlenen Vollkornmehl gebacken wurde, einen wesentlich höheren GI als ein Vollkornbrot, das aus ganz grobem Schrot oder mit noch weitgehend intakten Körnern hergestellt wurde. Den günstigsten GI liefert ein Brot, das aus grobem Korn mit natursaurer Teigführung besteht. Als Münchner kann ich da nur sagen: Der »Hofpfisterei« sei Dank!

Zwei Arten der Stärke kommen in Pflanzen vor: die sogenannte Amylose und Amylopektin. Letztere bildet eine stark verzweigte Glukosekette, die an den Verknüpfungspunkten leicht zu knacken ist und deshalb schneller im Verdauungstrakt abgebaut wird. Die Weizenstärke wäre dafür typisch. Die Amylose hingegen ist eine gerade, viel stabilere Kette, die langsam gespalten wird und einen niedrigeren GI ergibt. Manche Reissorten sind reich an Amylose, wie der amerikanische Langkorn- oder Basmatireis, aber auch die Stärke in Hülsenfrüchten.

Es macht natürlich Sinn, neben dem GI auch die Insulinreaktion auf die verschiedenen Nahrungsmittel zu beachten. Erstens sind andauernd überhöhte Insulinspiegel bei Menschen mit Syndrom X unerwünscht, da damit unter anderem eine Arteriosklerose fördernde Veränderung der Blutfette bewirkt wird.[2] Es sei hier ausdrücklich erwähnt, dass diese »Bedenken« gegen Insulin natürlich nicht für insulinpflichtige Diabetiker gelten, die ihre angepasste Dosis Insulin zum Überleben benötigen! Da die Produktionskapazität der Bauchspeicheldrüse für Insulin bei vielen Menschen – vor allem bei Übergewichtigen mit Insulinresistenz – im Lauf des Lebens versiegt, müssten Nahrungsmittel, die ständig eine hohe Insulinausschüttung provozieren, eigentlich zumindest für diese Menschen ein Diabetesrisiko darstellen. Tatsächlich bewirken stärkereiche Nahrungsmittel mit hohem GI, wie Brot und Kartoffeln, einen höheren und längeren Insulinausstoß als solche mit niedrigem GI wie Äpfel, Birnen oder Aprikosen.[3] Ob das ohne ernsthafte Konsequenzen bleibt?

Obst und Gemüse enthalten gewisse Mengen von ganz besonderen Vielfachzuckern, die nicht oder besser gesagt nur zum Teil verdaulich sind. Das ist die resistente Stärke, die sich der Spaltung im Dünndarm entzieht und bis in den Dickdarm gelangt. Wie man heute weiß, spielen sie dort für die Darmflora eine wichtige Rolle. Diese Stärke zählt man konsequenterweise auch zu den sogenannten Ballaststoffen.

Im Mittel finden sich in 100 Gramm Obst und Gemüse zwei bis vier Gramm Ballaststoffe. Die mengenmäßig wichtigsten sind Zellulose, Hemizellulose, Pektin und Lignin. Letztgenannter Stoff ist wasserlöslich und bewirkt in Magen und Darm eine viskose Konsistenz des Nahrungsbreis. Damit wird die Passagezeit verlangsamt, und in der Nahrung enthaltener Zucker und Stärke können nicht so schnell aufgespalten werden. Damit verzögern sie die Blutzuckerreaktion. Obst ist die wichtigste Quelle für Pektin.[1]

In Gemüsen finden sich relativ hohe Mengen an löslichen Polysacchariden, die sogar einen direkten Einfluss auf die Blutzuckerkontrolle besitzen. Dazu gehören die sogenannten Pflanzengummis und das Inulin. Diese Stoffe können bei genügend hoher Dosierung den Blutzuckerspiegel nach einer Mahlzeit, aber auch im ganzen Tagesprofil senken und bewirken entsprechend einen tieferen Insulinspiegel.[4-6]

Allerdings ist die Insulinreaktion auf die verschiedenen Nahrungsmittel nicht nur von der Art und Menge der enthaltenen Kohlenhydrate abhängig, sondern auch noch von anderen Bedingungen wie der weiteren Nahrungsmittelzusammensetzung und dem Milieu im Verdauungstrakt. Wenn kohlenhydratreiche Lebensmittel auch noch reichlich Fett und Eiweiß enthalten, hat dies einen deutlichen Einfluss: Mit steigendem Fett- und Eiweißanteil nimmt auch die Insulinreaktion zu. So bewirken verschiedene sehr zucker-, fett- und eiweißreiche Nahrungsmittel sehr hohe Insulinreaktionen.

Die allseits beliebten Vollkorn-Frühstückscerealien haben – überraschend vielleicht – besonders niedrige Insulinwerte zur Folge. Dann kommen proteinreiche Nahrungsmittel und Früchte. Höhere Insulinspiegel findet man dann bei unseren alltäglichen kohlenhydratreichen Grundnahrungsmitteln wie Brot, Kartoffeln und Reis, noch höher bei feinen Backwaren und die höchsten bei süßen Snacks. Ein überaus beliebter »Riegel« und ein sehr populäres, sehr buntes »Konfekt« liefern die höchsten bislang gemessenen Insulinreaktionen. Die Namen dieser schnuckeligen Produkte erspare ich mir an dieser Stelle, um die Rechtsanwälte dieser Multis nicht unnötig aufzuschrecken. Der Leser kann die Textquelle selbst verfolgen.[3] Aus ihr geht übrigens auch hervor, dass offenbar manche dieser – gestatten Sie die persönliche Einschätzung – kommerziell hergestellten, grässlich schmeckenden, gesüßten, gefärbten, aromatisierten und doch so beliebten Fruchtjoghurts auch ziemliche »Hämmer« sind.

Die niedrigsten Blutzucker- und Insulinreaktionen findet man übrigens bei Nüssen, Eiern, Käse und Fleisch sowie bei einem speziell gefertigten Ballaststoff-Frühstücksmüesli – »All-Bran« von Kellog's.[3] (Ich kann und bekomme wirklich nichts dafür!) Nüsse, Eier, Käse und Fleisch – diese fettreichen, von Ernährungspäpsten stigmatisierten »Herzkiller« – ob sie möglicherweise bei Millionen von Menschen mit Syndrom X zu einem längeren, gesünderen Leben beitragen? Auf der einen Seite finden wir die ewige Verteufelung von Zucker, auf der anderen die andächtige Beweihräucherung von komplexen Kohlenhydraten wie Stärke bzw. stärkereichen Nahrungsmitteln – vielleicht findet diese Liturgie bald einmal ein beschämtes Ende. Doch ich fürchte, im Glauben tief vereint hat der größte Quatsch die längste Halbwertszeit.

Mit den GI-Werten der einzelnen Nahrungsmittel lässt sich auch der GI einer ganzen Mahlzeit berechnen und dazu auch die sogenannte Glykämische Last (GL). Diese gibt Ihnen, werte Leserinnen und Leser, im Endeffekt erst an, wie stark Ihr Blut mit Ihrer individuellen Kost mit Zucker belastet ist: Eine große Menge von einem Lebensmittel mit hohem Glykämischem Index ergibt natürlich eine höhere »Zuckerbelastung«. Umgekehrt bewirkt ein Nahrungsmittel mit niedrigem GI und in kleineren Portionen eine niedrigere Belastung. Im LOGI-Guide (erschienen im systemed-Verlag) finden Sie eine ausführliche Liste mit Angaben zum Glykämischen Index und zur Glykämischen Last von 500 Lebensmitteln.

Tatsächlich schlägt sich die Auswahl der Kohlenhydratquellen in messbar unterschiedlichen Tagesprofilen nieder. Wenn Sie Kartoffeln, Reis und die üblichen stärkereichen Brot- und Backwaren tagsüber als Beilagen und Zwischenmahlzeiten auswählen, werden Ihre Blutzucker- und Insulinwerte den ganzen Tag über höher sein, als wenn Sie die gleiche Menge Kohlenhydrate aus Obst, Gemüse und Vollkornprodukten beziehen. Das gilt für Schlanke, Übergewichtige und vor allem für Insulinresistente bzw. Typ-2-Diabetiker.[7–10] Sogar ein Frühstück mit niedrigem GI bzw. GL bewirkt, dass die nachfolgende Mittagsmahlzeit, die eigentlich eine hohe GL hat, niedrigere Blutzucker- und Insulinwerte ergibt.[11] Dies wird als *second meal effect* bezeichnet.

So weit, so gut. Aber kann man denn mit einer Kost, die auf einen niedrigen GI bzw. auf eine niedrige GL zugeschnitten ist, die Insulinsensitivität bei gefährdeten Menschen verbessern? Diese Frage ist eindeutig mit »Ja« zu beantworten.[12] Ist dies denn auch von präventiver oder therapeutischer Bedeutung? Können Menschen damit tatsächlich länger gesünder leben? Wenn auch noch keine Studien zur Erkrankungsrate oder Sterblichkeit vorliegen, so weisen die Studien zum Einfluss auf die Gesundheit doch klar auf wesentlich geminderte Risikofaktoren hin. Welches Potenzial in einer entsprechenden Ernährungsumstellung liegen könnte, mag Folgendes verdeutlichen: Zwei große und sorgfältigst ausgewertete Langzeitbeobachtungsstudien haben ein signifikant erhöhtes Diabetesrisiko bei langjähriger Bevorzugung von Nahrungsmitteln mit hohem GI belegt.[13,14] Und Anfang Juni 2000 erschien die berühmte Nurses Study mit dem Ergebnis, dass ein direkter Zusammenhang zwischen der Glykämischen Last und dem Herzinfarktrisiko herrscht, was bei Übergewichtigen besonders krass ausfiel.[15]

Will man die Relevanz des GI und der GL nach klinischen Kriterien beurteilen, muss die Konzentration an verzuckerten Eiweißkörpern im Blut, dem Hämoglobin (HbA1c) oder dem sogenannten Fructosamin, beachtet werden. Diese Größen geben ziemlich verlässlich darüber Auskunft, ob die Blutzuckerkontrolle in den vergangenen Wochen und Monaten in Ordnung oder gestört war. Leider fehlen bisher entsprechend kontrollierte Langzeitstudien zum Einfluss einer Ernährungsmodifikation. Die meisten bislang durchgeführten Studien sind bedauerlicherweise von nicht allzu langer Dauer gewesen. Schon seit Langem hatte man signifikante Ergebnisse erzielen können.[9,16,17] Bei anderen war ein deutlicher Trend, aber kein signifikanter Erfolg zu erkennen.[18–21] Manche Untersuchungen erbrachten auch gar kein diesbezügliches Resultat.[22–24] Aber eine Metaanalyse aller Studien belegt insgesamt doch den zu erwartenden Einfluss.[12]

Im Moment ist noch nicht zu erkennen, ob eine niedrige GL für die Vorbeugung des Syndrom X und Diabetes viel effektiver wirkt als für deren Behandlung. Diese Frage ist noch viel zu wenig erforscht worden, und deswegen streiten sich die Experten darüber nach wie vor erbittert.[25,26]

Das Bild wird durch eine neue Auswertung der Ernährungsgewohnheiten von Briten ergänzt. Diese ergab, dass ein ganzjährig hoher Konsum von Salaten und Gemüsen, unter Einbezug aller möglichen Einflüsse wie Alter, Gewicht und Rauchen, das Diabetesrisiko um 71 Prozent senkt im Vergleich zu nur gelegentlichem Salatkonsum.[27]

Wenig zu streiten gibt es zu der Frage, ob Obst und Gemüse eine gesundheitliche Bedeutung haben. Jedes Kind weiß, dass diese Lebensmittel große Mengen an Vitaminen und Mineralstoffen bzw. Spurenelementen enthalten und deshalb »gesund« sind. Sie stellen unter anderem die wichtigsten Lieferanten von Kalium und Magnesium dar. Beide Mineralstoffe haben eine blutdrucksenkende Wirkung. Beim Syndrom X sind ja schließlich auch die verschiedenen »Nebengeräusche«, wie Bluthochdruck und Fettstoffwechselstörungen, dringend zu beachten und gegebenenfalls zu behandeln.

Heute ist die »salzarme Kost« zur Behandlung von Bluthochdruck umstrittener denn je, da sie den meisten nicht nur nichts nützt, sondern überdies auch noch grässlich schmeckt. Allerdings findet man bei Insulinresistenten eine besondere Häufung von salzempfindlichen Menschen.[28] Bei ihnen wäre salzarm wohl am sinnvollsten. Inzwischen hat man aber den Wert einer an Obst und Gemüse bzw. an Kalium und Magnesium reichen Kost für die Prävention und Therapie von Bluthochdruck erkannt.[29,30] Dass damit dem Hirnschlag bzw. Schlaganfall, einer der direkten dramatischen Folgen, vorgebeugt werden kann, haben epidemiologische Studien nahegelegt.[31,32]

So ergibt die neueste Auswertung von zwei amerikanischen Langzeitbeobachtungsstudien an über 100 000 Probanden pro täglich mehr verzehrter Portion Obst und Gemüse eine Senkung des Schlaganfallrisikos um sechs Prozent. Am stärksten waren die Zusammenhänge bei Kohl und grünem Blattgemüse mit Risikosenkungen um 20 bis 30 Prozent je Portion. Übrigens blieb bei Kartoffeln und Hülsenfrüchten diese Wirkung aus.[33]

Nebenbei haben Obst und Gemüse bzw. ihre Ballaststoffe einen ausgeprägten cholesterinsenkenden Effekt. Primär wird das LDL gesenkt, das HDL aber nicht, sodass sich der Quotient von LDL zu HDL verbessert.[34–36] Eine Kost mit niedrigem GI hat sogar eher einen HDL-steigernden Effekt.[24,37,38] Am günstigsten auf die Blutfettkonstellation aber wirkt eine Kombination aus hoher Ballaststoff- und hoher Fettzufuhr, bei überwiegend einfach ungesättigten Fettsäuren.[39] Diese »Positivliste« für Obst und Gemüse ließe sich fast beliebig verlängern. Immer mehr Wirkstoffe und Wirkmechanismen werden gefunden, die biologisch plausibel erklären, warum sie eine gesunde Körperfunktion ermöglichen bzw. uns vor Krankheiten schützen. So helfen uns Obst und Gemüse auch, Entgiftungsenzyme in der Leber zu aktivieren, das Immunsystem anzukurbeln, eine Gerinnungsneigung des Bluts zu verhindern, die Gene zur Bildung von verschiedenen Hormonen »anzuknipsen« sowie – last, but not least – Bakterien und Viren um die Ecke zu bringen.[30]

Gemüse enthalten übrigens im Schnitt mehr von diesen Wunderstoffen, die als sekundäre Pflanzenstoffe bezeichnet werden, als Früchte. Im Englischen ist der Ausdruck *phytochemicals*, also »Pflanzenchemikalien«, gebräuchlich. Das mögen die Verbraucher in Teutonien nicht so gern hören, denn dort zieht man es vor zu glauben, Pflanzen seien »chemiefrei«. Wo »Natur« aufgedruckt steht, kann ja schließlich keine Chemie drin sein, meint der Großteil der Verbraucher. Haben Sie, liebe Leserin, lieber Leser, schon einmal einen natürlich-organisch gewachsenen, garantiert ungespritzten, selbst gepflückten Knollenblätterpilz verzehrt – ganz »Natur pur«?

Bei dieser überwältigenden Liste an Vorzügen wundert es einen nicht, wenn die epidemiologischen und sogar einige klinische Studien weitgehend übereinstimmend eine Senkung des Risikos für Herz-Kreislauf-Erkrankungen bei hohem

Obst- und Gemüsekonsum ergeben haben. Um 15 bis 20 Prozent Risikosenkung kann man möglicherweise erreichen, wenn man täglich eine große Menge davon isst.[40-44]

In Bezug auf Krebssterblichkeit insgesamt kann man entgegen weitverbreiteter Meinung keinen präventiven Effekt einer hohen Zufuhr von Obst und Gemüse auffinden – wenn man sich auf die wirklich aussagefähigen Studien bezieht. Allein bei Krebsformen des Verdauungstrakts weist eine hohe Obst- und Gemüsezufuhr im Vergleich zu niedrigem Konsum eine signifikante Senkung des Risikos aus. Das ist das Ergebnis einer Metaanalyse, die nach strengsten Kriterien von der Abteilung für klinische Ernährung an der Universität Göteborg durchgeführt und auf dem achten Europäischen Ernährungskongress (vom 17. bis zum 19. Juni 1999 in Lillehammer) von Professor Björn Isaksson vorgestellt wurde – zum Unmut der versammelten Gemeinde. Wer vom Glauben ablenkende Erkenntnisse präsentiert, muss mit Störmanövern und Gegenwehr rechnen ...

Jedenfalls empfehlen Ernährungspäpste in aller Welt 600 bis 800 Gramm Gemüse und Obst für den täglichen Verzehr. Sie scheinen damit für einmal recht zu haben! Kein Einwand meinerseits! »Five a day«, sagen die Amerikaner seit Mitte der 1980er-Jahre zu dieser Ernährungsregel: fünf Mal täglich Obst und Gemüse! Ende der 1990er-Jahre hat sich die Deutsche Gesellschaft für Ernährung dies nun auch ganz bewusst auf die Fahne geschrieben. Mit einer bundesweiten Kampagne will man einen effektiven Beitrag dazu leistet, um uns Deutsche von Gemüsemuffeln zu Gemüsefans umzupolen! Ausgezeichnet – jetzt muss man in deutschen Landen nur noch lernen, wie man Obst und Gemüse so produziert und zubereitet, dass sie dann auch so schmecken wie in Griechenland oder in der Provence. Es gibt übrigens einen Ökotrophologen in Deutschland, der bereits Mitte der 1980er-Jahre diese amerikanische Gesundheitsregel aufgegriffen und »five a day« in all seinen Publikationen zum Thema »Ernährung und Gesundheit« immer wieder angepriesen hat. Doch weil er gleichzeitig keinen triftigen Grund fand und immer noch nicht findet, gegen den herkömmlichen Fleischkonsum zu polemisieren, wie es politisch korrekt wäre, sondern ganz im Gegenteil Fleisch als einen der wertvollen Bestandteile einer gemischten Kost bezeichnet, wurde und wird er bis heute als »Fleischlobbyist« abgestempelt – und nicht etwa als »Obst- und Gemüselobbyist«.

KAPITEL 14
Viel Korn oder Vollkorn?

Unsere geliebten Mehlspeisen, Pizza und Pasta – alles Gesundheitsrisiken? Fühlen Sie sich nun etwas verunsichert, geschätzter Leser, geschätzte Leserin? Seien Sie versichert, mir erging es genauso, als ich diese Studien in der Hand hielt (siehe Kapitel 3). Das kommt allzu überraschend, denn man hört nichts darüber in den Medien. Was nicht sein darf, soll nicht sein ... Beten wir in Zukunft vielleicht: »Unser täglich Brot gib uns heute lieber nicht«? Und die Kartoffeln – welche kulturelle Katastrophe! Der Deutschen liebstes Gut und wichtigste Lebensgrundlage soll lebensbedrohend sein? Sind wir Verbraucher nicht jahrzehntelang von Ernährungsexperten gedrillt worden, Getreideprodukte und Kartoffeln hätten den Hauptteil der Speisen auszumachen und Fleisch die eigentliche Beilage?

Das kann ja heiter werden, sind doch Getreideprodukte inzwischen weltweit zum wichtigsten Nahrungsfaktor vorgerückt: Sie liefern rund 60 Prozent der auf der Welt konsumierten Kalorien! Andererseits sind sie für viele Menschen die Rettung vor Hunger und Mangelernährung. Denn Getreide enthält neben Stärke und Kalorien eine Vielzahl an physiologisch wirksamen Substanzen: Eiweiß, Vitamine, Mineralstoffe und Spurenelemente. Und natürlich enthält Getreide auch relativ viel Fett, vor allem von den ungesättigten Fettsäuren vom Omega-6-Typ, die ja so gesund sein sollen.

Neben diesen »nutritiven« Bestandteilen finden sich in Getreide auch »nichtnutritive« Elemente wie die Ballaststoffe und die anderen sekundären Pflanzeninhaltsstoffe. Diese haben keinen eigentlichen Nährwert, besitzen aber für das Funktionieren des Körpers – wie wir im letzten Kapitel gesehen haben – als antimutagene, anticancerogene, antimikrobielle, antioxidative, antithrombotische, immunmodulierende, entzündungshemmende, Cholesterin senkende, Blutdruck und Blutzucker regulierende sowie verdauungsfördernde Substanzen eine erhebliche Bedeutung.[1]

Allerdings sind diese Stoffe vor allem im vollen Korn enthalten. Getreideprodukte, die das ganze Korn verarbeiten, sind deshalb reich davon. Die raffinierten dagegen, die überwiegend aus Auszugsmehl bestehen, sind vor allem reich an Stärke. Andere wichtige Stoffe muss man geradezu mit der Lupe darin suchen. Das hat augenscheinlich Einfluss auf so manche Reaktion im Körper: Die Blutzucker- und Insulinreaktion ist, wie wir gesehen haben, bei Vollkornprodukten viel günstiger als bei jenen aus Weißmehl. Und so macht es Sinn, genauer zu überprüfen, ob sich diese Unterschiede in gesundheitlichen Effekten niederschlagen.

Der mengenmäßig größte Unterschied zwischen raffiniertem Mehl und Vollkornschrot ist der Ballaststoffgehalt. Vollkornprodukte sind tatsächlich die bedeutendsten Ballaststofflieferanten in der heutigen Ernährung. Je stärker die Verarbeitung ist, desto weniger sind aber darin enthalten. Übrigens bedeutet ein »hoher Ausmahlungsgrad« nicht starke, sondern geringe Bearbeitung. Das »hoch« bezieht sich auf die Menge der im Mehl verbliebenen Mineralstoffe. Entsprechend hoch ist dann auch die Typennummer: In 100 Gramm Mehl vom Typ 405 befinden sich nur 405 Milligramm Mineralstoffe, beim Typ 1050 entsprechend 1050 Milligramm.

Von allen sekundären Inhaltsstoffen ist der gesundheitliche Effekt der Ballaststoffe mit Abstand am ausführlichsten untersucht worden. In der Beurteilung aber gab es so manches Auf und Ab: Früher galten Ballaststoffe als der Schutz gegen Darmkrebs schlechthin. Zahlreiche Bevölkerungsvergleiche und eine Reihe von Fall-Kontroll-Studien an Krebspatienten hatten immer wieder darauf hingedeutet.[2] Doch diese Art der epidemiologischen Studien ist generell von geringer Aussagekraft. Wesentlich relevanter sind die Langzeitbeobachtungsstudien an zunächst gesunden Menschen. Und diese Studien haben übereinstimmend ergeben, dass es keinen Unterschied für das Darmkrebsrisiko macht, ob man mehr oder weniger Ballaststoffe konsumiert.[3-7] Was nun? Immerhin bleibt eine Hoffnung: Wenn man nur den Einfluss der Ballaststoffe aus Getreideprodukten überprüft, scheint sich wenigstens für diese eine Schutzwirkung zu bestätigen.[8]

Beim Brustkrebs sieht es kaum besser aus: Während Fall-Kontroll-Studien einen Schutzeffekt suggerieren, zeigen die Langzeitbeobachtungsstudien keinen Einfluss.[9–12] Zur Wirkung von Ballaststoffen auf andere Krebsarten gibt es kaum Untersuchungen.[2]

Dennoch können die Ernährungspäpste mit ihrer Empfehlung, zur Prävention von Darmkrebs täglich 30 Gramm Ballaststoffe zu sich zu nehmen, ihr Gesicht wahren. Dieser Rat beruhte zwar einmal mehr nur auf gut gemeinten Annahmen, Hoffnungen und Hochrechnungen und nicht auf Fakten, doch hat sich inzwischen ein anderer Vorteil für hohen Ballaststoffkonsum gefunden: Herzinfarktprophylaxe! In sechs Langzeitbeobachtungsstudien erkannte man eine signifikante Senkung der Herzinfarktsterblichkeit bei erhöhter Zufuhr von Ballaststoffen.[2,13–17] Wie ist das erklärbar? Vielleicht durch ihren Cholesterin senkenden Effekt? Wir kommen gleich darauf zurück.

Zunächst muss ich Ihnen, geschätzte Damen und Herren, noch ein paar wirklich interessante Studien kurz zusammengefasst vorstellen. Diese handeln nicht vom Effekt des Ballaststoffkonsums, sondern von der gesundheitlichen Bedeutung von Vollkornprodukten. Hier besteht ein Riesenunterschied, denn im vollen Korn sind ja weit mehr biologisch wirksame Substanzen enthalten als nur Ballaststoffe und weit mehr als in Weißmehlprodukten.

In zwei großen und sorgfältig ausgewerteten Langzeitbeobachtungsstudien an über 100 000 Frauen zeigte sich ein dosisabhängiger Schutzeffekt von Vollkornprodukten: Bei höchstem Konsum war das Herzinfarktrisiko um etwa 30 Prozent niedriger als bei geringem Vollkornkonsum.[18,19] Bei einer der beiden Studien, der sogenannten Iowa Women's Health Study, hat man kürzlich auch noch Vollkorn- mit Weißmehlkonsum direkt miteinander verglichen. Die Vollkornjüngerinnen erlitten nicht nur weniger Herzinfarkte, sondern wiesen eine insgesamt umso niedrigere Sterblichkeit auf, je mehr Vollkornprodukte sie aßen. Das Umgekehrte beobachtete man bei den Damen, die gesunde Kohlenhydratquellen aus weißem Mehl bevorzugten: Je mehr sie davon aßen, desto höher lag ihr Sterblichkeitsrisiko![20]

Nun ist wohl nicht zu verkennen, dass »Vollkornmenschen« sich von »Weißmehlmenschen« sicherlich in mehr als im Grad unterscheiden, wie ihre Getreideprodukte ausgemahlen werden. Zunächst sind sie allgemein gesundheitsbewusster, sonst würden sie mühsam zu Kauendes kaum bevorzugen. Deswegen werden sie im Allgemeinen auch weniger rauchen, sich mehr bewegen und insgesamt vernünftiger, das heißt »gesünder«, essen, mehr Vitamine, Mineralstoffe, Ballaststoffe und so weiter zu sich nehmen. Allerdings hat man ja in diesen großen amerikanischen Studien all diese Faktoren erfasst und in die statistische Berechnung mit einbezogen. Das frappierende Ergebnis blieb dennoch bestehen.

Die Erklärung muss noch woanders liegen. Man vermutet, dass die zahlreichen sekundären Pflanzenstoffe im vollen Korn mit ihren antioxidativen, entzündungs- und gerinnungshemmenden, Thrombose verhindernden, Blutdruck senkenden Effekten dafür verantwortlich sein könnten. Und natürlich diskutieren die Forscher sehr intensiv, ob der niedrige GI von Vollkorn mit dem günstigen Effekt auf Insulinresistenz und Syndrom X nicht sogar der entscheidende Punkt ist.[21-23]

Auf die möglicherweise gewaltigen Unterschiede zwischen Auszugsmehl- und Vollkornprodukten für unsere Gesundheit weist noch eine Reihe anderer Studien hin, die allerdings nicht so aussagefähig sind wie die gerade beschriebenen: So deuten verschiedene Fall-Kontroll-Studien auf einen Schutzeffekt von Vollkorn gegenüber verschiedenen Krebsarten hin.[2,24,25] Dafür werden unterschiedliche sekundäre Pflanzenstoffe verantwortlich gemacht. Nur um ein paar Namen zu nennen: Einige Carotinoide, Phytosterine, Sapionine, Glucosinolate, Phenolsäuren, Flavonoide, Terpene, Sulfide und Phytoöstrogene gehören zu den Verbindungen, denen diese anticancerogene Wirkung zugesprochen wird.

Die mengenmäßig wichtigsten Phyto- bzw. Pflanzenöstrogene, die die Wirkung der körpereigenen Östrogene beeinflussen können, sind die sogenannten Lignane und Isoflavonoide. Um damit einen effektiven Krebsschutz zu erzielen, so nimmt man an, muss zum einen eine genügend hohe Zufuhr erfolgen, aber es ist auch eine intakte und entsprechend aktive Darmflora von Nöten. Denn im menschlichen Körper werden diese bestimmten Phytoöstrogene von der Darmflora erst zu den hormonwirksamen Verbindungen umgebaut.

Aber zurück zum Auszugsmehl: Es ist gelinde gesagt leicht beunruhigend, wie viele epidemiologische Untersuchungen auf ein deutlich erhöhtes Risiko für Magen-, Dickdarm- und Brustkrebs bei hohem Konsum von stärkereichen Produkten bzw. Weißmehlprodukten, vor allem von Weißbrot, Nudeln und Reis, hindeuten. Ich kenne inzwischen 18 Fall-Kontroll-Studien mit einem solchen Resultat.[26-43]

Zugegeben, es gibt auch einige, bei denen dieser Zusammenhang nicht festgestellt werden konnte, und bei Fall-Kontroll-Studien muss man die Ergebnisse bekanntlich immer mit großer Zurückhaltung betrachten – sie können grundsätzlich niemals als »Beweis« gelten. Aber dennoch, die biologische Plausibilität gibt zu denken, und von den wenigen Langzeitstudien zum Thema werden sie leider auch noch bestätigt.[39,44] Und im Übrigen wird die von Ernährungspäpsten weitverbreitete Empfehlung, den Fleischkonsum einzuschränken, ganz überwiegend auf ebensolche Fall-Kontroll-Studien gestützt. Von einer Empfehlung, weniger Brot, Gebäck, Nudeln, Reis und Kartoffeln zu essen, hat man aber bislang aus diesen hehren Kreisen nichts vernommen. Sehr merkwürdig ...

Also mit Vollkorn alles paletti? Nicht so ganz – leider. Bei vielen der biologisch hochwirksamen Pflanzenstoffen darf ja auch mit ein paar unerwünschten Effekten gerechnet werden. An erster Stelle stehen die als so »wertvoll« gefeierten ungesättigten Fettsäuren vom Omega-6-Typ im Verdacht, die wir uns so reichlich in Weizenkeim-, Maiskeim- und Sojaöl zuführen. Wir werden in Kapitel 16 noch darauf zu sprechen kommen. Zudem können offenbar durch zu hohe Mengen an gewissen Phytoöstrogenen, wie sie in Soja, aber auch in Getreide vorkommen, Krebs fördernde Effekte ausgelöst werden.[45–48]

In den letzten 40 Jahren hat man schließlich erkannt, dass durch Getreidekonsum spezifische Krankheiten ausgelöst werden können, beispielsweise die bekannte Zöliakie. Entsprechend genetisch vorbelastete Menschen können das Gluten, das Klebereiweiß des Getreides, nicht vertragen. Es löst bei ihnen eine Autoimmunreaktion aus, die eine Schädigung der Darmschleimhaut zur Folge hat. Bei manchen »antinutritiven« Bestandteilen, etwa bei den sogenannten Alkylresorcinolen, glaubt man, Depression auslösende und toxische Effekte erkannt zu haben. Außerdem sollen sie eine Veränderung und Störungen der roten Blutkörperchen auslösen und die Struktur von Zellorganen und des DNA-Stranges verändern. Dies soll dann zur Degeneration von Leber- und Nierenzellen beitragen. Andere Substanzen wiederum, wie die Alpha-Amylase-Inhibitoren, sollen zu Gewebeveränderungen der Bauchspeicheldrüse führen, was zum Gewebetod oder zu Krebs führen kann. Zudem wirken sie als potente Allergene. Und schließlich mehren sich die Hinweise, dass ein erhöhter Getreidekonsum an der Entstehung von Autoimmunerkrankungen wie Rheumatischer Arthritis, Multipler Sklerose und Diabetes mellitus Typ 1 beteiligt sein könnte.[49] Dass gewisse Inhaltsstoffe der Getreide, wie Phytate, Alkylresorcinole, Protease-Inhibitoren und Lectine auch heute noch als antinutritive Bestandteile wirken, also die normalen Körperfunktionen beeinträchtigen, erklärt man damit, dass die Menschheit bzw. viele Zeitgenossen an den Getreidekonsum, vor allem in der Menge, wie er heute üblich ist, immer noch nicht genetisch adaptiert sind. Schließlich ist Getreide in nennenswerter Menge erst in der jüngsten Phase der Evolution in die Nahrungskette gelangt.[49,50]

Unter Berücksichtigung der neuen Erkenntnisse kommt man in Bezug auf das Thema Syndrom X wohl nicht umhin zu folgern: Wenn Korn, dann Vollkorn, aber nicht zu viel Korn! Denn zusätzlich zu den gerade geschilderten Risiken gilt ja auch noch der Grundsatz: Je mehr Getreide, desto mehr Kohlenhydrate, desto mehr Zucker im Blut, desto höher der Insulinstress für die Bauchspeicheldrüse! Und so dürfte auch in diesem Fall für viele Menschen weniger »mehr« bewirken.

Falls es nach dem Studium der letzten beiden Kapitel dem einen oder der anderen scheint, als wäre ich mit dem neuen Millennium ins Lager der vegetaphilen Vollwertjünger konvertiert, kann ich nur antworten: Bleiben Sie dran – Sie werden sich noch wundern.

KAPITEL 15

Fett macht fit

Ich darf Sie jetzt zum Frühstück einladen. Zur Auswahl stehen ein Eieromelett mit Tomaten- und Spinatfüllung sowie ein paar Scheiben Apfel und Grapefruit, oder aber zwei verschiedene Haferflockengerichte, eines traditionell mit ganzen Vollkornflocken, das andere mit Instantflocken aus Vollkornhafermehl, beide mit fettarmer Milch und etwas fettarmem Frischkäse angerührt und mit etwas Fruchtzucker und einem kalorienfreien Zuckerersatz gesüßt. Das Omelettenfrühstück bringt moderate 30 Prozent Fett, aber üppige 30 Prozent Eiweiß auf den Teller, und entsprechend »nur« 40 Prozent Kohlenhydrate. Beide Haferflocken-Müesli liefern nur 20 Prozent Fett und 16 Prozent Eiweiß, dafür aber gesunde 64 Prozent Kohlenhydrate. Kalorienmäßig sind alle drei gleich.

Für welches Frühstück würden Sie sich entscheiden? Wer in Sachen Ernährung halbwegs gedrillt isst, überlegt nun: »Eier enthalten viel Cholesterin. Andererseits ist aber Gemüse dabei. Fettmäßig wäre es ja gerade noch in Ordnung. Aber so viel Eiweiß?« Bei den Haferflockenalternativen gibt es weniger Zweifel: »Natürliches Vollkorn ist immer gut. Hat viele Ballaststoffe, nur 20 Prozent Fett und sehr viele Kohlenhydrate – die nehme ich, das macht schlank und fit, kann also nur gesund sein. Instant oder natürliches Vollkorn? Natürlich das natürliche.«

Und nun? Was in Ihrem Stoffwechsel nach dem Frühstück passieren wird, erkläre ich Ihnen gerne: Das Instant-Müesli führt zu den höchsten Blutzucker- und Insulinwerten, das Omelettenfrühstück zu den geringsten! Bezüglich der Cholesterin- und Triglyceride gibt es keine Unterschiede.

Dies hat man in einer genau überwachten Stoffwechselstudie in der Abteilung für Ernährung und Endokrinologie an der Tufts-Universität in Boston (USA) überprüft.[1] Das ist aber nur die eine Seite der Frühstücksmedaille. Andererseits ist ja auch noch interessant, welchen Einfluss diese Mahlzeit auf das Essverhalten in den nachfolgenden Stunden haben wird. Wie groß wird der Hunger oder Appetit am Mittag, am Nachmittag und am Abend sein?

Eröffnen wir eine Kalorientagesbilanz: Nach dem Instantflocken-Frühstück wurden von den Probanden über den Tag verteilt rund 80 Prozent mehr Kalorien eingenommen, als wenn sie sich für das Omelett entschieden hatten. Und bei Bevorzugung des klassischen Hafer-Vollkornflocken-Breis waren es immerhin noch 50 Prozent mehr als bei der Eierspeise!

Ganz offensichtlich haben Qualität und Quantität der Kohlenhydrate und der anderen Nährstoffe nicht nur Einfluss auf die Blutzucker- und Insulinreaktion, sondern auch auf die Appetit- und Hungerregulation. Das Ganze ist eine höchst komplizierte Angelegenheit ...

Nach Empfehlung der Ernährungspäpste soll man bekanntlich grundsätzlich viele »komplexe« Kohlenhydrate und wenig Fette konsumieren, obzwar man, wie schon in Kapitel 3 ausführlich geschildert, damit eine Verschlechterung der Stoffwechselsituation, speziell bei Syndrom X, bewirkt.[2] Insulinresistente leiden ja besonders unter einer Erhöhung der triglyceridreichen Blutfette wie den »Remnants«, die durch diese Kost noch weiter in die Höhe getrieben werden. Gerade sie stellen bei Insulinresistenten ein erhöhtes Risiko für arteriosklerotische Ablagerungen in den Herzkranzgefäßen dar.[3] Aber das scheint unsere päpstlichen Experten nicht weiter zu beunruhigen, solange ihr Ein und Alles, der hartnäckig bekämpfte LDL-Spiegel, gesenkt wird. Man mag es kaum glauben. Oder hat Mephisto die Glaubensgemeinde unterwandert?

Den unerfreulichen Effekten der kohlenhydratreichen fettarmen Kost, so haben wir im letzten Kapitel erfahren, kann man ein Stück weit entgegenwirken, wenn man Nahrungsmittel mit niedrigem Glykämischem Index bevorzugt. Alles Vollkorn – wenig Raffiniertes. Ich wage jedoch zu befürchten, dass die Begeisterung für eine Kost, die überwiegend aus Körnern besteht und zudem weitgehend auf alle sichtbaren Fette verzichtet, nicht allzu lang anhalten wird.

Eigentlich wäre es logisch, dass man sich gerade bei Insulinresistenz mit einer eingeschränkten Kohlenhydratzufuhr leichter tun sollte, da davon Betroffene ja andauernd das Problem haben, die Kohlenhydrate bzw. Glukose nicht richtig verstoffwechseln zu können. Wie wir nach unserem Omelettenfrühstück schon gemerkt haben, könnte die kohlenhydratarme Kost eine sehr interessante Alternative sein. Allerdings muss man sich dann entscheiden, mit welchem Nährstoff eine Kohlenhydrateinschränkung kompensiert werden sollte. Mit Eiweiß? Mit Fett? Oder mit beidem? Die Wahl fällt nicht leicht, weil beide Nährstoffe mit päpstlichen Dogmen nur so durchsetzt sind.

Zunächst also zum Fett. Das Eiweiß werden wir in Kapitel 18 untersuchen: In deutschen Landen herrscht im Ernährungsglauben eine gar wunderbare Einmütigkeit. Gesund ist, was fettarm ist. Im Frühsommer 1999 hat beispielsweise die Deutsche Gesellschaft für Ernährung zusammen mit der Barmer Ersatzkasse eine Aktion »Fit mit weniger Fett« eingeläutet. Offensichtlich wollte die DGE ihrem ehemaligen Präsidenten Pudel und der AOK nicht allein das Terrain zum Fettzählen überlassen.

Ganz anders in den USA. Da tummeln sich bekanntlich die verschiedensten Glaubensgruppierungen und Sekten. Diese sind sich selten hold, weil es um viel Geld geht, das die jeweiligen Hirten ihren nichts ahnenden Schäfchen abluchsen. Entsprechend ist in den Staaten über die »Fettfrage« seit geraumer Zeit ein offener Glaubenskrieg entflammt. Beide Seiten haben sich in ihre Stellungen eingegraben. Die konservative Streitmacht beharrt darauf, dass Fett der Hauptfeind sei, für alles Übel verantwortlich, vor allem für Übergewicht und die damit assoziierten Probleme wie Herz-Kreislauf-Erkrankungen und Krebs.[4] Die »Freiheitlichen« sehen hingegen Fett als wichtigen Verbündeten, dem man Übergewicht und seine Folgen nie und nimmer anlasten kann.[5,6]

Interessant bei dieser Auseinandersetzung ist, dass die einen auffällig häufig im Umfeld der Schlankheits- und Diätetikindustrie gesichtet werden, die anderen sich hingegen in den Umarmungen der Ölindustrie sichtlich wohlfühlen – nein, nicht von Texaco und Mitbohrern, sondern von Mais, Raps, Soja, Sonnenblumen, Oliven und Konsorten.

Wozu brauchen wir überhaupt Fett? Im Prinzip hat es drei verschiedene wichtige Aufgaben zu erfüllen: Erstens sind die Fettpolster unter der Haut ein Schutz gegen die Ecken und Kanten des Lebens, also auch eine wirksame Isolation gegen beißende Kälte oder glühende Hitze. Zweitens sind Fettsäuren Bestandteile aller Zellmembranen und ermöglichen deren Funktion. Und drittens sind sie Ausgangssubstanzen einer Vielzahl von körpereigenen lebenswichtigen Stoffen, beispielsweise von Gewebshormonen, die vom Blutdruck über die Blutgerinnung bis hin zur Immunabwehr oder Stimmungslage regulierend eingreifen. Während für die ersten beiden Punkte die gesättigten und die einfach ungesättigten Fettsäuren dominieren, spielen für die dritte Aufgabe die mehrfach ungesättigten Fettsäuren die entscheidende Rolle.

Ohne Fett ist kein Leben möglich. Würde unser Körper seit vielen Millionen Jahren freiwillig ausgerechnet Fett einlagern, um lebensbedrohende Notzeiten möglichst unbeschadet zu überstehen, wenn Fett uns wirklich umbrächte?

So überraschend es auch für manche immer noch sein mag, es bleibt ein Faktum: Mit der fettreichen, kohlenhydratarmen Alternative verbessern sich im Vergleich zu einer fettarmen, kohlenhydratreichen Kost fast alle Blutfettwerte.[7-10] Wichtig dabei ist es, den Großteil des Fetts als einfach ungesättigte Fettsäuren zuzuführen. Und beim Syndrom X besonders wichtig: Ein Anheben der Fettzufuhr im Austausch gegen Kohlenhydrate verschlechtert nicht – entgegen oft verbreiteter Propaganda – die Insulinresistenz.[11] Das wurde von Professorin Barbara Howard (Washington DC, USA) gerade wieder auf der jüngsten Tagung der American Diabetes Association im Juni 2000 festgestellt.

Wie wichtig ist es dann, die »bösen« gesättigten Fettsäuren zu meiden? Seit Jahrzehnten stehen diese im Verdacht, die Insulinresistenz zu verstärken, hatten doch einige epidemiologische Studien und Tierexperimente eine derartige Beziehung vermuten lassen. Aber der Verdacht bestätigt sich einfach nicht, wenn man Experimente am Menschen durchführt. Alle diesbezüglichen Tests sind bislang »negativ« ausgegangen. In Bezug auf Blutzucker- und Insulinreaktion gibt es bis heute keine nachweisbaren Nachteile durch gesättigte Fettsäuren – vielleicht aber ein paar gerne übersehene Vorteile. Hier ein Beispiel: An der Forschungsabteilung des St. Vincent's Hospital im australischen Sydney hatte man gesunde Probanden rekrutiert. Zunächst gab es unter kontrollierten Bedingungen drei Wochen lang eine kohlenhydratreiche, fettarme Kost. Daran anschließend wurde ebenso lang eine Kost mit mehr als 45 Prozent Fett und entsprechend weniger Kohlenhydraten verfüttert – und zwar ganz überwiegend in Form gesättigter Fettsäuren. Zur Wirkung auf Blutzucker und Insulin fanden sich keine Unterschiede zwischen den beiden Kostformen. Allerdings erreichte man mit der fettarmen Kost einen 17 Prozent niedrigeren Gesamtcholesterinspiegel und einen 20 Prozent niedrigeren LDL-Cholesterinspiegel als mit der fettreichen. Aber – gleichzeitig senkte die fettarme Kost auch das HDL-Cholesterin um 24 Prozent, womit sich das Verhältnis von Gesamt- bzw. LDL- zu HDL-Cholesterin verschlechterte! Und überdies ließ sie auch noch die Triglyceride um 33 Prozent ansteigen.[12]

Fett zu essen, überwiegend gesättigtes Fett zu essen, und dann auch noch die Frechheit besitzen, mit den besseren Blutwerten aufzuwarten? Kann das, darf das wahr sein?

Noch ein deftiges Schmankerl für alle Erstaunten und speziell für die Ungläubigen: Ausdauersportler aus Neuseeland erhielten einige Wochen lang eine Kost, die zu 50 Prozent aus Fett – und zwar ganz überwiegend aus gesättigtem Fett (P/S-Quotient = 0,2) – bestand. Nebenbei absolvierten sie ihr normales Trainingsprogramm. Zum Vergleich gab es im zweiten Studienabschnitt eine fettarme Kost (15 Prozent Fett) mit einem Kohlenhydratanteil von leckeren 75 Prozent. Die Leistungsfähigkeit wurde jeweils überprüft, war aber bei beiden Ernährungsweisen gleich. Ungleich waren die Blutfettwerte. Diese zeigten sich unter fettreicher Kost klar verbessert![13]

Und das ist keine Eintagsfliege. Vergleichbare Ergebnisse, wiederum bei Ausdauerathleten, hatten zwei weitere Studien erbracht: eine mit einer Fettzufuhr von 42 Prozent, die zweite sogar mit 69 Prozent, und zwar wiederum mit überwiegend gesättigten Fettsäuren.[14,15] Könnte es also sein, dass die »bösen« gesättigten Fettsäuren eigentlich »gut« wären, wenn wir uns nur genügend bewegten? Ist möglicherweise der »gesättigte Lebensstil« das »Böse« und nicht das Fett? Und immer wieder frage ich mich: Würde der Körper seit Menschengedenken bei einem Kalorienüberschuss aus Kohlenhydraten ausgerechnet gesättigte Fette bilden, wenn sie für ihn so schädlich wären?[16]

Die Ernährungspäpste üben sich auch noch im neuen Millennium beim Thema gesättigtes Fett besonders gerne in den drei klassischen Disziplinen nichts hören, nichts sehen und schon gar nichts sagen. Seit Jahrzehnten sind sie auf den Cholesterinspiegel bzw. auf das LDL-Cholesterin fixiert wie das Kaninchen auf die Schlange. Dieses Cholesterin lässt sich fraglos mit der von ihnen propagierten fettarmen Diät, je nach Stringenz, mehr oder weniger absenken. Doch pfeifen es schon die Spatzen von den Dächern, wie wenig aussagefähig diese Cholesterinwerte allein für das Herz-Kreislauf-Risiko sind. Man bedenke nur, dass die meisten Herzinfarkte sich bei normalen oder niedrigen Cholesterinspiegeln, das heißt unter 200 Milligramm pro Deziliter, ereignen.[17]

Viel wichtiger ist es, speziell beim Syndrom X, das Verhältnis vom Gesamt- zum HDL-Cholesterin bzw. Triglyceride zum HDL-Cholesterin zu beachten, da sie von wesentlich größerer Aussagekraft für Herzinfarkt sind – gerade bei Menschen mit normalem LDL-Spiegel.[18,19] Und diese beiden Quotienten werden leider mit Einsparung von Fett und gesättigten Fettsäuren nicht verbessert. Das für Menschen mit Syndrom X so wichtige Verhältnis von Triglyceriden zu HDL-Cholesterin wird mit dieser »Diät« normalerweise sogar deutlich verschlechtert.[20–24]

Falls jemand unter einer fettarmen Kost tatsächlich abnehmen sollte, fallen diese frustrierenden Effekte schwächer aus.[23,25] Allerdings hat sich gezeigt, dass das Körpergewicht bei den meisten Menschen nach und nach wieder zunimmt.[5,26] Die unerwünschten Nebenwirkungen der hochgelobten fettarmen Diät werden entsprechend auf die Dauer nicht zu vermeiden sein.[27,28]

Gesättigte Fette haben übrigens gegenüber den ungesättigten in einigen Bereichen ein paar Vorzüge. Sie oxidieren beispielsweise nicht so leicht, sind also stabiler gegen Radikalangriffe.[29–32] Sie aktivieren die Blutplättchen nicht so stark und mindern auf diese Weise die Gerinnungsneigung bei erhöhter Fibrinkonzentration im Blut.[33,34] Und schließlich hemmen sie, im Gegensatz zu den mehrfach ungesättigten Fetten, nicht die Produktion von Stickstoffmonoxid an der Innenwand der Blutgefäße, was deren Funktion aufrechterhalten hilft.[35]

Es sieht ganz so aus, als würden die unerwünschten LDL-steigernden Effekte der gesättigten Fettsäuren von sehr erwünschten ausgeglichen werden. Wenn man das alles summiert, stellt sich die Frage, wie gesundheitsrelevant das Eliminieren der gesättigten Fettsäuren eigentlich ist. Immerhin hat der US-amerikanische Staat seit Jahren dafür ein eigenes bevölkerungsweites Erziehungsprogramm aufgelegt.[36,37] Was ist eigentlich »netto« bei diesem gesättigten Theater zu erwarten?

Die Antwort geben epidemiologische und klinische Studien am Menschen: Insgesamt sind bislang 21 Langzeitbeobachtungsstudien an 28 Bevölkerungsgruppen (sogenannte Kohortenstudien) auf der Welt durchgeführt worden, die zusammengenommen mehrere Hunderttausend Probanden umfassten. Nur bei drei Studien konnte man ein Herzinfarktrisiko für gesättigte Fette finden, bei 18 aber nicht! Umgekehrt war der erhoffte »Schutzeffekt« für einfach und mehrfach ungesättigte Fette auch nur in zwei bzw. drei Studien nachzuweisen, in der Mehrheit jedoch nicht.[38,39] Die überwältigende Mehrheit der vorliegenden epidemiologischen Untersuchungen sagt demnach aus, dass weder die gesättigten noch die einfach oder mehrfach ungesättigten Fette einen nachweisbaren Einfluss auf die Entwicklung von Herzinfarkt haben. Dies wird vor allem auch noch durch die klinischen Studien bestätigt: Eine Reduktion von Fett und gesättigten Fettsäuren bzw. deren teilweiser Ersatz durch ungesättigte konnte – im Gegensatz zur weitverbreiteten Meinung – die Herzinfarkt- und Gesamtsterblichkeit nicht senken. Das haben systematische Metaanalysen zweifelsfrei aufgedeckt.[38–40]

Es gibt kein Thema in der Ernährungsmedizin, bei dem die Zementierung der offiziellen Lehre so diametral entgegengesetzt zu den wissenschaftlich belegten Fakten steht wie das angebliche Gesundheitsrisiko durch gesättigte Fettsäuren. Es ist zwar seit Jahrzehnten in aller Munde, aber niemand hat bislang Belege auf den Tisch gelegt. Vielmehr deuten die Erkenntnisse darauf hin, dass es bei den Fetten wie im richtigen Leben zugehe: Die »Schlechten« haben auch Gutes anzubieten, während die »Guten« auch ganz schön unangenehm werden können. Und nebenbei gesagt, gibt es bislang nicht den geringsten Beleg dafür, dass eine fettreiche Kost per se das Herz-Kreislauf-Risiko erhöhen würde. Das ist auch so eine Mär, die sich ohne Boden seit Jahren erhalten kann.

Wie viele Leserinnen und Leser haben davon wohl jemals etwas gehört? Ich vermute die wenigsten. Und warum nicht? Die von mir zitierten Studien sind in den wissenschaftlichen Fachzeitschriften für jeden interessierten Menschen einsehbar! Es scheint aber, als ob man daran möglichst nicht rütteln wolle, da man »Böses« dringend benötigt, um vermeintlich »Gutes« und »Wichtiges« – im Zweifelsfall die eigene Wenigkeit – besser anpreisen zu können. Konsequenterweise darf man dann auch die Ärzte, die Ernährungsberaterinnen, die Krankenkassen und die Verbraucher nicht umfassend informieren, sonst würde der ganze Schachzug nicht aufgehen.

Damit will ich aber nicht sagen, dass die ungesättigten Fette unwichtig sind! Nein, im Gegenteil! Die verschiedenen mehrfach ungesättigten Fettsäuren sind sogar enorm wichtig. Und wenig Fett heißt ja in der Praxis auch immer weniger ungesättigte Fettsäuren. Das wäre für die Gesundheit alles andere als sinnvoll. Allerdings sollte man von einer Art weit weniger verzehren, als es heute üblich ist, dafür aber von einer anderen sehr viel mehr. Wir werden uns diesem Thema im nächsten Kapitel noch widmen.

Vielleicht gehören Sie auch zu den Betroffenen: Herzinfarkt! Aus heiterem Himmel wurden Sie wie vom Schlag getroffen, ohne Vorzeichen, obwohl Ihr

LDL-Cholesterin möglicherweise Ihr Leben lang ganz unauffällig, das heißt »normal« war. Gottlob, Sie haben überlebt. Aber jetzt hat der Arzt Ihnen Eier, Butter und Wurst gestrichen. Goutieren sollen Sie gefälligst die Geflügelbrust – ohne Haut natürlich – und mageren Käse. Fleisch? Na ja, ganz gelegentlich, aber nur das magerste – und selbstverständlich Hände weg vom Borstenvieh. »Am besten«, sagt Ihr Arzt, »wäre es eigentlich, wenn Sie gar kein rotes Fleisch mehr essen. Satt essen dürfen Sie sich hingegen an Brot, Kartoffeln, Nudeln und Reis.«

Wie viele Herzpatienten haben mir schon ihr Leid geklagt, als sie auf diese fettarme »Herzschutzdiät« gesetzt wurden, auch wenn ihr Cholesterinspiegel doch gar nicht erhöht war. Wie sinnvoll solch ärztliches Vorgehen ist, dürften meine Leserinnen und Leser mittlerweile mehr als leise ahnen. Es wäre doch sehr interessant zu wissen, wie viele dieser Herzpatienten jemals auf Insulinresistenz überprüft worden sind? Wohl die wenigsten. Dabei ist bekannt, dass viele Patienten mit manifester koronarer Herzkrankheit sich tatsächlich als insulinresistent erweisen, so sie denn daraufhin getestet werden.[41]

Beim Typ-2-Diabetiker wenigstens ist die Situation weitgehend geklärt: Fettreiche Kostformen, das heißt rund 45 Prozent Fett bei entsprechend niedrigem Kohlenhydratanteil, verbessern den entgleisten Fettstoffwechsel deutlich und können zumindest im Trend auch den Zuckerstoffwechsel verbessern.[42-45] Allerdings waren die Experimente nie so lange durchgeführt worden, dass man hätte zweifelsfrei beurteilen können, ob damit eine Minderung des verzuckerten Hämoglobins, das heißt eine merkliche Senkung des HbA1c-Wertes, erreicht werden kann. Im Jahr 1999 wurde auf dem Endokrinologenkongress in San Diego (USA) erstmals eine solche Studie vorgestellt:

Am Limestone Medical Center in Delaware (USA) hatte man in Zusammenarbeit mit dem US-Marine-Krankenhaus in Bethesda 157 Männer und Frauen, alles übergewichtige Typ-2-Diabetiker, für ein einjähriges Experiment gewonnen. Alle Teilnehmer hatten vorher vergeblich versucht, mit einer kalorienreduzierten Standard-Diabetesdiät zurechtzukommen. Während der Studie wurde die Kost dann radikal umgestellt: Die Probanden waren angehalten, ihre Kohlenhydratzufuhr möglichst auf einen reichlich bemessenen Obst- und Gemüsekonsum zu beschränken. Dagegen wurden sie ermuntert, Fettreiches wie Nüsse, Oliven und Avocados, aber auch tierische Nahrungsmittel, Milchprodukte, Eier, Fleisch und Fisch ohne Kalorienbeschränkung zu konsumieren.

Was dabei herauskam, war eine Ernährung mit durchschnittlich 50 Prozent Fett, 30 Prozent Eiweiß und nur 20 Prozent Kohlenhydraten. Das Fett bestand, wie zu erwarten, überwiegend aus gesättigten und einfach ungesättigten Fettsäuren. Was jedem halbwegs gedrillten Ernährungskundigen wie glatter Selbstmord erscheint, erwies sich als überaus lebensbejahend: Die Kalorienzufuhr pendelte sich auf 1800 Kilokalorien pro Tag ein, rund 30 Prozent weniger als zuvor. Damit senkten die Diabetiker ihr Übergewicht etwas, das heißt der Body-Mass-Index fiel von 33 auf 32. Offensichtlich waren sie unter der fettreichen Kost mit weniger zufrieden. Das Gesamt- und LDL-Cholesterin wie auch die Triglyceride sanken unter dieser Kost, während das HDL anstieg. Nicht schlecht für eine »Selbstmorddiät«! Aber die beste Nachricht war: Der erhöhte HbA1c-Wert sank signifikant und lag am Ende des ersten Jahres nur noch einen Hauch über dem Zielwert von sieben Prozent.[46]

Das Echo auf dem Endokrinologenkongress war gewaltig. Doch Vorsicht, die Studie war begrenzt und mit einem Jahr Dauer noch zu kurz. Niemand weiß, ob die Patienten später nicht doch wieder zunehmen. Niemand weiß, ob sie neben einigen verbesserten Werten möglicherweise andere Schäden davontragen. Niemand weiß, wie sich die Werte ohne Gewichtsabnahme entwickelt hätten.

Im Grunde genommen ist der Ausgang dieser Studie mit fett- und eiweißreicher Diät nichts Neues. Die Doktores Atkins in den USA und Lutz im deutschsprachigen Raum hatten Ähnliches schon in den 1970er-Jahren propagiert und immer wieder versichert, dass genau diese Effekte bei ihren Patienten zu beobachten seien. Doch beide Propheten galten damals nichts, vor allem nichts bei den Experten im eigenen Land, die – ohne die besagte Diät jemals klinisch zu überprüfen – einfach »wussten«, dass sie für die Gesundheit bedenklich sei. Auf deren Betreiben wurden die beiden Propheten auch in aller Öffentlichkeit von einer empörten Meute von Ernährungsaposteln als »verantwortungslos« disqualifiziert. Der gravierende Fehler von Lutz und Atkins bestand allerdings darin, dass sie ihre revolutionären Behauptungen nie mit wenigstens einer entsprechenden klinischen Studie am Menschen belegt hatten.

Nun ist ein Anfang gemacht, und eine zweite, ähnliche Untersuchung wurde am 18. Februar 2000 auf einem medizinischen Kongress der Southern Society of Internal Medicine in New Orleans (USA) vorgestellt. Es ist die erste klinische Studie, die die klassische »Atkins-Diät« überprüft hat. Der Studienleiter, Dr. Eric Westman von der Duke University in South Carolina, hatte bei seinen 41

Patienten nach vier Monaten unter dieser extrem fettreichen Kost neben einer Gewichtsreduktion eine Senkung des Cholesterinspiegels um sechs Prozent und eine Anhebung des HDL-Cholesterins um sieben Prozent beobachtet. Damit war eine Verbesserung des wichtigen Quotienten um 19 Prozent verbunden. Außerdem wurden die Triglyceride um 40 Prozent gesenkt! Auch nicht schlecht für eine Diät, die von offiziellen Verbraucherberaterstellen als »unphysiologisch« und »Cholesterin erhöhend« dargestellt wird.[47]

Nun läuft auch an der altehrwürdigen Harvard-Universität seit einiger Zeit eine kontrollierte Studie, bei der man eine relativ fettreiche »mediterrane« Kost hinsichtlich ihrer Wirkung auf Körpergewicht und Blutfette untersucht. Die ersten sehr ermutigenden Ergebnisse sind im Januar 2000 auf einem Kongress zum Thema »Mediterrane Ernährung« der Stiftung Oldways in London vorgestellt worden. Dr. Kathrine McManus, die Studienleiterin vom Harvard Medical Center, berichtete, ihre Probanden nähmen nicht nur stetig ab, sondern fühlten sich mit der fettreichen Kost besonders wohl. Diese drei gerade beschriebenen Studien werden demnächst auch in Fachpublikationen veröffentlicht sein. Ob sie den festen, ja asphaltierten Boden der im Glauben vereinten Ernährungsgemeinde ins Wanken bringen werden? Ich fürchte nein. Dafür sitzt das Dogma doch zu tief. Die Ernährungspäpste werden sich irgendwelche Schwachstellen der Studien herauspicken und ihre alte Position verteidigen ... »Was tun?«, fragt sich jetzt vielleicht so mancher Leser, so manche Leserin. Wie könnte man diese Erkenntnisse sinnvoll in der Praxis einsetzen und zumindest für sich selbst testen? Gedulden Sie sich noch etwas: Wir werden noch ausführlich darauf zurückkommen.

Und was ist mit den anderen, immer wieder als so bedrohlich dargestellten Aspekten einer fettreichen Kost? Sie soll doch das Krebsrisiko erhöhen – vor allem für Brust- und Darmkrebs? Diese Thema wäre es wert, in einem eigenen Buch verarbeitet zu werden. Ich will mich hier nur ganz kurz dazu äußern: Diese Thesen beruhen überwiegend auf Experimenten an Tieren und Zellkulturen und auf einigen sehr wenig aussagefähigen frühen epidemiologischen Studien.[48,49]

Die neuen, großen, sorgfältig durchgeführten und ausgewerteten Langzeitbeobachtungsstudien am Menschen dagegen sprechen eine andere Sprache. Hier findet man zwischen der Höhe der Fettzufuhr und Brust- oder Darmkrebs keine signifikanten Zusammenhänge. Selbst die Prognose für Brustkrebspatientinnen ist nicht von der Höhe ihrer Fettzufuhr abhängig.[50-55] Aber immer mehr Erkenntnisse legen die Vermutung nahe, dass die Art der Fette und vor allem das Verhältnis der verschiedenen mehrfach ungesättigten Fettsäuren zueinander eine Auswirkung auf das Krebsrisiko haben könnten.[48,49]

Für diejenigen, die sich für diese Frage näher interessieren, darf ich eine Veröffentlichung von Professor Walter Willett, dem Leiter der Ernährungsabteilung an der Harvard-Universität, empfehlen. Der Titel lautet: »Fettkonsum und Krebsrisiko: Eine kontroverse und lehrreiche Geschichte«.[55] Lehrreich ist sie in der Tat. Und nicht nur das: Sie lüftet eingefahrene Ernährungsdogmen kräftig durch.

KAPITEL 16

Fritze fischt nur fette Fische

»Nehmen Sie täglich drei Kapseln! Sie senken Ihren Cholesterinspiegel und schützen so Ihr Herz!« So oder ähnlich lauten seit jeher die Anzeigentexte für Lachsölkapseln. »Reich an Omega-3-Fettsäuren« prangt in großen Lettern auf der Packung. Manchmal ist im Hintergrund noch ein glücklicher Inuit zu sehen, der wohl eher vom Eisbären zerrissen als vom Herzinfarkt dahingerafft würde. Eine erfolgreiche Kampagne. Allerdings haben die Marketing- und Werbestrategen die Wahrheit eine klitzekleine Winzigkeit zurechtgebogen: Ihre Fischölpräparate denken gar nicht daran, den Cholesterinspiegel zu senken! Im Gegenteil, bei der empfohlenen Dosis hebt Fischöl das »böse« LDL-Cholesterin, um das sich der ganze »Cholesterin-Zinnober« immer dreht, sogar an ...

»Das kann ja wohl nicht wahr sein«, denken Sie jetzt. Doch – dies ist das Ergebnis der Auswertung aller entsprechend kontrollierten klinischen Studien, die diese Präparate getestet hatten.[1] Das LDL-Cholesterin steigt im Bereich von fünf bis zehn Prozent und das HDL-Cholesterin um ein bis drei Prozent. Andererseits sinkt offenbar das VLDL-Cholesterin, denn insgesamt steigt der Cholesterinspiegel kaum. Aber im Schnitt erzielt man eine Triglycerid-Senkung von 25 bis 30 Prozent. Und solch eine Verbesserung des Verhältnisses von Triglyceriden zum HDL-Cholesterin – das hatten wir schon ein paar Mal in diesem Buch – ist ja nicht gerade zu verachten.

Was soll es? Wollen wir etwa päpstlicher als Ernährungspäpste sein? Und was schert es die Hersteller, wenn sie mit unwahren Argumenten werben? Ist das vielleicht etwas Neues? Hauptsache, die Kasse stimmt. Man muss sie ja auch verstehen. Mit der Wahrheit ließe sich ihr fettiges Präparat bei der herrschenden Cholesterinhysterie nie und nimmer verkaufen. Stellen Sie sich vor, da stünde: »Kaufen Sie meine Lachsölkapseln! Die erhöhen zwar Ihr böses LDL-Cholesterin, aber Sie werden dabei trotzdem außerordentlich gesund!« So blieben die Vertreiber auf ihren vollen Paletten sitzen. Und dann würden tragischerweise in der Tat mehr Patienten an Herzinfarkt sterben. Jawohl, Sie haben ganz richtig gelesen: Diese Präparate senken wirklich die Herzinfarktrate – zumindest bei Risikopatienten, das heißt bei jenen mit koronarer Herzkrankheit, vor allem nach überstandenem ersten Infarkt. Daran gibt es keinen Zweifel mehr, denn es wurde in bislang sieben klinischen Studien eindeutig bewiesen.

Omega-3-Fettsäuren schützen vor Herzinfarkt

Inzwischen liegen sieben randomisiert-kontrollierte klinische Studien zur KHK-Prävention mit n-3-PUFA vor, die im Prinzip am aussagefähigsten sind.[3–9] Davon hatten zwei allerdings mit einer erhöhten Obst- und Gemüsezufuhr noch weiter reichende Ernährungsmodifikationen aufgeboten. In einer hatte man die Zufuhr von alpha-Linolensäure durch den Einsatz von Rapsöl[5], in der anderen durch Verzehr von Nüssen[4] gesteuert. In vier Studien kam fetter Fisch bzw. kamen Kapseln mit EPA und DHA zum Einsatz.[3,6,8,9] In einer weiteren wurde in einem Therapiearm ALA aus Senföl und im anderen Fischöl verschrieben.[7]

In einer Studie von Clemens von Schacky und Mitarbeitern an der Uniklinik in München war als Endpunkt das Ausmaß der Koronarsklerose gewählt worden. Die Fischölgruppe wies im Vergleich zu Placebo nach zwei Jahren eine signifikante Rückbildung der arteriosklerotischen Gefäßverengungen bzw. ein signifikant gemindertes Fortschreiten der Gefäßablagerungen aus.[9] Alle anderen Studien zeigen übereinstimmend eine Senkung der Koronarsterblichkeit, wenn auch in den kleinen Studien nicht signifikant.[6,7] Insgesamt ergibt sich eine Senkung der Koronarsterblichkeit um etwa 40 Prozent und der Gesamtsterblichkeit um etwa 30 Prozent.

All diesen Interventionsstudien mit n-3-PUFA ist gemein, dass die ausgeprägten präventiven Effekte ohne eine entsprechende LDL-Senkung erzielt wurden.

Der Konsum von Fischöl ist übrigens die einzige Therapieform in der Ernährungsmedizin, für die nach den Kriterien von »evidenzbasierter Medizin« – was heute für die Rechtfertigung eines therapeutischen Einsatzes gefordert wird – ein echter Wirksamkeitsnachweis erbracht worden ist. Eine in klinischen Studien eindeutig belegte Senkung der Sterblichkeit gab es bisher noch für keinen anderen Ernährungsfaktor, weder für Vitamin E noch für Vitamin C, weder für Obst und Gemüse noch für Ballaststoffe, für Margarine und Sojaprodukte schon gleich gar nicht und auch nicht für links oder rechts Gedrehtes ...

Diese fantastische Entdeckungsgeschichte um die »Fischfette« begann in den 1970er-Jahren mit der Beobachtung, dass Inuits »trotz« ihrer sehr hohen Fettzufuhr nicht an Herzinfarkt sterben. Etwa 90 Prozent ihrer Kalorien beziehen sie aus dem Verzehr von fettem Robben- und Walfleisch sowie natürlich fettem Fisch. Dies war eine unverrückbare Tatsache. Doch sie stand diametral der festen Überzeugung der Ernährungsmediziner entgegen, und so begann man sehr neugierig, das Fett dieser Tiere etwas genauer zu studieren. Und siehe da, man fand gewaltige Unterschiede zu anderen tierischen Fetten: einen sehr hohen Anteil an besonders langkettigen, mehrfach ungesättigten Fettsäuren. Das macht in der Tat Sinn, denn diese Fettsäuren bleiben auch bei kältesten Temperaturen noch flüssig. Hartgefrorene Fette in den Zellmembranen der Nerven und Muskeln dieser Arktisbewohner wären weniger sinnvoll. Als »Stockfisch« könnte man seinen gefräßigen Feinden gar nicht mehr entkommen. Und das ist eines der Erfolgsgeheimnisse dieser Fette – ihre flüssige Konsistenz und die Fähigkeit, diese an lebende Zellen weiterzugeben ...

Lassen Sie uns die Geschichte ganz von vorne aufrollen. Der Körper benötigt zum Leben hoch ungesättigte Fettsäuren (HUFA). Diese dienen in den Zellmembranen als Strukturkomponente, vor allem in Hirnzellen bzw. im zentralen Nervensystem und in Blutgefäßen. Je mehr von diesen ungesättigten Fettsäuren in der Membran eingebaut sind, desto flexibler und biologisch aktiver ist sie. Andererseits sind diese HUFA auch Ausgangsstoffe für viele lebenswichtige Verbindungen im Körper, die als hormonähnliche Substanzen (Eicosanoide) unzählige Reaktionen in unserem Körper steuern – von der Blutgerinnung über die Blutdruckregulierung bis hin zu Entzündungsreaktionen und zur Immunabwehr. Sie sind »essenziell« – ohne HUFA kein Leben! Doch der Körper kann sie nicht selbst herstellen. Er muss sie entweder direkt über die Nahrung beziehen oder aber wenigstens deren Vorläufersubstanzen zu sich nehmen. Letztere haben mit 18 Gliedern etwas kürzere Fettsäureketten, als sie notwendig wären, aber der Körper kann sie zu HUFA verlängern und dann adäquat verwenden. Das ist allerdings mühsam und mit gewissen Schwierigkeiten verbunden.

Es gibt zwei unterschiedliche Arten der mehrfach bzw. hoch ungesättigten Fettsäuren. Die einen nennen sich Omega-3-, die anderen Omega-6-Fettsäuren. Diese Bezeichnungen leiten sich von ihrer chemischen Struktur ab. Wenn in ihren Fettsäureketten die erste ungesättigte Stelle, eine sogenannte Doppelbindung, nach dem dritten Glied (C-Atom) auftaucht, nennt man sie die Omega-3-Fettsäuren. Als Abkürzung verwendet man den synonymen Begriff n-3-PUFA. Ist die erste Doppelbindung nach dem sechsten Glied, heißen sie entsprechend Omega-6-Fettsäuren oder n-6-PUFA.

Diese beiden Fettsäurefamilien steuern ihre Aufgaben in einem harmonischen Wechselspiel. Eigentlich sind sie Antagonisten, und entsprechend empfindlich reagieren sie bei einem Ungleichgewicht. Dann wird der Körper zwar versuchen, diesen Zustand auf irgendeine Weise zu kompensieren. Aber anhaltende Verschiebungen des Gleichgewichts können mit der Zeit zu Funktionsstörungen führen. Ein Überschuss von der einen oder ein Mangel der anderen kann beispielsweise an der Entstehung von unerwünschten Entzündungsprozessen beteiligt sein, welche sich als allseits bekanntes Rheuma niederschlagen.

Bedauerlicherweise kommen sich diese beiden Fettsäurefamilien doch recht häufig ins Gehege, denn beim Fertigen der hoch ungesättigten Endprodukte aus den Vorläuferfettsäuren gibt es einen entscheidenden Engpass: Beide Familien verwenden dasselbe Enzymsystem, um zum Ziel zu kommen. Man kann sich vorstellen, wer sich durchsetzt, wenn von der einen Familie zahlreiche Mitglieder um das eine Vehikel versammelt sind und von der anderen nur wenige. Jene in der Unterzahl werden sich lange gedulden müssen bzw. können das Ganze gleich vergessen.

Was lernen wir daraus? Wir müssen von diesen Sensibelchen nicht nur genügend essen, sondern auch noch auf ein ausgewogenes Verhältnis achten, sonst gibt es Verdruss. Was aber sollte man genau essen, um alles in richtigem Maß und Verhältnis zu erhalten?

Die alles entscheidenden HUFA aus beiden Familien kommen grundsätzlich nur in tierischem Fett vor. Jawohl, Sie haben richtig gelesen: ausschließlich in tierischem Fett! Das soll ja ganz und gar ungesund sein – aber merkwürdigerweise enthält es genau das, was der Körper braucht. Übrigens ist das erste Fett, das Ihnen, werte Leser und Leserinnen, in Ihrem Leben »verfüttert« wurde, ebenfalls reichlich »tierisch«: das mütterliche Fett. Die Plazenta filtert die HUFA aus dem Kreislauf der Mutter und gibt sie konzentriert und in bestens ausgewogenem Verhältnis an den Nachkömmling im Bauch weiter. Diese langkettigen Fettsäuren sind ganz entscheidend an unserer ganz persönlichen Gehirnentwicklung beteiligt (siehe dazu auch Kapitel 24). Interessanterweise liegen im Hirn aller Säuger beide Familien, die Omega-3- wie die Omega-6-Fettsäuren, in einem völlig ausgewogenen Verhältnis von eins zu eins vor.

Das zweite Fett im Leben eines Menschenkindes, die Muttermilch, ist natürlich auch rein »tierisch« und enthält auch noch relativ hohe Mengen dieser essenziellen HUFA. Ein Zufall ist dies nicht, denn eine ungenügende Versorgung im ersten Lebensabschnitt führt schnell zu entsprechenden Einschränkungen der Zellfunktionen im zentralen Nervensystem, vor allem auch in der Netzhaut des Auges.[10,11]

Es kam der Tag, da Sie als schon etwas entwickelteres Menschenkind mit kleinen scharfen Beißerchen nicht mehr an der geliebten Brust nuckeln durften. Dadurch wurde es deutlich schwieriger im Leben. Es blieben für den Rest Ihrer Tage nur noch wenige Quellen für diese guten Fette übrig. Die beiden wichtigen langkettigen Omega-3-Vertreter, die sogenannte Eicosapentaensäure (EPA) und die Decosahexaensäure (DHA), können Sie in nennenswerten Mengen nur noch mit Fisch, vor allem mit Meeresfisch aus kalten Gewässern wie Makrele, Hering, Lachs und Thunfisch, erhalten. Im Lachs sind etwa 1 Gramm, im Hering 2 Gramm und in der Makrele 3 Gramm pro 100 Gramm enthalten – je fetter, desto besser. Aber welches Kleinkind mag schon Fisch? Und wer keinen Fisch mag, muss sich (oder seine Eltern) was einfallen lassen.

Fleisch dagegen, vor allem als »Hacki« in roter Sauce, mögen auch schon Kleinkinder. Früher war Fleisch ein sehr wichtiger Lieferant der Omega-3-Fettsäuren. Als die Tiere noch auf Steppen, Wiesen oder in Wäldern weideten, fraßen sie genügend Grünfutter – Blätter, Gräser, Moose oder Farne –, in dem die pflanzliche Omega-3-Vorläufersubstanz, die alpha-Linolensäure (ALA), enthalten ist. Die wurde im Körper der Tiere zu EPA und DHA verlängert. Durch das Verspeisen dieser Tiere, mit Hirn, Knochenmark und allen Innereien, was bis in die Neuzeit hinein durchaus noch üblich war, erhielten Fleischesser die lebenswichtigen n-3-HUFA, vorgefertigt und in ausreichender Menge.

Heute werden hingegen die Schlachttiere mit allem Möglichen gefüttert: mit Weizen, Mais und anderem Getreide, Soja, Magermilchpulver und manchmal auch mit dem »Mehl« von Artgenossen, die selbst zuvor nicht immer artgerecht ins Gras gebissen hatten. Bei der neumodischen Tierhaltung reichern sich natürlich vor allem die Omega-6-Fettsäuren dieses Futters im Fleisch an: Denn Getreide und Sojabohnen gehören zu den Pflanzen mit den höchsten Gehalten dieser Fettsäurenfamilie.

Heute kann nur noch Wildfleisch als interessante Omega-3-Quelle angesehen werden. Das Fleisch, die Innereien und vor allem das Hirn und das Knochenmark von Rehen, Hirschen und Antilopen enthalten nicht nur viel mehr ungesättigte Fettsäuren als jenes unserer domestizierten Tiere, sondern vor allem sehr viel mehr hoch ungesättigte Omega-3-Fettsäuren. Dazu kommt ein wesentlich ausgewogeneres Verhältnis von n-6- zu n-3-HUFA: Während dies beispielsweise bei mit Getreide gefütterten Rindern – je nach Haltung – im Bereich von vier zu eins bis siebzehn zu eins liegt, findet man beim Wild Bereiche von zwei zu eins bis höchstens sechs zu eins – ein eklatanter und mit Sicherheit gesundheitsrelevanter Unterschied![12]

Wenn das übliche Fleisch als Omega-3-Quelle ausfällt und jemand keinen Fisch mag, dann muss er – wie in diesem Buch bereits gesagt – wenigstens reichlich von der Vorläufersubstanz zu sich nehmen. Das ist die alpha-Linolensäure (ALA). Die wichtigsten Quellen dieser pflanzlichen Omega-3-Fettsäure sind verschiedene Pflanzensamen und grüne Blattgemüse. Aus den Samen wiederum gewinnt man entsprechende Öle: Leinöl steht mit einem Anteil von rund 50 Prozent alpha-Linolensäure an der Spitze, gefolgt von Rapsöl mit neun Prozent und Sojaöl mit sieben. Ansonsten bleiben noch Nüsse, vor allem Walnüsse und Walnussöl, Samenkeimlinge oder eben die grünen Gemüse wie Lauch, Portulak, Rosenkohl und Spinat oder auch grüne Algen.[13]

Seit kurzer Zeit weiß man noch genauer, wie wichtig n-3-HUFA sind. Man hat nämlich entdeckt, dass sie gewisse Faktoren in bestimmten Genen »anknipsen«, das heißt aktivieren, können. Umgekehrt können sie auch verschiedene genetisch verankerte Reaktionen hemmen.[14–16] Das heißt: Ohne diese Omega-3-Fettsäuren wäre es so, als hätten wir diese genetische Veranlagung gar nicht. Sie helfen also in entscheidender Weise, den Stoffwechsel und verschiedene andere Körperfunktionen zu steuern. Beispielsweise nimmt man an, dass sie eine Ausprägung derjenigen Gene fördern, die einer Fettanlagerung im Gewebe entgegenwirken. Auch sollen sie die Wärmeentwicklung und die Verbrennung freier Fettsäuren im Körper fördern, womit sich auch der Triglycerid senkende Effekt von Fischöl erklären würde. Zu guter Letzt scheinen sie bei hoher Anreicherung in den Zellmembranen die Insulinsensitivität bzw. die Glukoseaufnahme in die Zellen zu fördern.[17-19]

Andere Wirkungen sind schon genauestens bekannt: Sie wirken gefäßerweiternd und blutdrucksenkend, hemmen die Blutgerinnung und damit die Thromboseneigung und können die Verformbarkeit der roten Blutkörperchen erhöhen, was sich in einer Verbesserung der Blutfließeigenschaften bzw. Durchblutung der kleinsten Gefäße in den Geweben niederschlägt. Darüber hinaus stabilisieren sie den Herzrhythmus und helfen damit, dem plötzlichen Herztod vorzubeugen. Nicht zuletzt hemmen sie Entzündungsvorgänge im Körper.[16,20,21] Und für Menschen mit Syndrom X besonders wichtig: Sie helfen, den Blutfettspiegel nach dem Essen niedrig zu halten, und mindern damit arteriosklerotische Effekte.[22] Wer würde wohl unter diesen Umständen auf die Omega-3-Fettsäuren verzichten?

Genau das geschieht aber. Wir sind seit Jahrzehnten dabei, und zwar nicht ganz freiwillig, auf eine adäquate Versorgung mit Omega-3-Fettsäuren zu verzichten. Denn unsere Ernährung wird völlig von den Gegenspielern, den Omega-6-Fettsäuren, dominiert. Diese sind zwar auch lebenswichtig, aber es kommt – wie so oft im Leben – auf das Maß und das Gleichgewicht an.

Die Muttersubstanz der Omega-6-Fettsäuren, die Linolsäure, beziehen wir hauptsächlich aus Weizen, Mais, Soja, Sonnenblumen und Baumwollsaat und inzwischen, wie oben erwähnt, auch aus »Kerndl gefütterten« Borsten- und Rindviechern, Hühnern und Truthähnen. Getreide für alle ist das Motto. Da ist immer mehr als genügend Linolsäure drin, die von den »Ernährungsexperten« jahrzehntelang nach dem Motto »viel hilft viel« als »besonders wertvoll« eingeschätzt wurde. Die Linolsäure war frühzeitig als essenziell und Cholesterin senkend entdeckt worden – man kann sich vorstellen, was das bedeutete: Mit einem Schlag war diese Säure groß »in«, und nichts konnte ihren einzigartigen Siegeslauf mehr stoppen. So wurde sie zum »Star« unter den Fetten. Alle wollten sie überall dabeihaben. Die Ernährungspäpste waren hingerissen und sind es immer noch. Denn wenn etwas das LDL senken kann, muss es ja vor Herzinfarkt schützen und »sooo« gesund sein! Und auf diese Weise wurden alle gesunden Bürger über Jahrzehnte mit der Botschaft in den Mittagsschlaf gelullt, die tierischen Fette seien zu streichen und die guten linolsäurereichen Pflanzenfette aufzutischen.

Dabei ist die Linolsäure eigentlich gar nicht lebensnotwendig. Wichtig sind nur ihre langkettigen Abkömmlinge, die Dihomo-Gamma-Linolensäure und die Arachidonsäure. Letztere beziehen wir damals wie heute reichlich aus Fleisch – kein Problem. Die DGLA aber kommt heute in der Nahrungskette ganz selten vor. Sie wäre im Samen bzw. im Öl mancher heute nur noch selten vorkommenden Pflanzensamen enthalten, aber wer isst schon Nachtkerzenöl? Wenn der Körper die DGLA nicht in genügendem Maße durch Kettenverlängerung aus Linolsäure herstellt, kann es zu spezifischen Mangelsymptomen – Hautekzemen beispielsweise – kommen. Da hilft dann ein Präparat aus Nachtkerzenöl, das es in der Apotheke zu kaufen gibt. Von der Linolsäure und den anderen Omega-6-Fettsäuren bräuchten wir eigentlich insgesamt nur fünf oder sechs Gramm pro Tag. In der Realität ist es heute die doppelte oder dreifache Menge. Von den Elementen der anderen Familie, den Omega-3-Fettsäuren, haben wir andererseits ganz wenig in den üblichen Nahrungsmitteln. Das ergibt ein Verhältnis von Omega-6- zu Omega-3-Fettsäuren von etwa zwölf zu eins, bei besonders gesundheitsbewussten Margarine- und Sonnenblumenöl-Fetischisten auch von bis zu fünfundzwanzig zu eins.[19,23]

Zu viel von der einen Familie blockiert aber die andere im Fortkommen. Das heißt: Eine solch hohe Zufuhr von Linolsäure über die heute üblichen Mengen an Pflanzenölen und Getreideprodukten hemmt die Verlängerung der alpha-Linolensäure zu den hoch ungesättigten Omega-3-Fettsäuren. Das kommt einem Omega-3-Mangel gleich. Das beste Verhältnis von Omega-6 zu Omega-3 für eine reibungslose Kettenverlängerung ist 2,3 zu 1 – genau so, wie es beispielsweise im Muskelfleisch von Wild vorliegt.[12,13,19,24,25] Immer diese tierischen Fette ...

Unerwünschte Nebenwirkungen der »wertvollen« Pflanzenfette

Bei erhöhter Zufuhr von mehrfach ungesättigten Omega-6-Fettsäuren werden verschiedene unerwünschte Wirkungen beobachtet. Dazu gehören beispielsweise vermehrte Linolsäurezufuhr im Vergleich zu einer mit gesättigten Fettsäuren (SAFA) und die Gerinnungsneigung bei erhöhter Fibrinkonzentration.[26] Linolsäure führt zu einer Aktivierung der Blutplättchen. In aktiviertem Zustand beeinflussen sie subendotheliale Strukturen in ungünstiger Weise und geben vasoaktive Substanzen ab, die die Formation von atherosklerotischen Plaques fördern.[27] Die n-6-PUFA erhöhen im Vergleich zu SAFA und einfach ungesättigten Fettsäuren die Oxidationsneigung von LDL und damit ihre Atherogenität.[28–31] Darüber hinaus konnte auch nachgewiesen werden, dass n-6-PUFA im Vergleich zu SAFA die Produktion von Stickstoffmonoxid am Endothel hemmen, wahrscheinlich über eine Induzierung von oxidativem Stress.[32] Damit wird eine Funktionsstörung des Endothels initiiert, was ebenfalls die Atherogenese begünstigt. Schließlich wird den n-6-Fettsäuren auch noch ein immunsuppressiver und Krebs fördernder Effekt zugeschrieben.[33,34]

Wir wissen, dass in Millionen von Jahren der menschlichen Evolution die beiden Fettsäurefamilien weitgehend im Verhältnis von eins zu eins bis zwei zu eins konsumiert wurden.[19,25,35] Mit der für Jäger und Sammler typischen Nahrung kam man auf wesentlich weniger Omega-6- und auf viel mehr Omega-3-Fettsäuren, als es heute der Fall ist. Mit den »Errungenschaften« des industriellen Fortschritts kam das physiologisch bedenkliche Ungleichgewicht zwischen den beiden Fettsäurefamilien in unsere Ernährung. Einerseits werden Getreide und mit Lösungsmitteln daraus extrahierte Öle, reich an Omega-6-Fettsäuren, in Massen produziert. Damit man das auch in unserer Zeit verkaufen kann, wird ihnen flugs das Image »gesund« verpasst. Das ist mithilfe gewisser »Weißkittel« nachhaltig gelungen. Andererseits sind die Quellen für Omega-3-Fettsäuren nach und nach durch moderne Produkte verdrängt worden.

Tatsächliche und empfehlenswerte Zufuhr von Omega-3-Fettsäuren

In den USA, wo die genauesten Untersuchungen vorliegen, konsumiert man zur Zeit etwa 1,1 bis 1,6 Gramm ALA und etwa 0,1 bis 0,2 Gramm EPA plus DHA, also zusammen etwa 1,2 bis 1,8 Gramm Omega-3-Fettsäuren am Tag. Nach neuesten Empfehlungen der weltweit führenden Experten sollte man aber den ALA-Konsum auf 2,2 Gramm und den EPA- plus DHA-Konsum auf 0,65 Gramm pro Tag anheben – zusammen also auf rund drei Gramm Omega-3-Fettsäuren, was etwa einer Verdopplung gleichkäme. Gleichzeitig wird empfohlen, den Konsum an Linolsäure (Omega-6) auf rund sieben Gramm pro Tag zu reduzieren, damit man das optimale Verhältnis von 2,3 zu 1 erreicht.[19,23]

In den USA haben einige Experten diese Entwicklung seit vielen Jahren erkannt und fordern ein Umdenken. Inzwischen empfiehlt man eine Verdoppelung der Zufuhr an Omega-3-Fettsäuren und eine Einschränkung des Konsums an Linolsäure (Omega-6) auf rund sieben Gramm pro Tag, um damit dem optimalen Verhältnis der beiden Fettsäurefamilien möglichst nahezukommen.[19]

Was bedeutet das für die Praxis? Wie kann man solch eine Steigerung der Zufuhr von Omega-3-Fettsäuren erreichen? Darauf werde ich im letzten Kapitel noch näher eingehen. Zuvor möchte ich noch kurz eine Studie vorstellen, die in Expertenkreisen Weltruhm erlangt hat:

Ende der 1980er-Jahre unterzogen der berühmte französische Forscher Professor Serge Renaud und sein Assistent Michel de Lorgeril an der Uniklinik in Lyon (Frankreich) 600 Herzinfarktpatienten einer kontrollierten klinischen Untersuchung. Man wollte den Effekt einer Anreicherung der Kost mit alpha-Linolensäure (Omega-3) testen. Dazu teilte man die Probanden in zwei Gruppen: Die eine bekam die übliche Krankenhauskost, etwas fettreduziert zwar, aber mit einem relativ hohen Anteil an pflanzlichen Omega-6-Fetten. Die andere Gruppe erhielt eine »mediterrane« Diät: Sehr viel Obst und Gemüse, und anstelle der Sonnenblumen- und Sojamargarinen wurden Rapsöl und spezielle Rapsölmargarinen, die damals noch gar nicht auf dem Markt erhältlich waren, eingesetzt. Mit dieser Rapsdiät sank zwar weder der Cholesterinspiegel noch der Blutdruck und auch kein anderer der »klassischen« Risikofaktoren bei den Herzpatienten. Aber siehe da, nach zwei Jahren waren in der Rapsölgruppe, im Vergleich zur anderen, 72 Prozent weniger Herzinfarkte und 70 Prozent weniger Todesfälle zu beklagen.[5]

Diese Untersuchung ist das bis heute erfolgreichste Herzinfarkt-Präventionskonzept aller Zeiten. Die Studie hat mit Recht für Furore gesorgt. Die Protagonisten hatten nur ein Problem zu meistern: Das Image von Lyon (Wurst!) und Rapsöl (Dieseltreibstoff!) war nicht marketinggerecht. Da griffen flugs die cleveren Werbeleute ein: Sie nannten das Ganze »Kretadiät« und gaben in diversen Büchern und Hochglanzbroschüren imagegerecht vor, der grandiose Gesundheitserfolg sei dem reichlichen Konsum von Olivenöl zu verdanken. Aber wen kümmert schon dieser klitzekleine Verbraucherbetrug ...

KAPITEL 17

Die Nuss, das verkannte Wesen

Verboten – steht über dieser Rubrik. In anderen Werken nennt sie sich auch »nicht empfehlenswert«. Vor mir liegt einer jener praktischen Handzettel, von einer weltweit bekannten deutschen Pharmafirma angefertigt, die den Patienten in der Arztpraxis ausgehändigt werden, wenn sie ihre Ernährung »umstellen« sollen. Da findet sich alles genau eingeteilt in »gute« und »böse« Nahrungsmittel, in »zu bevorzugende« und in »zu meidende« Produkte.

Unter »verboten« finden sich natürlich die üblichen Verdächtigen aus dem tierischen Bereich, aber interessanterweise auch Pflanzliches. Immer ganz zuvorderst genannt sind die Nüsse und Avocados, früher auch die Oliven. Nun, Letztere haben den Durchbruch bereits geschafft und »schützen« seit Neuestem sogar vor Herzinfarkt. Warum und wie, hat sich mir bis heute nicht erschlossen. Aber warum sind Nüsse eigentlich tabu? Ich schätze, weil sie vor Fett triefen und überdies mit Kalorien geschwängert sind. Und da jeder selbst ernannte Ernährungsexperte inzwischen weiß, wie übel der Bauch fette Kalorien nimmt und wie sehr sie die Menschheit krank machen, müssen die Nüsse eben als Bösewichte herhalten. In Wirklichkeit verhält es sich mit der Nuss ganz anders: Sie gehört in die Kategorie der »zu bevorzugenden Nahrungsmittel«, und zwar ganz weit nach oben. Wenn Sie mir jetzt nicht glauben, werte Leserin und werter Leser, dann machen Sie folgendes Experiment:

Essen Sie ab sofort ein paar Wochen lang täglich einige Hände voll Nüsse! Und zwar immer, wenn Sie Hunger und Appetit darauf haben. Am besten stellen Sie eine schöne Mischung zusammen. Zahlreiche Walnüsse sollten stets dabei sein, dann natürlich auch Mandeln, Hasel- und auch Erdnüsse – obwohl Letztere ja eigentlich keine Nüsse sind, sondern Hülsenfrüchte. Ändern Sie sonst nichts an Ihrem Lebenswandel. Wiegen Sie sich jetzt und auch später, nach Abschluss Ihrer Nussknackersuite. Falls Sie es noch genauer wissen wollen, dann lassen Sie sich noch ganz schnell einen Bluttest beim Arzt machen: Gesamtcholesterin, LDL, VLDL, HDL – und bitte die Triglyceride nicht vergessen.

Wundern Sie sich nicht, wenn nach einigen Wochen Ihr Cholesterinspiegel, vor allem das LDL, um 10 oder sogar um 20 Prozent gesunken und Ihr HDL ein wenig angestiegen ist. Die Triglyceride werden um 10, 15 und, wenn Sie Glück haben, 20 Prozent reduziert sein, und entsprechend wird sich der für das Syndrom X wichtige Quotient von Triglyceriden zu HDL-Cholesterin so dramatisch verbessert haben, dass da kaum ein Medikament Ihres Arztes mehr mithalten kann. Und wahrscheinlich geht auch das Lp(a) zurück. Wenn der Arzt die dramatische Verbesserung Ihrer Blutfettquotienten bemerkt haben sollte, dann müssen Sie ihm ja nicht sofort erzählen, dass der Erfolg durch krasses Nichtbefolgen seiner Anordnungen zustande kam ...

Die Wirkung der Nüsse, die zum Teil in strengstens kontrollierten Studien untersucht wurden, sind natürlich in der medizinischen Fachliteratur für alle Interessierten einsehbar – man muss sie nur beachten. Das scheint für manche Fachgesellschaften zu unangenehm zu sein. Auf alle Fälle: Walnüsse tun es, Mandeln tun es, Haselnüsse, Pistazien, Macadamia- und Erdnüsse tun es auch – obwohl ...[1-17] Welche Nuss Sie nehmen, scheint also »Wurst« zu sein, und es muss zu allem Luxus nicht einmal unbedingt eine Nuss sein. Mögen Sie vielleicht keine Nüsse? »Don't worry«, in diesem Fall könnten Sie auch mit den fetten Avocados ähnlich »happy« werden.[18-20]

In der bisher genauesten kontrollierten Stoffwechselstudie hat man, ausgehend von der amerikanischen Durchschnittsernährung, die Wirkung einer mit Erdnüssen und Erdnussbutter fett gemachten Kost (36 Prozent Fett) direkt mit der Wirkung der von der Amerikanischen Herzgesellschaft empfohlenen fettarmen Diät (Stufe-II-Diät mit 25 Prozent Fett) verglichen.

Die fettreiche Erdnussdiät senkte das LDL genauso effektiv wie die Stufe-II-Diät. Aber im Gegensatz zu dieser verringerte sie nicht das HDL. Die offizielle »Herzdiät« erhöhte die Triglyceride um 21 Prozent, die verbotene Nussdiät senkte sie um 12 Prozent. Im Endeffekt errechneten die Wissenschaftler der amerikanischen Penn State University im Computermodell für die Nussdiät eine im Vergleich zur Herzdiät doppelt so günstige Herzschutzwirkung[21] – nicht schlecht für eine »Gesundheitssünde«.

Was steckt in der Nuss? Diese Spezies mit harter Schale und schmackhaftem Kern besteht zu 50 bis 70 Prozent aus Fett und zu 10 bis 20 Prozent aus Eiweiß. Das Fett ist überwiegend einfach ungesättigt – mit Ausnahme der Walnuss. Diese enthält überwiegend mehrfach ungesättigte Fettsäuren, aber auch mit Abstand die meisten Omega-3-Fettsäuren aller Nüsse und das beste Verhältnis von Omega-6 zu Omega-3.

Was die Wissenschaftler aber so verblüfft, ist die Beobachtung, dass der Nusskonsum das LDL-Cholesterin weit mehr senkt, als es das Fettsäurenspektrum erwarten ließe.[21] Sie erklären dies mit dem hohen Anteil an Eiweiß, von löslichen und nichtlöslichen Ballaststoffen, von Phytosterolen (Pflanzenhormonen) und anderen biologisch aktiven sekundären Inhaltsstoffen. Genau weiß man es aber nicht. Die Nüsse wahren ihr Geheimnis. Hingegen weiß man genau, dass im Nusseiweiß sehr viel Arginin enthalten ist, eine Aminosäure, aus der im Stoffwechsel NO hergestellt wird, das in Kapitel 2 besprochene wichtige gefäßschützende Stickoxid. Darüber hinaus sind Nüsse gute Quellen für Vitamin E, Folsäure (ein B-Vitamin), Magnesium, Kalium und Kupfer.

Die aufwändigste Untersuchung und genaueste Auswertung kommt wieder einmal von der Harvard-Universität in Boston: die Nurses Health Study. Dort hatte man bei 86 000 Frauen den Nusskonsum der vergangenen 14 Jahre mit dem Auftreten von Herzinfarkt in Beziehung gesetzt. Das Ergebnis ist für Sie vielleicht jetzt gar nicht mehr so verblüffend: Bei den Damen, die mindestens fünf Portionen Nüsse in der Woche verspeist hatten, fand sich ein 35 Prozent niedrigeres Herzinfarktrisiko als bei denjenigen, die Nüsse nur selten aßen oder ganz verschmähten.[22] Dabei hatten die Wissenschaftler alle nur erdenklichen Einflüsse für Herzinfarkt – wie Rauchen, Übergewicht, Bewegung und so weiter – in die Risikoberechnung einbezogen. Es nützte alles nichts: Die Nuss blieb ungeknackt. Nur ihre Wirkung konnte die gesenkte Herzinfarktrate erklären.

Im Grunde haben die Harvard-Forscher nur bestätigt, was in zwei weiteren US-amerikanischen Langzeitbeobachtungsstudien schon angedeutet worden war. Auch bei diesen Untersuchungen hatte man schon einen klaren dosisabhängigen Rückgang der Herzinfarktsterblichkeit – in einer sogar auch der Gesamtsterblichkeit – festgestellt, je mehr Nüsse von den Teilnehmern verzehrt wurden. Das galt für Alt und Jung, für Frauen und Männer. Allerdings musste man mindestens einmal pro Woche Nüsse essen, sonst half es nichts.[23]

Schließlich kommt noch eine indirekte Bestätigung aus einer kontrollierten klinischen Studie an indischen Herzinfarktpatienten aus England.[24,25] Dort bekam die eine Gruppe von Patienten die übliche fettreduzierte Krankenhauskost und die andere eine an Obst, Gemüse und Nüssen reiche Kost. Mit den Nüssen wurde die Zufuhr von Omega-3-Fettsäuren signifikant gesteigert. Das Ergebnis nach zwei Jahren: Die Reinfarktrate war in der Nussgruppe um 42 Prozent und die Gesamtsterblichkeit um 45 Prozent reduziert. Wer nicht gerade blind oder eine hoffnungslose ernährungswissenschaftliche »Nuss« ist, kommt an der fetthaltigen Nuss als »Herzschutz« nicht mehr vorbei.[26] Man darf gespannt sein, wie lange es dauern wird, bis die Pastoren der Ernährungsberatung aus ihrem Dauerschlaf aufwachen. Oder möchte man vielleicht die positive Kraft der Nüsse auch weiterhin verleumden, damit die Auftragslage der Pharmaindustrie und der Ärzte keinen Schaden nimmt?

KAPITEL 18
Tierisch gutes Eiweiß

Für Hunderte von Millionen Menschen auf der Welt ist auch im neuen Millennium »Hunger« das quälendste Problem. Wenig Nahrung heißt wenig Nährstoffe. Zu wenig Eiweiß ist die typische Mangelerkrankung in Hungergebieten. Dieser Proteinmangel hat dramatische gesundheitliche Folgen, auf die ich hier aber nicht näher eingehen werde. Das Problem geht auf die Unfähigkeit des Körpers zurück, sich durch Umwandlung von anderen Nährstoffen sein »persönliches« Eiweiß aufbauen zu können. Aus Kohlenhydraten beispielsweise kann er Fett oder aus Eiweiß Glukose aufbauen. Er ist aber gezwungen, kontinuierlich gewisse Aminosäuren vorgefertigt zugeführt zu bekommen. Diese sind somit lebenswichtig, also »essenziell«. Am reichlichsten finden sich die essenziellen Aminosäuren in tierischen Produkten. Als Mindestbedarf für Eiweiß nimmt man 35 bis 40 Gramm pro Tag für einen durchschnittlichen Erwachsenen an, sofern all die »essenziellen« Aminosäuren darin enthalten sind.

In jüngster Zeit hat man in wissenschaftlichen Untersuchungen deutliche Hinweise dafür gefunden, dass eine mangelhafte Eiweißversorgung zu einer Störung der Betazellen in der Bauchspeicheldrüse führt, die für die Insulinsynthese zuständig sind. Die Folge wären sowohl eine mangelnde Insulinproduktion als auch eine unzureichende Insulinwirkung. Wenn der Eiweißmangel dauerhaft und diese Funktionsstörung erst einmal chronisch geworden ist, scheint sich das nicht mehr durch entsprechende Eiweißgaben beheben zu lassen. Daraus leitet man ab, dass Kinder, die über längere Zeit mangelernährt waren, im späteren Leben mit einer sehr viel höheren Wahrscheinlichkeit insulinresistent werden und entsprechend häufig einen Typ-2-Diabetes entwickeln. Diese Zusammenhänge könnten eine weitere Erklärung dafür sein, dass in der »Dritten Welt« die Häufigkeit an Diabetes in den letzten Jahren, parallel zur

Verstädterung und zum plötzlichen hohen Kalorienangebot über leichter verfügbare kostengünstige Kohlenhydrate und pflanzliche Fette, derart zugenommen hat.[1]

Wir Glücklichen in den Industriestaaten kennen gottlob keinen echten Hunger mehr. Heutzutage sind sogar die Menschen aus der untersten Einkommensschicht besonders häufig übergewichtig. Und an Eiweißmangel muss hier sicher niemand leiden. Im Schnitt konsumieren beispielsweise deutsche Frauen knapp 70 und die Männer etwa 90 Gramm, die US-Amerikaner um die 100 Gramm Eiweiß pro Tag. In den meisten industrialisierten Ländern nimmt Protein einen Anteil von etwa 13 bzw. 17 Prozent der täglichen Kalorien ein, wobei der Anteil von tierischem Protein etwas höher ist als der von pflanzlichem.

Gewisse Vertreter der Ernährungswissenschaft bezeichnen seit Langem einen solch hohen Konsum von Eiweiß, insbesondere von tierischem, als »Gesundheitsrisiko«. Vor diesem derzeitigen »zu hohen« Konsum wird sogar ausdrücklich gewarnt. Beispielsweise formuliert eine bekannte deutsche Fachgesellschaft seit vielen Jahren »Zehn Regeln für eine vollwertige Ernährung«, nach denen sich die deutschen Verbraucher richten sollen, um ihre Gesundheit zu optimieren. Dabei lautet die siebte Regel: weniger tierisches Eiweiß. Da sind sie wieder, die üblichen Verdächtigen: »zu viel« Eiweiß, vor allem zu viel »tierisches«. Ich frage mich dabei immer: zu viel für wen oder für was?

Was tut uns die heute übliche Menge Eiweiß denn eigentlich »Böses« an, vor allem das tierische? Vier Thesen stehen hier zur Diskussion: Erstens – viel Eiweiß wirke »toxisch«, zweitens – viel Eiweiß schädige die Niere, drittens – viel Eiweiß führe zu Osteoporose, und schließlich viertens – viel Eiweiß sei mit viel tierischem, »gesättigtem« Fett und Cholesterin verbunden und begünstige auf diese Weise Herz-Kreislauf-Erkrankungen.

Zum ersten Punkt: Aminosäuren sind biologisch hochaktive Substanzen, sodass man davon ausgehen kann, dass ein Zuviel mit entsprechenden unerwünschten Nebenwirkungen einhergeht. Außerdem enthält Eiweiß Stickstoff, der immer mit der Niere als Harnstoff ausgeschieden werden muss, damit er den Körper nicht schädigt. Die Leber muss dafür entsprechende Enzyme zur Verfügung stellen. Nach theoretischen Berechnungen liegt die Obergrenze, mit der ein durchschnittlicher Mann von 80 Kilogramm noch zurechtkommt, bei etwa 250 Gramm Protein pro Tag.[2] Allerdings ist bei gesunden Menschen eine toxische Wirkung nie bewiesen worden.[3] Am ehesten könnte das bei kritisch erkrankten bzw. vorgeschädigten Menschen erwartet werden.[4]

Zu Punkt zwei: Die Nierengeschichte – seit Jahren in aller Ernährungsberaterinnen Munde – ist wieder einmal so ein unsägliches Dogma, das aus heißer Luft und viel Fantasie besteht. Folgendermaßen wurde dieser Heißluftballon gestartet: Man beobachtete, dass nach eiweißreicher Kost die Durchblutung der Niere und ihre Filtrierleistung gesteigert werden. Bei Menschen mit beginnendem Nierenversagen müssten entsprechend immer weniger intakte Niereneinheiten all die Arbeit des nicht mehr funktionierenden Organs übernehmen. Wenn man also mit beginnendem Nierenversagen viel Eiweiß konsumiert, müsste der Stress für die Niere zunehmen und im Endeffekt zu deren schnellerem Versagen beitragen – hat man sich überlegt.[5] Und – schwupps! – war daraus ein Eckpfeiler der modernen Ernährungslehre geworden: Viel Eiweiß schädigt die Niere.

Kürzlich wurde der Erfolg einer Eiweißeinschränkung bei Nierenerkrankten in einer Metaanalyse überprüft. Das Ergebnis: Die Fantasie übertrifft die Realität bei Weitem.[6] Nun wird Patienten mit leicht eingeschränkter Nierenfunktion keine Eiweißeinschränkung mehr empfohlen. Bei fortgeschrittener Nierenerkrankung ist eine Einschränkung möglicherweise von Vorteil, und entsprechend wird eine Eiweißzufuhr bis zu 0,8 Gramm pro Kilogramm Körpergewicht erlaubt. Das entspricht den gängigen Empfehlungen für Gesunde.

Doch wer leidet eigentlich unter Nierenversagen? Von diesem zum Glück seltenen Leiden sind vor allem Diabetiker betroffen. Nach langer Diabetesdauer und permanent erhöhten Blutzuckerwerten kann sicherlich eine Nierenschädigung eintreten. In Bevölkerungsuntersuchungen haben etwa 30 Prozent der Diabetiker eine leichte und etwa 10 Prozent der Diabetiker eine ausgeprägte Nierenschädigung.[7,8] Aber was hat das mit Gesunden zu tun?

Wie steht es bei Übergewichtigen, die mit hoher Wahrscheinlichkeit irgendwann insulinresistent werden und ein Syndrom X entwickeln? Diese Frage wurde kürzlich bei einer kontrollierten Studie an der Universität von Kopenhagen untersucht.[9–11] Man hatte zu dem Zweck 65 Dicke gesucht, die bereit waren, sich mit zwei verschiedenen Diätformen abspecken zu lassen. Beide Diäten waren relativ fettarm, doch enthielt die eine 25 Prozent Eiweiß und 45 Prozent Kohlenhydrate und die andere 12 Prozent Eiweiß und 58 Prozent Kohlenhydrate. Während der ersten sechs Monate nahmen die Probanden mit beiden Diäten schön ab, wobei die eiweißreich Ernährten drei Kilo mehr schafften. Und die Nieren? Man fand heraus, dass unter der proteinreichen Kost die Nieren der Probanden zu wachsen anfingen, offenbar um sich mit mehr Kapazität für die Mehrarbeit zu wappnen. Auf diese Weise konnten sie tatsächlich ihre Nierenleistung um rund zehn Prozent gegenüber den eiweißarm ernährten erhöhen. Keine Anzeichen einer Schädigung waren zu erkennen. Entwarnung also, solange man nicht schon seit Jahren Diabetiker ist. Und die These, dass ein Gesunder von Eiweiß nierenkrank wird, kann man getrost ins oberste Regal zu den anderen »Ernährungsmärchen« legen oder besser noch zum Altpapier.

Die Osteoporose-Story, der dritte Punkt, ist hingegen schon etwas ernster zu nehmen. Öfter war unter experimentellen Bedingungen, bei hoher Zufuhr reinen Proteins, ein vermehrter Abbau von Kalzium aus den Knochen beobachtet worden.[12] Andere Studien konnten das andererseits nicht bestätigen. Möglich, dass bei gleichzeitig genügend hoher Kalziumzufuhr eine vermehrte Resorption im Darm alle Kalziumverluste ausgleichen kann.[13] Außerdem hängt der Kalziumhaushalt noch von vielen weiteren Faktoren ab, unter anderem von der Höhe der gleichzeitigen Versorgung mit Phosphat, Magnesium und Vitamin D, von der Menge an Getreide und seinem Phytat, das die Mineralstoffresorption hemmt, und nicht zuletzt vom Ausmaß der Bewegung. Die Lage lässt sich bislang einfach nicht überblicken. Osteoporoseexperten streiten sich aufs Heftigste und werfen Dutzende ungeklärte Fragen in den Raum, vermögen aber leider keine konkreten Antworten zu geben.[14-16]

Man kann wohl davon ausgehen, dass unter realistischen Bedingungen, mit natürlichen Nahrungsmitteln und einer gemischten, abwechslungsreichen Kost, die reichlich Gemüse und Milchprodukte enthält, sowie einem Mindestmaß an täglicher Bewegungsaktivität eine Knochenentkalkung unwahrscheinlich ist.[16] Jedenfalls konnten epidemiologische Studien für hohe Eiweißzufuhr mehrheitlich kein Osteoporoserisiko belegen. In einer ganz neuen Langzeitbeobachtungsstudie stand hoher Proteinkonsum sogar mit einer gesenkten Rate an Knochenbrüchen in Beziehung.[17]

Und schließlich zu Punkt vier: das Herz-Kreislauf-Risiko. Was passiert beispielsweise mit dem Blutzucker, dem Insulin und dem Fettstoffwechsel, wenn man mehr Eiweiß isst als heute üblich? Für Menschen mit Insulinresistenz und Syndrom X bietet es sich an, nach sinnvollen Alternativen zu suchen, um die Kohlenhydratzufuhr einschränken zu können. Etwas mehr Fett, wie in Kapitel 15 beschrieben, zeigt ja schon einmal einen wünschenswerten Effekt an. Aber wie steht es damit, wenn man nun Kohlenhydrate gegen Eiweiß austauscht?

Eiweiß erhöht den Blutzuckerspiegel nur geringfügig, am wenigsten dasjenige aus Rindfleisch und Fisch.[18] Bei Gesunden erhöht Eiweiß aber, unabhängig von seiner geringen Blutzuckerwirkung, den Insulinspiegel auf mittlere, bei Diabetikern sogar auf hohe Werte. Warum das so ist, weiß man nicht ganz genau. Welche Bedeutung bzw. welche gesundheitlichen Konsequenzen diese Entdeckung hat, weiß man auch nicht – abgesehen davon, dass es in der Tendenz den Blutzucker niedrig hält.[19–21]

In Tierversuchen ist beobachtet worden, dass Taurin, ein Protein, das überwiegend mit Rindfleisch aufgenommen wird, die Insulinsensitivität verbessert.[22] Bei kontrollierten Studien an insulinresistenten Menschen hat eine stark kalorienreduzierte, proteinreiche Kost (30 bzw. 45 Prozent Eiweiß) im Vergleich zu einer kohlenhydratreichen Ernährung ebenfalls zu einer deutlichen Verbesserung der Insulinsensitivität geführt.[23,24] Viel mehr ist zu dieser Frage nicht bekannt.

Außerdem scheint eine hohe Eiweißzufuhr bei freier Nahrungsauswahl das anfängliche Abnehmen zu verstärken.[9,11] Das ist damit erklärbar, dass Protein von allen Nährstoffen die schnellste Sättigung bzw. ausgeprägteste Sattheit auslöst. Darüber hinaus verbraucht die Verstoffwechslung von Eiweiß bis zu 30 Prozent des eigenen Energiegehalts, was unter anderem dazu führt, dass bei eiweißreicher Reduktionsdiät der Grundumsatz während des Hungerns nicht so weit abfällt.[9,25] Ob aber »eiweißreich« ein auf Dauer erfolgreiches Abnehmen ermöglicht, ist eine andere Frage, bei der ich sehr skeptisch bin. Dies konnte bislang auch nicht demonstriert werden.[9] Viel realistischer erscheint mir, dass eine eiweißreiche Kost aufgrund ihrer gerade geschilderten Eigenschaften dabei behilflich ist, nicht noch weiter zuzunehmen.

Und der Fettstoffwechsel? Zu dieser Frage hat Professor Bernard Wolfe von der University of Western Ontario (Kanada) in den letzten Jahren bahnbrechende Untersuchungen durchgeführt. In mehreren streng kontrollierten Stoffwechselstudien ersetzte er einen Teil der Kohlenhydrate mit einer kalorisch entsprechenden Menge Eiweiß – bei gleich bleibendem Fettgehalt. Damit steigerte er den Eiweißgehalt der Kost in Bereiche von 22 bis 27 Prozent und senkte im Austausch den Kohlenhydratgehalt in Bereiche von 40 bis 45 Prozent. Als Proteinquellen setzte er überwiegend tierisches Eiweiß ein: mageres Fleisch und Geflügel, mageren Fisch und magere Milchprodukte. Dieses Regime testete er sowohl bei Frauen und Männern mit erhöhten Cholesterinspiegeln wie auch bei ganz gesunden Menschen.[26-29]

All seine Untersuchungen führten zu den gleichen Ergebnissen: Die Anreicherung mit Eiweiß und die Einschränkung der Kohlenhydrate führten zu signifikanten Senkungen sämtlicher relevanter Blutfette und gleichzeitig zu einem Anstieg des HDL-Cholesterins. In Professor Wolfes neuester Studie an Probanden mit »normalen« Blutfettwerten kam es beispielsweise zu einer Senkung des Gesamtcholesterins um 5 Prozent, des LDL-Cholesterins um 9 Prozent, der Triglyceride um 26 Prozent, der VLDL-Triglyceride um 35 Prozent und zu einem gleichzeitigen Anstieg des HDL-Cholesterins um 5 Prozent. Dadurch wurde der Quotient von Gesamt- zu HDL-Cholesterin um 10 Prozent gesenkt. Die Verbesserung des Quotienten aus Triglyceriden zu HDL-Cholesterin belief sich sogar auf 30 Prozent.[29] Da kann man nur noch sagen: »Herz, was willst du mehr?«

Stimmt diese positive Bilanz auch mit Daten aus der Epidemiologie überein? Bislang sind sieben Langzeitbeobachtungsstudien am Menschen zum Einfluss des Eiweißkonsums auf Herzinfarkt durchgeführt worden. In einer fand sich tatsächlich ein direkter Bezug, ein erhöhtes Risiko. Allerdings hatte man bei der Auswertung dieser Studie wesentliche Einflussfaktoren statistisch unberücksichtigt gelassen.[30] Fünf Studien wiesen keinen Zusammenhang aus.[31-35] Und schließlich wurden kürzlich die Ergebnisse der Nurses Health Study aus der Ernährungsabteilung der Harvard-Universität in Boston (USA) veröffentlicht, die neueste und am sorgfältigsten ausgewertete Untersuchung zu dieser Frage.

Man hatte 80 000 Frauen über eine Zeit von 14 Jahren unter Beobachtung gehalten. Alle erdenklichen medizinischen und ernährungsbedingten Einfluss- bzw. Störvariablen waren dabei berücksichtigt worden. Dennoch kam man zum Resultat: Eine hohe Eiweißzufuhr – durch pflanzliches wie auch tierisches Eiweiß – senkt das Herzinfarktrisiko signifikant! Die Damen mit dem höchsten Proteinkonsum, in diesem Fall ein mittlerer Eiweißanteil von 24 Prozent, hatten im Vergleich zu jenen mit 15 Prozent Eiweiß eine um 26 Prozent gesenkte Herzinfarktrate. Es machte dabei keinen Unterschied, ob die hohe Proteinzufuhr mit einer gleichzeitig fettreichen oder fettarmen Kost erreicht wurde. Bei genauerer Betrachtung zeigte sich, dass vor allem das tierische Eiweiß mit der niedrigeren Herzinfarktsterblichkeit assoziiert war, denn Rindfleisch nahm mit rund 20 Prozent den größten Anteil an der Eiweißversorgung ein, gefolgt von Huhn mit 15 Prozent, Fisch mit 13 Prozent, Magermilch mit 10 Prozent, Käse mit 10 Prozent, dunkles Brot mit 8 Prozent, Weißbrot mit 7 Prozent und Frühstückscerealien mit 5 Prozent.[36]

Was gibt es sonst noch »Erschreckendes« zum Eiweiß zu berichten? Aus epidemiologischen Studien ergibt sich der Eindruck, als sei hohe Eiweißzufuhr mit niedrigerem Blutdruck verknüpft.[37–39] Das wäre eine mögliche Erklärung dafür, dass in der größten Langzeitbeobachtungsstudie Japans der höchste Proteinkonsum, und zwar speziell jener über Fleisch und Milchprodukte, mit der niedrigsten Sterblichkeitsrate für Schlaganfälle einherging.[40] Und nicht zuletzt noch einmal die Nurses Health Study: Sie ergab bei Frauen, die im Lauf der Studie Brustkrebs entwickelt hatten, dass sich mit der Steigerung des Eiweißkonsums, vor allem des tierischen, die Überlebenschancen signifikant verbesserten.[41]

Und so tönt es schrill in den Ohren jedes mit der Fachliteratur Vertrauten, dass die siebte Regel zur »gesunden Ernährung« der großartigsten deutschen Ernährungsfachgesellschaft auch noch Im Jahr 2000 lautet: weniger tierisches Eiweiß.

KAPITEL 19

Kann Fleischeslust denn Sünde sein?

In 20 Jahren Berufsleben als Ökotrophologe ist mir klar geworden, dass in der Ernährungsgemeinde nichts tiefer verwurzelt ist als der Glaube an »das Gute« in der Pflanze und »das Böse« im Fleisch. Eine knusprige Schweinshaxe ist der Inbegriff des Ungesunden. Und immer mehr Apostel und Jünger der Ernährungsgemeinde sind aufgebrochen zu einem Vollwert-fleischarm-Trip.

Frühere Vegetarierpäpste verbreiteten gerne die Sottise, wir müssten für die Abkehr von unserer »eigentlichen biologischen, frugivoren Urheimat« mit einer entsprechend hohen Sterberate und einer kurzen Lebenserwartung »büßen«.[1] Hierbei stellt sich die Frage, was mit »Urheimat« gemeint ist, die letzten 2, 20 oder 200 Millionen Jahre? Denn als wir in unserer Ururheimat noch als Einzeller in der »Ursuppe« schwammen, haben wir von Früchten noch nicht einmal geträumt. Damals gab es nur Wasser, ein paar Mineralien, Sauerstoff und Sonnenlicht.

Der Verzehr von toten Tierkörpern würde, so wurde und wird gelegentlich immer noch im Ernst verbreitet, die Abwehrkraft des Menschen überfordern und ihn auf diese Weise in seiner Kraft und Überlebensfähigkeit mindern. Dabei haben sich diese Philosophen offensichtlich niemals gefragt, wie der Homo sapiens sich in der rauen Vergangenheit wohl durchsetzen konnte, vor allem während der Eiszeiten im kalten Europa. Denn meines Wissens war damals der Import von afrikanischen Früchten noch nicht richtig in Schwung gekommen. Diese weisen Vegetariergurus schreiben jedoch sehr überzeugt dem Verzehr getöteter Pflanzen eine lebensfördernde Eigenschaft zu. Inuits mit ihrer Nahrung, die zu 90 Prozent aus getöteten Tieren besteht, treten wahrscheinlich nie in ihr Gesichtsfeld.

Noch einen der grandiosen »Fleischdichter« muss ich wenigstens kurz vorstellen: Dr. Reckeweg. Er sah vor allem das Schwein als des Menschen Übel. Der Verzehr von Schweinefleisch, so formulierte er, würde das Gewebe des Menschen aufweichen und verschleimen und sein Immunsystem angreifen. Für die Ladys besonders unangenehm – von runden Würsten würde man einen walzenförmigen Oberkörper und von Schinken einen dicken Hintern bekommen. Für das »starke« Geschlecht hatte er auch noch eine spezifische Warnung parat: Wenn Fußballer am Tag vor einem Spiel Schinken oder anderes vom Schwein äßen, hätte die Mannschaft keine Chance zu gewinnen. Das wurde selbst von gestandenen Medizinprofessoren zu Herzen genommen, und so hat vor noch gar nicht langer Zeit ein langjähriger ärztlicher Betreuer der deutschen Fußball-Nationalelf bei der Mannschaftsführung und beim Koch durchgesetzt, dass zumindest vor den Spielen keine »Sauereien« auf den Teller kamen (ich weiß dies aus erster Hand). Mit dem Siegen hat es dann doch nicht immer geklappt, und manchmal vermied man nur »mit viel Schwein« eine Niederlage.

Damit sind wir mitten im Glaubenskrieg. Wie kommt es, dass ein Nahrungsmittel, mit dem der Mensch sich über Millionen Jahre nicht nur am Leben erhalten, sondern auch hervorragend entwickeln konnte und das zu allen Zeiten ob seines hohen Nährwerts immer besonders gefragt war, in den westlichen Industriestaaten auf einmal derartig in Verruf gerät? Und warum werden Horrorstorys über das Fleisch von so vielen Menschen begierig aufgenommen – selbst von Ärzten?

Um das von vornherein klarzustellen: Mir geht es hier keineswegs darum, Missstände in der Fleischbranche oder gar die aufgedeckten »Fleischskandale« zu verniedlichen oder deren Verursacher zu verteidigen. Im Gegenteil, die skrupellosen Gesetzesbrecher sollten hart bestraft werden. Auch will ich mich in keiner Weise gegen Tierschutzgedanken oder Forderungen zur »artgerechten« Tierhaltung aussprechen – im Gegenteil. Ich begrüße sehr, dass immer häufiger wieder »natürlich« produziertes Fleisch angeboten wird, wobei es da sicherlich noch viel zu verbessern gibt. Mir geht es in diesem Buch ganz ausdrücklich nur um die biologische Bedeutung des Verzehrs von Tierfleisch durch Menschen. Und ich werde hier diese beiden Themen strikt auseinanderhalten.

Bislang sind in unseren Breitengraden die Fleischverächter in der Minderheit. Viele Menschen wollen immer noch nicht auf »ihr« saftiges Rindssteak oder einen duftenden Lammbraten verzichten, vor allem, weil es ihnen ausgezeichnet schmeckt. Doch gänzlich vorbei sind die Zeiten, da man als Vegetarier Außenseiter war, als heilloser »Spinner« belächelt und der freudlosen Askese verdächtigt wurde. Impotent, frigide und ohne Humor, lautete häufig die Einschätzung. Der feine Hauch von Jute und Sandalen, Blutarmut, Kraft- und Saftlosigkeit, der einstmals die Betrachter dieser seltenen Exemplare unversehens traf, wird heute eher von einem aufkeimend schlechten Gewissen verdrängt: Warum hat man selber noch nicht gänzlich auf Fleisch verzichtet? Wer es wagt, in »ernährungsbewusster« Runde eine ganze gegrillte Schweinshaxe zu bestellen, bekommt postwendend zu spüren, wie sich die Diskriminierung von Vegetariern früher angefühlt haben mag. Der Zeitgeist bläst den Fleischliebhabern ärger denn je zuvor ins Gesicht, denn seit einigen Jahren hat die Anti-Fleisch-Mentalität auch einflussreiche Kreise der Ernährungswissenschaft erfasst.

Bis in die 1980er-Jahre hinein hieß es immer noch, Fleisch sei »ein Stück Lebenskraft«. In den letzten Jahren wurde es ganz »in«, den Konsum von Fleisch als »Risikofaktor« für die Gesundheit zu bezeichnen. Ein weiter Weg vom einen zum anderen Stereotyp. Begründet wird die »moderne« Einschätzung mit dem Hinweis, dass Fleisch eine wesentliche Quelle für Cholesterin und »tierische« bzw. »gesättigte« Fette sei und dadurch das Risiko für Herz-Kreislauf-Erkrankungen erhöhen würde. Außerdem sei es insgesamt sehr fettreich, würde zu Übergewicht führen und auf diesem Weg zusätzlich noch Herz-Kreislauf-Erkrankungen fördern. Und schließlich wird seit einigen Jahren die These verbreitet, dass »rotes Fleisch« im Speziellen das Risiko für Krebs, vor allem für Darmkrebs, erhöhe.

Entsprechend stellt man heutzutage gerne zur »Förderung der Gesundheit« die Forderung, nur noch zwei, höchstens aber drei Fleischmahlzeiten in der Woche einzunehmen. So lautet auch die Empfehlung einer bekannten deutschen Ernährungsfachgesellschaft. Interessanterweise ist »weißes Fleisch« wie Geflügel oder Kaninchen mit einem wesentlich besseren Image weggekommen, sowohl in Bezug auf Krebs wie auch auf das Herz-Kreislauf-Risiko. Warum, weiß keiner so recht! Zumindest ist klar, dass weißes Fleisch eine Spur weniger von diesen gesättigten Fettsäuren enthält! Das ist offenbar sehr überzeugend, denn häufig wird bei hohem Cholesterinspiegel die Empfehlung gegeben, anstelle von »rotem Fleisch« lieber »weißes« zu konsumieren.

Bevor wir diese Fleischthesen kritisch hinterfragen, stelle ich in aller Kürze dar, welche wichtigen Nährstoffe im Fleisch eigentlich enthalten sind. Alle Fleischarten, ob vom Rind, Schwein, Lamm, Geflügel oder – wie in manchen Kulturen – von weiteren Tieren, liefern sehr hochwertiges Protein, das heißt essenzielle

Aminosäuren in günstiger Menge und Relation zueinander. Im Fleischfett finden sich auch die essenziellen mehrfach ungesättigten Fettsäuren. Früher, als die Tiere noch in Steppen, auf Wiesen oder im Wald weideten, enthielt Fleischfett nicht nur insgesamt mehr ungesättigte, sondern vor allem mehr von den hoch ungesättigten Omega-3-Fettsäuren. Wie vorher schon erläutert, steckte in den Grünpflanzen alpha-Linolensäure, die im Körper der Tiere zu den langkettigen n-3-HUFA aufgebaut und in die Muskelzellen und Fettdepots eingelagert wurde. Heute findet man diese Omega-3-Fettsäuren in nennenswerter Menge nur noch beim Wild. So besteht das Fett im Muskelfleisch von Hirsch, Elch oder Antilope zu 60 bis 70 Prozent aus einfach und mehrfach ungesättigten Fettsäuren. Dabei machen die hoch ungesättigten Omega-3-Fettsäuren allein sechs bis sieben Prozent aus. Überdies ist das Verhältnis von Omega-6- zu Omega-3-Fettsäuren mit etwa 2,5 zu 1 als fast ideal zu bezeichnen.[2]

Eine herausragende Bedeutung hat Fleisch noch als Quelle für die Vitamine B1, B2, B6 und B12. Als B1-Lieferant ist das Schweinefleisch sogar der absolute Spitzenreiter unter allen natürlichen Nahrungsmitteln. Nach neuen Erkenntnissen muss Fleisch nunmehr auch als eine der wichtigsten Vitamin-D-Quellen, in etwa vergleichbar mit Fisch, eingestuft werden! Denn eine bestimmte Form des Vitamin D, welches in Fleisch in relativ hohen Konzentrationen vorkommt, das sogenannte 25-Hydroxy-Vitamin-D, wirkt schätzungsweise fünf Mal stärker als »normales« Vitamin D. Letzteres hatte man bislang alleine berücksichtigt.

Außerdem ist Fleisch eine herausragende Zink- und Eisenquelle. Das erklärt sich nicht nur aus dem hohen Gehalt, sondern vor allem durch die hohe Verfügbarkeit. Das Verdauungssystem des Menschen kann aus Pflanzen gerade auch Eisen und Zink in wesentlich geringerem Umfang aufnehmen. Schließlich enthält Fleisch noch Magnesium, Chrom und Kupfer in erwähnenswerter Menge. Daraus folgt: Wer auf Fleisch verzichtet, muss diese Nährstoffe mit dem Verzehr anderer Nahrungsmittel kompensieren. Das ist nicht immer so einfach, vor allem, wenn man wenig über die spezifischen Inhaltsstoffe weiß. Wer hingegen regelmäßig Fleisch isst, sichert sich diese Nährstoffe leicht. Und gleichzeitig hält man bei fettarmen Fleischportionen die Kalorienzufuhr niedrig. Solche nährstoffdichten Lebensmittel sind bei dem heute herrschenden geringen Kalorienverbrauch von besonderer Bedeutung.

Jetzt aber zu den kritischen Punkten. Immer wieder wird behauptet, Fleisch sei eine enorme Fett- und Kalorienbombe. Wie fett ist es denn eigentlich wirklich?

Kann Fleischeslust denn Sünde sein?

Im Grunde ist dies für jemanden, der nicht farbenblind ist, eine dumme Frage. Fleisch hat schließlich eine Farbmarkierung – rot-weiß. Man muss nur genau hinsehen, dann lässt sich der Fettgehalt mit bloßem Auge ablesen. Verstecktes Fett gibt es nicht im Fleisch, außer in den Spuren, die sich innerhalb der Muskelzellen befinden. So liefern die heute vom Verbraucher bevorzugten mageren Teilstücke, etwa ein von allen Fettabschnitten befreites Schweineschnitzel oder ein Filet je 100 Gramm nur etwa 0,6 Gramm der drei cholesterinsteigernden gesättigten Fettsäuren und insgesamt nur etwa 2 Gramm Fett.

Fleischfett besteht, im Gegensatz zur landläufigen Meinung, nicht etwa überwiegend aus gesättigten, das heißt cholesterinsteigernden Fettsäuren. Tatsächlich liegt der Anteil an ungesättigten Fettsäuren im Rindfleisch bei etwa 50 Prozent, in Schweinefleisch bei etwa 60 Prozent und in Geflügelfett bei etwa 70 Prozent. Tierisches Fett mit überwiegendem Gehalt an ungesättigten Fettsäuren ist selbstverständlich als »Cholesterin senkendes« Fett einzustufen.[3] Aufgrund dieser Fakten kann Fleischverzehr, vor allem bei fettarmen Produkten, theoretisch keinen großen Einfluss auf den Cholesterinspiegel haben. Wir kommen gleich darauf zurück.

Fleisch von Wiederkäuern enthält zudem ganz besondere ungesättigte Fettsäuren, die sogenannte konjugierte Linolsäure, in nennenswerter Menge. Für sie sind Arteriosklerose und Krebs hemmende Eigenschaften nachgewiesen worden. Sie kommt in pflanzlichen Fetten praktisch nicht vor.[4]

Der Vollständigkeit halber muss ich auch noch das Cholesterin erwähnen. Jedes tierische Gewebe enthält Cholesterin. In 100 Gramm reinem Muskelfleisch sind es etwa 60 Milligramm – ein Klacks im Vergleich zu dem, was in Eiern steckt. Aber wie wir im nächsten Kapitel noch näher beleuchten werden, hat Cholesterin in der Nahrung praktisch keinen Einfluss auf den Cholesterinspiegel im Blut.

Was bringt es nun tatsächlich, anstelle von »rotem« lieber »weißes« Fleisch zu konsumieren? Über Geschmacksfragen will ich mich mit niemandem streiten. Aber cholesterinmäßig tut sich gar nichts! Bereits Anfang der 1990er-Jahre hat man in zwei kontrollierten Stoffwechselstudien am Menschen belegt, dass mageres Rindfleisch als Bestandteil einer insgesamt fettarmen Kost die angestrebte Senkung des LDL-Cholesterinspiegels nicht verhindert. Es wurde weiterhin auch belegt, dass der Verzehr von Geflügel oder Fisch keinesfalls »effektiver« wirkt.[5,6]

Zu fast gleichen Ergebnissen kommt eine neue Studie der Universität von Laval (Kanada). Die Wissenschaftler des dortigen Instituts für Ernährungswissenschaft hatten bei Patienten mit erhöhten Cholesterinspiegeln die Effekte einer Rindfleischdiät mit der einer Geflügel- und Fischdiät verglichen. Aber ob weiß oder rot, mit beiden Proteinquellen gelang eine vergleichbare Senkung des Gesamt- und des LDL-Cholesterinspiegels. Nur bei Fisch blieb das LDL unverändert.[7]

Und schließlich wurde die Frage »weiß« oder »rot« kürzlich noch einmal unter praxisnahen Bedingungen an der John-Hopkins-Universität in Chicago auf den Prüfstand gestellt: Der Studienleiter, Michael Davidson, hatte 202 Männer und Frauen mit erhöhten Blutcholesterinwerten (über 235 Milligramm je Deziliter) nach Zufallskriterien in zwei Gruppen eingeteilt. In beiden Gruppen gab es 36 Wochen lang die berühmte »Stufe-1-Diät«, wie sie von der Amerikanischen Gesellschaft für Herzmedizin oder auch der Deutschen Gesellschaft für Ernährung empfohlen wird: höchstens 30 Prozent Fett, davon maximal ein Drittel gesättigte Fettsäuren und höchstens 300 Milligramm Nahrungscholesterin am Tag. In diese Diät waren an fünf bis sieben Tagen der Woche ordentliche »Fleischportionen« eingebaut, wobei der entscheidende Unterschied zwischen beiden Gruppen in der Fleischsorte lag: Die eine Gruppe musste oder durfte pro Tag 170 Gramm »rotes Fleisch«, also Rind-, Kalb-, Lamm- oder Schweinefleisch essen, während die andere dazu verpflichtet war, die gleichen Mengen als Geflügel und Fisch zu verköstigen. Das Ergebnis: In beiden Gruppen sank das »böse« LDL und stieg das »gute« HDL in absolut vergleichbarer Weise.[8]

Was bringt es, im Cholesterinstoffwechsel, bei Einhaltung der so gern geforderten fettarmen Kost, auch noch zusätzlich das Fleisch einzuschränken? In einem Forschungszentrum des US-amerikanischen Landwirtschaftsministeriums wurde eine fleischreiche (insgesamt 20 Prozent Protein) mit einer fleischarmen Kost (insgesamt 10 Prozent Protein) verglichen. Beide Kostformen lieferten nur 29 bzw. 28 Prozent Fett. Unter fleischreicher Kost stellten sich höhere HDL- und niedrigere Triglyceride ein – womit der für das Syndrom X wichtige Quotient günstig beeinflusst wurde. Hingegen war beim Gesamt- und LDL-Cholesterin kein Unterschied zu erkennen.[9]

Mageres Rindfleisch braucht selbst den Vergleich mit dem so »gesunden« Sojaeiweiß nicht zu scheuen, wie man an der Deakin-Universität in Australien kürzlich festgestellt hat. Sojaeiweiß enthält nicht nur mehr ungesättigte Fettsäuren als Fleisch, sondern auch noch Pflanzenhormone, die sogenannten Phytosterole, die den Cholesterinspiegel unabhängig von den Fettsäuren senken können. In der Studie hatte man eine Rindfleisch- mit einer Tofudiät verglichen, wobei beide Kostformen in der Nährstoffzusammensetzung absolut identisch waren. Nur die Proteinquellen unterschieden sich. Täglich gab es 150 Gramm Rindfleisch. Um auf den gleichen Proteingehalt zu kommen, mussten die Teilnehmer der anderen Gruppe täglich 290 Gramm Tofu essen. Das Ergebnis: Die Sojakost konnte das LDL und die Triglyceride etwas stärker senken, es traf jedoch auch das HDL. Die Rindfleischkost hingegen ließ das HDL ansteigen. Im Endeffekt lag der Quotient von Gesamt- zu HDL-Cholesterin mit Rindfleisch günstiger als mit Tofu.[10]

Die bisher vorliegenden Untersuchungen mit natürlichen Nahrungsmitteln weisen darauf hin, dass eine fleischreiche Kost keinesfalls den Cholesterinspiegel in die Höhe treibt, solange fettarme Fleischportionen ausgewählt werden. Fettarmes Fleisch verhindert auch nicht eine angestrebte Verbesserung der Fettstoffwechselwerte. Dabei macht es offensichtlich keinen Unterschied, ob »rotes« oder »weißes« Fleisch konsumiert wird, solange der Fettgehalt vergleichbar niedrig ist. Das effektivste und sinnvollste Rezept für genussreichen und gesunden Fleischverzehr werden wir uns noch für ein späteres Kapitel aufheben ...

Mit diesen Erkenntnissen stimmen denn auch die epidemiologischen Studien völlig überein. Die wenigen Langzeitstudien, die den Fleischverzehr mit Herzinfarkt direkt in Beziehung gesetzt hatten, ergaben keinen Hinweis auf irgendeine Gefahr.[11] Die überwältigende Mehrheit der Langzeitbeobachtungsstudien weist – wie bereits in Kapitel 15 dargestellt – auch für den Konsum von gesättigten Fettsäuren kein Herzinfarktrisiko nach.[12,13] Und die wenigen Studien, in denen speziell der Einfluss tierischen Fetts auf Herzinfarkt in Langzeitbeobachtungen überprüft wurde, konnten ebenfalls den Verdacht eines Zusammenhangs nicht bestätigen.[14-16]

Es scheint, dass die allseits bekannten Empfehlungen, insbesondere den Konsum von rotem Fleisch einzuschränken, um das Herz zu schützen, jeglicher wissenschaftlicher Begründung entbehren – aber das ist ja nichts Neues in dieser Branche.

In Ermangelung direkter Belege berufen sich die Fleischphobiker immer häufiger auf Vegetarierstudien, die in den USA, Deutschland und England durchgeführt worden sind. Die dort untersuchten Wohlstandsvegetarier unterscheiden sich allerdings von der Masse der Bevölkerung nicht nur durch ihren Fleischverzicht.

Unter anderem sind sie schlanker, körperlich aktiver, rauchen weniger und sind entsprechend allgemein »fitter«. Darüber hinaus kommen die Vegetarier in den Industriestaaten aus einer höheren Sozialschicht, haben eine bessere Schul- und Berufsbildung und sind überaus gesundheits- und ernährungsbewusst. Zudem konsumieren sie mehr Obst und Gemüse, Nüsse und Ballaststoffe.

In Bezug auf verschiedene gesundheitsrelevante Messwerte schneiden die westlichen Vegetarier deutlich besser ab als die träge, dicke Durchschnittsbevölkerung: Sie leiden beispielsweise seltener an Bluthochdruck und erhöhten Blutfett- oder Blutzuckerwerten und damit sicher seltener am Syndrom X. Ein verbreiteter Witz aus früheren Zeiten suggerierte, Vegetarier würden nicht älter, sondern sähen nur älter aus. Mit dieser Häme ist es jetzt vorbei. Vegetarier haben in der Tat eine niedrigere Sterblichkeit, das heißt, sie gehen im Mittel gesünder dem Alter entgegen als der Durchschnittsbürger – verwunderlich, wenn dem nicht so wäre ...

Prinzipiell können aber Studien an Vegetariern wegen der zahlreichen Unterschiede im Lebensstil keine gesicherten Aussagen zum Gesundheitseffekt des Fleischverzichts machen. Um diese Fragestellung dennoch eingehender und wenigstens ein wenig aussagefähiger zu erforschen, hatte man in fünf der großen Vegetarier-Langzeitstudien auch sogenannte »gesundheitsbewusste« Fleischesser in die Beobachtung aufgenommen. Ihr Lebensstil sollte dem der Vegetarier gleichen, das heißt, sie sollten ähnlich schlank und ähnlich körperlich aktiv sein und möglichst auch nicht rauchen. Die Ergebnisse aller fünf Studien wurden kürzlich in zusammengefasster Form als Metaanalyse veröffentlicht.[17,18]

Zusammengenommen waren 27 808 Vegetarier und 48 364 Nichtvegetarier im Mittel elf Jahre unter Beobachtung. Der Altersbereich betrug 16 bis 89 Jahre. Trotz der bewusst vorgenommenen Selektion von »gesundheitsbewussten Fleischessern« tat man sich sehr schwer, entsprechende Probanden zu finden. So waren bei den Vegetariern doch die Nichtraucher, Sportler und Schlanken übervertreten. In die statistische Auswertung der Einflussfaktoren wurden aber nur die Unterschiede hinsichtlich Alter, Geschlecht und Rauchgewohnheiten vollständig einbezogen.[18]

Die Ergebnisse: Zwischen den Vegetariern und den Fleischessern gab es keine Unterschiede hinsichtlich der Gesamtsterblichkeit und auch nicht hinsichtlich der Hirninfarkt- und Krebssterblichkeit. Allerdings lag ihre Herzinfarktsterblichkeit um 24 Prozent niedriger!

Bei genauerer Betrachtung fällt aber auf, dass dieses »herzgesunde« Ergebnis nur auf drei der fünf Studien zutraf. Und wenn man zwischen Vegetariern trennte, die bis zu fünf Jahre vegetarisch gelebt hatten, und solchen, die das schon länger als fünf Jahre praktizierten, fand sich ein überraschendes Ergebnis: Weniger als fünf Jahre vegetarisch erwies sich mit einer im Vergleich zu Fleischessern erhöhten Gesamt- und Herzinfarktsterblichkeit assoziiert! Bedeutet das etwa, dass es zunächst einige Jahre »gefährlich« ist, auf »fleischfrei« umzustellen? Muss man eine bestimmte »vegetarische Schallmauer« durchbrechen, um davon zu profitieren? Oder sieht man da möglicherweise einen Selektionseffekt: Sind hier nicht besonders gesundheitsbewusste Menschen anzutreffen, die zudem hoch motiviert sind, es dem Rest der Welt zu beweisen, wie gesund Vegetarismus ist? In der Wissenschaft nennt sich das der *healthy person effect*, eine Art Placebo-Effekt, mit dem Gesundheitsvorteile zu einem gewissen Teil erklärt werden können.[19]

Übrigens waren auch 750 Veganer an den Studien beteiligt, also Vegetarier, die überhaupt gar nichts vom Tier zu sich nehmen, auch keine Milch und keine Eier. Damit vermeiden sie auch alle tierischen Fette und Cholesterin. Nach ihrer eigenen Vorstellung müssten sie deshalb noch herzgesünder sein als die gemäßigten Vegetarier oder die Fleischesser. Aber damit war im Ergebnis nichts – ihre Sterblichkeit lag ganz im Bereich Fleisch essender Zeitgenossen.

Doch es wäre schon sehr interessant, einmal genau herauszufiltern, womit sich die insgesamt niedrigere Herzinfarktrate der Vegetarier erklärt. Bedauerlicherweise sind nicht allzu viele der entscheidenden Einflussfaktoren in den vorliegenden Studien erhoben bzw. in der Auswertung berücksichtigt worden. Beispielsweise ist davon auszugehen, dass die Vegetarier sehr viel mehr Obst und Gemüse, mehr Vollkornprodukte und mehr Nüsse verzehrt hatten. Jeder dieser Faktoren kann für sich alleine schon die beobachtete, um 24 Prozent gesenkte Herzinfarktsterblichkeit erklären, geschweige denn in deren Kombination. Ob der »Herzschutz« nun am Fleischverzicht liegt oder ob das nicht eher auf andere Einflüsse ihrer Kost oder ihres Lebensstils zurückzuführen ist, können diese Vegetarierstudien bzw. diese zusammenfassende Analyse bedauerlicherweise nicht klären. So kommen die Autoren selbst zu der Schlussfolgerung: »Vegetarische Kostformen unterscheiden sich in vielerlei Hinsicht von nichtvegetarischen, selbst die vegetarische Ernährung ist bei den unterschiedlichen Vegetariergruppen unterschiedlich zusammengesetzt. Aus diesem Grund erscheint es unmöglich, zu eruieren, welchem Aspekt der Ernährung der herzprotektive Effekt zuzuschreiben ist.«[17] Für mich hängt allerdings die ganze Diskussionsebene schief. Nach meiner heutigen Einschätzung vergleicht man hier eine nicht optimale, nicht artgerechte Ernährungsweise mit einer anderen nicht optimalen, nicht artgerechten. Was soll denn dabei herauskommen? Solange keine überzeugenderen wissenschaftlichen Daten vorliegen, ergibt sich für mich nur eine Schlussfolgerung: Die im Vergleich zum Durchschnittsbürger bessere Gesundheit der westlichen Wohlstandsvegetarier beruht auf einer ganzen Palette von gesundheitsrelevanten Aspekten ihres Lebensstils. Dass der Fleischverzicht damit etwas zu tun hat, ist unwahrscheinlich. Das Plädoyer »Lebt wie Vegetarier« ist sicherlich sinnvoller als das Dogma »Esst wie Vegetarier«. Im Übrigen möchte ich darauf hinweisen, dass die Herzinfarktraten in Indien und Pakistan sehr hoch sind und bei Indern und Pakistani, die sich in England niedergelassen haben, sogar zu den weltweit höchsten gehören – obwohl ein Großteil von ihnen vegetarisch lebt. [20–22]

Die Englische Gesellschaft für Ernährung hat im Juni 1999 in ihrer Dokumentationsschrift *Meat in the Diet* unter ausdrücklicher Berücksichtigung der bekannten Vegetarierstudien das Thema wie folgt zusammengefasst: »Nach derzeitigen wissenschaftlichen Erkenntnissen ist es sehr unwahrscheinlich, dass ein moderater Fleischkonsum als Bestandteil einer ausgewogenen Mischkost das Risiko für koronare Herzkrankheit erhöht.«[23] Die Anglikaner können natürlich auf eine lange Tradition glaubensabweichlerischen Verhaltens zurückblicken ...

Bleibt zum Schluss noch das angebliche Krebsrisiko durch Fleisch, vor allem für Darmkrebs. Zunächst sei festgestellt: In den gerade vorgestellten Vegetarierstudien fand sich kein Unterschied hinsichtlich Krebssterblichkeit zwischen Fleischverzehr und Fleischverzicht, auch nicht bei Darmkrebs.[17,18] Der Verdacht wird dennoch ständig geäußert, denn bei hoher und langer Erhitzung von rotem wie weißem Fleisch, ebenso von Fisch, können polyzyklische aromatische Kohlenwasserstoffe, wie das berühmte Benzpyren, und verschiedene heterozyklische Amine im Fleisch entstehen. Diese Verbindungen wirken im Tierexperiment Krebs erzeugend. Das war beim Süßstoff Saccharin auch so. Allerdings ist diese Wirkung für den Menschen nicht belegt.[24,25] Im Übrigen ist ein zu langes und zu heißes Garen keine küchentechnische Glanzleistung und sollte allein schon aus diesem Grund vermieden werden.

Bislang ist nur die Beziehung Fleisch-Darmkrebs umfangreich untersucht worden. In über 30 Fall-Kontroll-Studien zeichnete sich mehrheitlich kein direktes, dosisabhängiges Risiko für Fleisch ab. Aber in sechs dieser Untersuchungen zeigte sich ein einheitliches Risiko, während in den restlichen vier Studien uneinheitliche Ergebnisse hinsichtlich Dickdarm- und Mastdarmkrebs auftraten.[24] Zudem sind, wie schon öfter erwähnt, Fall-Kontroll-Studien, bei denen die Ernährungsgewohnheiten erst erhoben werden, wenn die Krankheit schon eingetreten ist, mit Vorsicht zu genießen. Sie sind sehr anfällig für Fehleinschätzungen. Wie sehr dies im Einzelfall möglich ist, wurde kürzlich in einer finnischen Studie bewiesen (siehe Exkurs unten).[26] Fall-Kontroll-Studien gelten deshalb als wenig aussagefähig und dienen im Grund nur dazu, mögliche Zusammenhänge relativ schnell abklopfen zu können, um Hypothesen zu bilden, die es dann genauer zu untersuchen gilt. Die Langzeitbeobachtungsstudien dagegen, bei denen Gesunde im Ernährungsverhalten immer wieder untersucht werden und so lange »verfolgt« werden, bis sie erkranken oder sterben, gelten als einigermaßen aussagefähig.

Die Aussagekraft von Fall-Kontroll-Studien

Zu Beginn einer Langzeitbeobachtungsstudie hatte man die Ernährungsgewohnheiten von 22 000 gesunden finnischen Männern erhoben. Als nach einigen Jahren einige Hundert Darmkrebsfälle bei ihnen aufgetreten waren, analysierte man die Frage: Kann eine hohe Kalziumzufuhr möglicherweise vor Darmkrebs schützen? Hierfür wurden die Teilnehmer mit diagnostiziertem Darmkrebs nochmals zu ihren typischen Ernährungsgewohnheiten der letzten Jahre befragt. Bei der Auswertung kam heraus, dass bei einer erhöhten Kalziumzufuhr sich das Darmkrebsrisiko signifikant steigerte! Anschließend wiederholte man die Analyse an denselben Patienten, diesmal allerdings mit den Daten der Ernährungserhebung, die aus der Zeit vorlagen, als die Teilnehmer noch nichts von ihrer Krankheit wussten. Das Ergebnis: Bei erhöhter Kalziumzufuhr war eine Senkung des Darmkrebsrisikos zu beobachten. Also führten die beiden Analysen an den gleichen Menschen zu diametral entgegengesetzten Ergebnissen![26]

Diese Anfälligkeit für Verfälschungen bei Fall-Kontroll-Studien ist bekannt. Die wahrscheinlichste Erklärung: Wenn man erst einmal Krebs hat und befragt wird, was man üblicherweise gegessen hat, kommen alle Vorurteile, Tabus und der ganze Zeitgeist, »politische Korrektheit« inbegriffen, ins Spiel. Wenn man als Patient ahnt, dass dieses oder jenes für einen schlecht gewesen sein könnte, dann verdrängt man es oder gibt es nicht zu. Oder man übersteigert das Ganze in der Erinnerung: »Sicherlich habe ich zu viel Fleisch gegessen.« Und prompt gibt man mehr an, als man wirklich gegessen hatte.

Bis zum Frühjahr 2000 sind 16 solcher Langzeitbeobachtungsstudien zur Frage »Fleisch und Darmkrebs« veröffentlicht worden.[27–42] Nur in dreien fand sich ein erhöhtes Risiko bei hoher Fleischzufuhr.[30,33,40] Es handelte sich ausschließlich um US-amerikanische Untersuchungen. Die anderen 13 Studien, das heißt die überwältigende Mehrheit, erbrachten keinen Zusammenhang zwischen Fleisch und Darmkrebs. Das ist, so denke ich, eine beruhigende Nachricht und könnte möglicherweise darauf hindeuten, dass mit den in den USA üblichen Haltungs- und Zubereitungsmethoden ein Krebsrisiko einhergeht, aber nicht mit den europäischen ...

Der Darmkrebsverdacht, speziell für rotes Fleisch, wird dennoch weiterhin und unverändert von gewissen Ernährungskreisen kolportiert. Für sie zählen weder die oben zitierten Langzeit- noch die Vegetarierstudien. Wenn man unbedingt vor Fleischkonsum warnen will, dann bezieht man sich eben auf die Fall-Kontroll-Studien und auf die Tierexperimente mit bedenklichen Inhaltsstoffen aus dem stark erhitzten Fleisch und verschweigt den Rest der Geschichte, gewarnt wird pauschal – als ob man Fleisch zwangsläufig überstark grillt, gebraten oder frittiert essen würde!

Es ist jedenfalls ausdrücklich festzustellen, dass bei traditionellen, schonenden Garmethoden, wie Kochen, Dünsten oder mildes Braten und so weiter, aber auch mit Garen mittels Mikrowelle diese Stoffe zum Großteil gar nicht, zum Teil in völlig unbedenklicher Konzentration entstehen. Passend zu diesem Faktum ergab jüngst eine Fall-Kontroll-Studie aus den Staaten, dass rotes Fleisch, klassisch in der Bratpfanne, in der Röhre oder in der Mikrowelle bereitet, keinerlei Darmkrebsrisiko beinhalte. Hingegen war bei stark gegrilltem, völlig dunkel durchgegartem Fleisch ein erhöhtes Risiko ersichtlich.[43] Auch nach einer aktuellen schwedischen Studie ist mit den dort und im restlichen Europa üblichen Zubereitungsmethoden nicht mit einer Gefährdung zu rechnen.[44]

Abschließend gibt es noch einen besonders wichtigen Punkt zu bedenken, der einiges an den gelegentlich erkennbaren Risiken erklären könnte: das Gemüse.

Hoher Gemüsekonsum scheint vor Darmkrebs zu schützen.[31,41,45–48] Für viele Fleischliebhaber ist aber merkwürdigerweise Gemüse und Salat etwas zum Davonlaufen. In einer großen schwedischen Studie wurde kürzlich belegt, dass in diesem Land mit steigendem Fleischkonsum die Zufuhr von Ballaststoffen und verschiedenen Vitaminen signifikant abnimmt.[49] Das wird in einigen anderen Ländern Mittel- und Nordeuropas genauso sein. Es ist somit denkbar, dass das angebliche Krebsrisiko durch Fleischverzehr viel mehr das Risiko eines zu geringen Obst- und Gemüseverzehrs widerspiegelt.

Aber hoher Gemüseverzehr und hoher Fleischverzehr schließen sich keinesfalls gegenseitig aus. Gute Beispiele dafür liefern die Mittelmeeranwohner, vor allem die Spanier und Franzosen: In diesen Ländern konsumieren die Bürger im Schnitt etwa 112 bzw. 107 Kilogramm Fleisch pro Kopf und Jahr – das ist bei Weitem der höchste Fleischkonsum in Europa. Wir Deutschen bringen es auf etwa 89 Kilogramm, Italiener und Griechen auf etwa 88 Kilogramm (die Frauen mit eingeschlossen). Dennoch wird in den Mittelmeerländern gleichzeitig etwa doppelt so viel Obst und Gemüse verzehrt als bei uns. Die Darmkrebsraten sind dort wesentlich niedriger als in Deutschland, und die Herz-Kreislauf-Erkrankungen liegen am niedrigsten unter allen westlichen Industriestaaten.

In England hingegen liegt der Fleischkonsum mit etwa 77 Kilogramm sehr viel niedriger als in Frankreich, die Darmkrebsrate ist aber etwa gleich hoch. Und besonders bemerkenswert: Bei den Briten ist der Konsum von rotem Fleisch zwischen den 1960er- und den 1990er-Jahren um 25 Prozent gesunken, während in der gleichen Zeit die Darmkrebsrate um 50 Prozent angestiegen ist! Wundersam? Nein, ich denke nicht, denn der Verzehr von Gemüse und Salat hatte in England ebenfalls drastisch abgenommen. Das so »gesunde« weiße Geflügelfleisch wurde stattdessen vermehrt konsumiert. Professor Michael Hill, sicherlich der bekannteste europäische Epidemiologe im Bereich »Ernährung und Krebs«, fordert seine englischen Landsleute deshalb auf, es den Mittelmeeranrainern gleichzutun, sich also für Obst und Gemüse zu begeistern. Dann könnten sie auch ohne Bedenken Fleisch auf die Teller häufen.[50]

Ist Fleischverzehr eine Gesundheitssünde? Kann man Gesundheitsvorteile durch Einschränkung des Fleischkonsums erwarten? Nach bisherigen Erkenntnissen nicht. Aber streng genommen lässt sich diese Frage nur in kontrollierten klinischen Studien ermitteln. Solche sind bislang nicht durchgeführt worden. Die so häufig abgegebenen Empfehlungen – höchsten drei Mal Fleisch pro Woche –

basieren allein auf »Überzeugungen« einiger exponierter Meinungsbildner, nicht aber auf gesichertem Wissen. Die Botschaft »weniger Fleisch heißt mehr Gesundheit« ist somit reine Spekulation. Aber wer dies öffentlich ausspricht, wird sofort von gewissen Ernährungspotentaten geräuschvoll niedergemacht.

Erlebt habe ich dies kürzlich bei der ARD-Sendung *Report* zum Thema Ernährungsempfehlungen der DGE, in der ich nicht mehr und nicht weniger als die oben genannte Position zum Besten gab. Nach der Ausstrahlung hatten sich gleich fünf Professores in einer konzertierten Aktion schriftlich beim Intendanten des Bayerischen Fernsehens darüber beklagt, dass meine kritische Haltung über den Äther verbreitet wurde: Helmut Erbersdobler, Günther Wolfram, Christian Barth, Helmut Heseker und Volker Peinelt.

Bedauerlicherweise hat keiner dieser hehren Herren bei dieser Briefaktion eine einzige wissenschaftliche Studie genannt, die belegen würde, dass eine Reduktion des Fleischverzehrs gesundheitliche Vorteile zur Folge hätte. Ihr übereinstimmendes Argument bestand allein darin, die im Beitrag interviewte Person als »unwissenschaftlichen« und »unglaubwürdigen« Lobbyisten zu diskreditieren.

Ein Briefzitat möchte ich hier allerdings doch gerne noch zum Besten geben, weil es die hohe Wissenschaftlichkeit des Verfassers besonders untermauert: »Jeder Fachmann weiß, und das hat sich inzwischen auch bis zum Laien herumgesprochen, dass wir zu viel Fleisch essen.« Respekt, Herr Professor Peinelt, vor so viel Sachverstand kann man nur den Hut ziehen! Schade nur, dass Sie nicht angefügt haben, für oder gegen wen, für oder gegen was wir »zu viel Fleisch« essen.

Vielleicht sollten die werten Ernährungsprofessoren einmal den Paläoanthropologen und Archäologen, die mit der Erforschung der Urmenschen befasst sind, lauschen. Diese Wissenschaftler wissen inzwischen sehr genau, dass Fleisch seit mindestens zwei Millionen Jahren und bis in die Neuzeit hinein das dominierende Nahrungsmittel in der Entwicklungsgeschichte des Menschen war. Diesem Aspekt wollen wir uns im dritten Buchteil dann noch eingehend zuwenden.

KAPITEL 20

Entschärfte Cholesterinbomben

Wer liebt Eier nicht? Entweder *sunny side up*, wie die Amerikaner so warm und freundlich ihre geliebten Frühstücksspiegeleier nennen, oder mit preußischer Genauigkeit als »Fünf-Minuten-Eier«. Die Spanier stehen auf ihre dicken Eieromeletten und die Japaner auf rohes Fleisch, das in rohes Ei getaucht wird. Aber auch in der Tierwelt gelten Eier als Delikatesse, insbesondere bei den Füchsen, den Mardern und bei unseren engsten biologischen Verwandten, den Affen. Das Ei ist eben von Natur aus eine Nährstoffbombe, und das spricht sich herum. Einmal gelegt, liefert es dem, der sich im Innern als potenzieller Nachkömmling suhlt, alle lebenswichtigen Stoffe. Dies geschieht in so reichlicher Menge, dass nach dem Durchbrechen der Schale ein bereits völlig fertiges Wesen die Welt erblickt. Auf der Basis von FdH oder Magerkost hätte ein Nachkomme im Ei keine Zukunft. Ein Küken bekommt von seiner Mutterhenne sozusagen ein Überlebenspaket »übergestülpt«: höchste Eiweißqualität, erhebliche Mengen an Kalzium, Phosphor, Magnesium, Kalium und Natrium, außerdem Aluminium, Eisen, Kupfer, Mangan, Zink, Jod und Fluor in nennenswerter Höhe. Dazu kommen praktisch alle B-Vitamine in erheblichen Mengen und auch die Vitamine A, Beta-Carotin, E und K. Nicht zuletzt sind alle lebensnotwendigen mehrfach und hoch ungesättigten Fettsäuren darin enthalten. Und ganz wichtig für den Nachkömmling: auch ein wenig Cholesterin.

Vielleicht doch ein Stoff zu viel? Nur wegen des Cholesterins werden Eier von vielen auf die schwarze Liste gesetzt und nur an Ostern begnadigt. Ein Ei enthält nämlich allein schon etwa 220 Milligramm Cholesterin. In Fleisch, Wurst und Käse ist ebenfalls etwas davon enthalten. Mehr als 300 Milligramm pro Tag seien aber ein Herzinfarktrisiko, sagen die Ernährungspäpste und geben die Losung aus, nur zwei, höchstens drei Eier in der Woche zu verzehren. Da man aber gelegentlich ein Ei für einen gesunden Kuchen benötigt und ein anderes für den Zusammenhalt eines Sojabratlings, wird es wohl nichts mehr mit einem gesonderten »Ei im Glas«.

Dies ist ein Trauerspiel mit dem Ei in der Hauptrolle. Immer mehr haben sich die Verbraucher in den letzten Jahren von ihm abgekehrt. So mussten es die Verkaufsstrategen immer billiger auf dem Markt anbieten, damit sich überhaupt noch jemand seiner erbarmte. Wir zahlen heute genauso viele Pfennige für ein Ei wie vor 40 Jahren. Stellen Sie sich vor, bei Daimler wäre das genauso. Käme Ihnen da nicht schnell der Verdacht, diese Automarke könne nichts wert sein? So ergeht es auch dem Ei – ein unverdientes Schicksal.

Den Eiern ergeht es nicht anders als anderen Cholesterinquellen. Betroffen von der flächendeckenden Verachtung in der Bevölkerung sind vor allem alle Innereien – Hirn, Leber, Niere und Lunge. Diese Fleischteile hatten viele Menschen in den Zeiten vor BSE noch mit Begeisterung verspeist. Im Vergleich zum Ei sind hier wahre Cholesterinbomben mit dabei. Besonders viel Cholesterin findet man nämlich immer in besonders stoffwechselaktiven Geweben, denn es ist für das Funktionieren des Stoffwechsels der Zellen unverzichtbar. Aus Cholesterin wird im Körper beispielsweise Vitamin D aufgebaut, sofern man das Sonnenlicht nicht scheut. Aus Cholesterin werden männliche wie weibliche Geschlechtshormone, die Nebennierenhormone und Gallensäure zur Verdauung hergestellt. Für jede Zellmembran ist Cholesterin unverzichtbar, und nicht zuletzt wird die Haut durch diesen Stoff erst wasserdicht. Und weil er so lebenswichtig ist, hat die Natur den Menschen klugerweise vom Cholesterin über die Nahrung unabhängig gemacht. Wir müssen rein gar nichts davon essen, denn auch mit rein pflanzlicher, cholesterinfreier Kost produzieren wir Menschen täglich Cholesterin in der benötigten Menge selbst.

Aber wäre es nicht ein Jammer, wenn man ein so nährstoffreiches, kostengünstiges Nahrungsmittel wie das Ei einfach aus seinem Speiseplan ausschließen müsste – allein wegen seines Cholesteringehalts? Das haben sich auch einige Forscher schon vor vielen Jahren gedacht. Und so suchten sie freiwillige Probanden, die bereit waren, sich einige Wochen lang mit Eiern vollstopfen zu lassen. In manchen Versuchsphasen gab es zusätzlich zu einer normalen Kost bis zu sechs Eier am Tag. Allein, es wollte nicht eintreffen, was dem Ei an schlechtem Ruf vorausging. Der Cholesterinspiegel der moderaten Eierprobanden stieg nicht so richtig an, wie viele das erwartet hätten. Selbst bei sechs Eiern gab es

Teilnehmer, in deren Blut sich nichts Dramatisches bemerkbar machte. Bei einigen fiel der Cholesterinspiegel bei dieser Dosis sogar. Aber die absolute Spitze des Eierbergs war erreicht, als man bei einer Routineuntersuchung an einer amerikanischen Uniklinik einen Eierfarmer mit von der Partie hatte, der jahrelang bis zu 26 Eier täglich aß und dabei einen völlig normalen Cholesterinwert ins Reagenzglas brachte.

Da staunten die Experten, und die Laien erfuhren nichts. Mit den Jahren wurden die Untersuchungsmethoden immer genauer. Allmählich musste man sich eingestehen, dass es enorme individuelle Unterschiede in der Reaktion auf Eierkonsum gibt. Ganz grob eingeteilt, fand man Menschen, die auf Cholesterin aus der Nahrung mit einem Anstieg ihres Cholesterinspiegels antworteten, Personen, die überhaupt nicht und solche, die sogar mit einer Senkung des Cholesterinspiegels reagierten.[1] Das konnte, da die Ernährungs- und Umweltbedingungen in Experimenten völlig identisch waren, nur mit genetisch verankerten Effekten zu erklären sein.

Inzwischen ist das Geheimnis um das Nahrungscholesterin in aufwändigen Experimenten doch noch gelüftet worden. Dabei markierte man das Cholesterin im Ei mit Isotopen: So konnte man seine Reise durch den menschlichen Körper verfolgen und fand dabei: Erstens wird im Schnitt nur die Hälfte des Cholesterins aus der Nahrung im Darm resorbiert; zweitens werden bei erhöhter Cholesterinzufuhr Regelmechanismen in Gang gesetzt: Die bei der Verstoffwechslung des Nahrungscholesterins entstehenden Oxysterole hemmen sofort die körpereigene Cholesterinsynthese; und drittens werden – wenn die Cholesterinzufuhr mit der Nahrung die eigene Syntheserate überschreitet – Abbaumechanismen aktiviert, die eine vermehrte Ausscheidung von Cholesterin mithilfe der Gallensäuren zum Darm hin bewirken.[2] Daraus kann man folgern, dass Nahrungscholesterin unter »normalen« genetischen Bedingungen effizient geregelt wird.[2] Eine Zufuhr im »normalen« Bereich führt zu keiner merklichen Erhöhung des Cholesterinpools im Körper! Oder anders ausgedrückt: Zwischen der Menge des im Darm resorbierten Cholesterins und der Höhe des Serum-Cholesterinspiegels besteht biologisch gesehen kein nennenswerter Zusammenhang.[3] Das gilt natürlich nicht nur für Eier, sondern auch für Cholesterin aus all den anderen Köstlichkeiten wie Kalbsbries und Marklößchen, Shrimps und Hummer. Nach heutigen Erkenntnissen können die meisten Menschen eine tägliche Cholesterinmenge, wie sie in zwei bis drei Eiern enthalten ist, problemlos wegstecken. Nur etwa 15 bis 20 Prozent der Bevölkerung haben damit Probleme.[1,4,5]

Metaanalysen aller Stoffwechselstudien haben Werte erbracht, mit denen man relativ genaue Vorhersagen treffen kann: Wer im Durchschnitt täglich statt vorgeschriebener 300 Milligramm Cholesterin bei sonst unveränderter Kost gewagte 400 Milligramm einnimmt, wird mit großer Wahrscheinlichkeit einen um zwei Milligramm pro Deziliter höheren Cholesterinspiegel im Blut haben – beispielsweise 242 statt 240. Wer sich an die besonders »gesunden« Anweisungen hält und sich statt 300 nur 200 Milligramm einverleibt, könnte einen um zwei Milligramm pro Deziliter gesenkten Cholesterinspiegel erwarten – 238 statt 240.[6-8] Wenn man aber beispielsweise mit dem erhöhten Eierkonsum gleichzeitig mehr Salat, Gemüse oder Obst zu sich nimmt, ist zu erwarten, dass nicht einmal dieser minimale Anstieg zustande kommt, eher sogar eine Senkung.

Es scheint, dass Menschen ausgesprochen gut an eine cholesterinreiche Kost adaptiert sind. Woher kommt das wohl? Von einer überwiegend pflanzlichen und somit cholesterinfreien Kost während der menschlichen Evolution, wie sie von manchen Vegetarierpäpsten beschrieben und als »artgerecht« beurteilt wird, wäre das wohl kaum zu erwarten.[9] Ich bin nicht sicher, ob diese Mini-Cholesterineffekte des Eis überhaupt der Rede wert sind. Sicher ist, dass Stress den Cholesterinspiegel weit dramatischer in die Höhe schießen lässt. Man stelle sich nur die Folgen vor, wenn man täglich, statt ein Ei zu löffeln, von seinem eigenen Lebensabschnittsgefährten beim Frühstück geärgert und anschließend von seinem Chef gepiesackt wird. Und ich möchte erst gar nicht wissen, wie stark der Cholesterinspiegel ansteigt, wenn einem selbst am Sonntag das Frühstücksei madig gemacht wird, natürlich aus purer Sorge um die Gesundheit ...

Möglicherweise werden die Ergebnisse der wissenschaftlichen Untersuchungen ja doch noch im beginnenden Millennium in die Köpfe der Betonfraktion eindringen: Die Cholesterinzufuhr in der Bevölkerung korreliert nicht mit der Höhe des Cholesterinspiegels.[10-12] Überhaupt wird die durchschnittliche Höhe des Cholesterinspiegels in der Bevölkerung nur zu zwei Prozent von Nahrungsfaktoren bestimmt; dabei üben Nahrungsfett und Ballaststoffzufuhr sowie gewisse Pflanzensterole noch den größten Einfluss aus. Der Cholesterinspiegel wird also zu rund 98 Prozent durch andere, zum Großteil körpereigene Mechanismen bestimmt.[11] Warum sollte ich mir Krabben, Langusten, Steaks und Eierspeisen eigentlich nicht munden lassen, wenn mich das darin enthaltene Cholesterin gar nicht tangiert? Welche Pfeile haben die chronischen Warner denn sonst noch im Köcher? Konnte denn beobachtet werden, dass die Menschen, die sich dem reuelosen Cholesteringenuss hingeben, mehr Herz- oder Hirninfarkte erlitten – unabhängig vom Cholesterinspiegel?

Nirgends ist man der Frage so genau nachgegangen wie an der Ernährungsfakultät der Harvard-Universität. Dort hat man am 21. April 1999 die größte Studie aller Zeiten über den Zusammenhang zwischen Eierkonsum und Herzinfarktrisiko veröffentlicht. Die Daten von 38 000 Männern und 80 000 Frauen gingen in diese Langzeitbeobachtungsstudie ein. Bei der Berechnung des Risikos waren alle anderen bekannten und möglichen Einfluss- und Risikofaktoren berücksichtigt worden. Und das Ergebnis: Ob Menschen »gehorsam« weniger als ein Ei pro Woche oder »wagemutig« mehr als ein solches am Tag konsumierten, verstärkte ihr Herzinfarktrisiko überhaupt nicht! Bei Frauen fand man sogar einen umgekehrten Trend: Das Risiko nahm ab, je mehr sie den Eiern zusprachen. Auch bezüglich Hirninfarkt fand man keinen signifikanten Zusammenhang. Und diese Untersuchung ist nicht etwa im »Egg Farmer Digest«, sondern im offiziellen Fachorgan der amerikanischen Ärztevereinigung, *JAMA*, erschienen.[13]

Hat man der Bevölkerung Deutschlands jemals diese frohe Kunde überbracht und das Frühstücksei wieder rehabilitiert und zum unbedenklichen Genuss freigegeben? Leider nein. Und warum nicht? Ich nahm die Veröffentlichung dieser Studie zum Anlass, wieder einmal beim Präsidenten der Deutschen Gesellschaft für Ernährung anzufragen, ob sich die Eierempfehlungen der DGE aufgrund der vielen neuen Erkenntnisse denn bald einmal ändern würden. Immerhin hat der Mann mir geantwortet, ein Fortschritt zu früheren Jahren, wenn auch inhaltlich wenig herauskam. Die offizielle Position der Gesellschaft war bald darauf im aktuellen Informationsblatt *DGE-Info* nachzulesen. Da nahm ein früherer Präsident der ernährungspäpstlichen Institution Stellung: Er griff fachmännisch die Harvard-Studie an und bemäkelte deren methodische Schwächen bei der Erhebung. So sprach er der Harvard-Studie die Kompetenz ab, die DGE-Empfehlungen infrage zu stellen.[14]

Aber auf welche epidemiologischen Studien berufen sich die DGE-Eier-Empfehlungen eigentlich? Wie hatte man denn bei den frühen Studien die Ernährungsdaten erhoben und dokumentiert? Auch bei ihnen wurde – ganz wie bei jener aus Harvard – mit Fragebögen und Interviews, mit all den bekannten, unvermeidbaren Unwägbarkeiten und Fehlerquellen gearbeitet. Hüben und drüben war man von den gleichen Problemen ähnlich stark betroffen, nur hatte man bei den früheren Studien noch weniger differenzierte Fragebögen eingesetzt und noch weniger störende Einflussfaktoren aus Umwelt und Lebensstil in der Auswertung berücksichtigt als bei der Harvard-Untersuchung. Sie waren also im Resultat eher noch unsicherer und weniger aussagefähig. Und zu welchem Ergebnis sind sie damit gekommen? Hatten sie wenigstens mit ihren Methoden Eier als Risiko entlarvt? Mitnichten! Von den 15 früheren Studien hatten nur drei ein erhöhtes Herzinfarktrisiko bei steigender Cholesterinzufuhr erbracht.[15–17] Allerdings waren hierbei nur wenige Einflussfaktoren statistisch berücksichtigt worden. Seltsamerweise beziehen sich offensichtlich die DGE-Empfehlungen genau auf diese drei Studien. Doch die restlichen zwölf Studien, also die überwältigende Mehrheit, hatten auch schon in den 1960er-, 1970er-, 1980er- und 1990er-Jahren gar keinen Zusammenhang zwischen der Cholesterinzufuhr und Herzinfarkt erkennen lassen.[18–29]

Insgesamt steht es also 13 zu 3 gegen ein angebliches Herzinfarktrisiko durch Nahrungscholesterin. Davon war aber nichts im »Informationsblatt« der Deutschen Gesellschaft für Ernährung zu lesen.[14] Wir dürfen also mit den überholten, irrationalen Empfehlungen auch ins neue Jahrtausend eiern. Ei, ei, ei, wenn es sie noch nicht gäbe, so müsste man sie glatt erfinden, unsere amüsanten Ernährungspäpste ...

KAPITEL 21

Von Pyramiden und anderen Grabstätten der Gesundheit

»Ausgewogen« ist der Lieblingsbegriff von Ernährungsratgebern, Politikern und Medien. Der Begriff steht auffällig häufig »drauf«, wo Unausgewogenheit »drin« ist. Ernährungspäpste beispielsweise definieren Anteile von 60 Prozent Kohlenhydraten, 30 Prozent Fett und 10 Prozent Eiweiß in der Nahrung als »ausgewogen«! Manche lassen sich großzügigerweise auch noch auf ausgewogene 55 zu 30 zu 15 ein. Ob dieser Begriff etwas mit der berüchtigten Mengenlehre zu tun hat? Diese soll ja schon immer für viele schwer verständlich gewesen sein ...

Jedenfalls werden die oben genannten Zahlenkompositionen zur Zeit in praktisch identischer Weise von fast allen Ernährungsfachgesellschaften auf der Welt als »gesund« angepriesen. Sie schlagen sich in deren sogenannten Ernährungsempfehlungen nieder, anhand derer dann »Experten« das Ernährungsverhalten von Individuen oder ganzen Bevölkerungen qualitativ und quantitativ beurteilen. Wehe, wenn die Kost der untersuchten Menschen nicht den empfohlenen Werten entspricht. Dann gibt es flächendeckende Schelte: »Was die Aufnahme von Kohlenhydraten betrifft, so liegt die tägliche Zufuhr vor allem bei Frauen (besonders im Alter zwischen 25 und 51 Jahren) weit unter den von der DGE empfohlenen Mengen. Zu kurz kommt dabei der Verzehr von Brot und Backwaren. Diese Produkte zählen zu den wichtigsten Kohlenhydrat- und Ballaststofflieferanten und sollten, ebenso wie zum Beispiel Kartoffeln und Hülsenfrüchte, erheblich gesteigert werden«, heißt es beispielsweise in einer aktuellen Schrift zur Beurteilung der deutschen Ernährungsgewohnheiten.[1]

Aha, ging mir bei der ersten Kenntnisnahme durch den Kopf, erheblich gesteigert sollen diese Produkte also werden! Noch mehr Brot und Backwaren, Nährmittel und Kartoffeln. Und dann? Werden wir dann gesünder? Leben wir länger? Welche Krankheiten werden zurückgedrängt? Wer hat die gesundheitlichen Konsequenzen einer solchen Ernährungsumstellung wann und an wem untersucht? In welcher Fachzeitschrift sind die Ergebnisse nachzulesen? Unser Ernährungsverhalten wird schon seit Jahrzehnten streng an den Empfehlungen besagter Fachgesellschaften gemessen, als ob die hehren Damen und Herren dort wüssten, welche gesundheitlichen Vorteile genau damit verbunden wären. Interessanterweise folgt die ganze Gemeinde von Ernährungsberatern und -innen dieser Doktrin schweigend und in tiefer Ehrfurcht. Findet man heute außer bei Schafherden noch solch ein blindes Vertrauen auf der Welt?

Stellen Sie sich das vor: Die Regierung erlässt ab sofort eine allgemeine Geschwindigkeitsbegrenzung fürs Auto: 80 Kilometer in der Stunde auf Autobahnen und 30 in allen geschlossenen Ortschaften. Begründung: So wird die Gesundheit der Bevölkerung wegen geminderter Schadstoffe, Ozon und so weiter entscheidend verbessert. Was wäre dann los in Deutschland! Ich sehe schon die blutrünstigen Schlagzeilen auf der bildreichsten Gazette und die empörten Kommentare auf all den Peep-Sendern! Gutbürgerliche Menschen würden erstmals in ihrem Leben scharenweise auf die Straße ziehen und gewaltig, vielleicht sogar gewalttätig dagegen demonstrieren. Die Opposition und der ADAC würden bestimmt fordern, dass die postulierten Gesundheitseffekte erst einmal mit aussagefähigen Studien belegt werden müssten.

Aber bei unserem täglichen Brot ist das alles ganz anders. Vertrauen in die »Großkopferten« ist da noch angesagt, von Kontrolle will man nichts wissen. Schließlich können Ernährungspäpste den Effekt einer kohlenhydratreichen Kost auch ganz ohne entsprechende Untersuchungen beurteilen – dank direkter göttlicher Eingebung. Evidenz aus klinisch kontrollierten Studien hinsichtlich »Wirksamkeit« und »Unbedenklichkeit« der geforderten Ernährungsumstellung, wie es für jeden pharmakologischen Wirkstoff verlangt wird, benötigen sie nicht für ihre Anweisungen! Als ob eine solche Ernährungsumstellung keine tief greifende Wirkung auf den Körper hätte und als ob nicht die Regel gälte, dass bei »Wirkungen« immer auch mit »Nebenwirkungen« unerwünschter Art gerechnet werden müsste.

Um die geliebten theoretischen Zahlenspiele ernährungsdidaktisch geschickt und einprägsam an die Bevölkerung weiterzugeben, haben die Ernährungspäpste zusätzlich verschiedene Instrumente geschaffen. Zum einen findet man als Modell für »gesunde Ernährung« den »Ernährungskreis« oder aber, wie inzwischen in den meisten Ländern der Welt, die »Ernährungspyramide«. Die »Mutter aller Ernährungspyramiden« stammt aus den Vereinigten Staaten und wurde dort vom Landwirtschafts- und Gesundheitsministerium erarbeitet. Die breite Basis der Pyramidenkonstruktion bildet die Gruppe der kohlenhydratreichen Lebensmittel: Brot und Backwaren, Müesli, Nudeln, Kartoffeln und Reis – alles komplexe Kohlenhydrate. Jeden Tag soll man von dieser Lebensmittelgruppe sechs bis elf Portionen genießen. Darüber, sozusagen im zweiten Stockwerk angeordnet und auf bereits kleinerer Fläche, befindet sich die Gruppe »Obst und Gemüse«. Täglich jeweils zwei bis vier Portionen Obst und drei bis fünf Portionen Gemüse werden empfohlen. Im dritten Stock, auf noch kleinerer Fläche, sind die Nahrungsmittel angeordnet, die in noch geringerer Menge gegessen werden sollen: etwa Fleisch, Wurst und Käse. Ganz oben und entsprechend dem engen Platz nur mit großer Zurückhaltung zu genießen, finden wir die verschiedenen Fette neben Zucker und Süßwaren.

Die Absicht ist sicherlich begrüßenswert, der Bevölkerung mithilfe solcher Modelle praktische Lebensmittelempfehlungen anstelle von abstrakten Nährstoffrelationen weiterzugeben. Die Pyramide (weniger der Kreis) scheint denn auch bei den Verbrauchern immer beliebter zu werden, den Profis erleichtert sie die Beratung. Konsequenterweise hat man jetzt in den USA auch Ernährungspyramiden für Kinder entwickelt. Bedingt durch den hohen Anteil ethnisch unterschiedlicher Gruppen mit ganz unterschiedlichen Ernährungsgewohnheiten werden sogar eigenständige Pyramiden für Abkömmlinge aus dem Mittelmeerraum, aus Asien und Lateinamerika hergestellt. Nur Ernährungspyramiden für »Schwule« sind mir bisher nicht bekannt geworden. Wo bleibt da wohl die politische Korrektheit?

Kreise wie Pyramiden beruhen auf dem Prinzip, den Verzehr tierischer Nahrungsmittel deutlich zu reduzieren und pflanzliche stark zu fördern. Dahinter steht die fragwürdige Überzeugung, dass der hohe Verzehr von Fleisch, Geflügel, Eiern und Milch und den daraus hergestellten Produkten für die hohen Raten an Herz-Kreislauf-Erkrankungen und Krebs in der Bevölkerung mitverantwortlich ist. Gesichertes Wissen darüber gibt es nicht. Eine häufig genannte Begründung für die Empfehlung einer hohen Kohlenhydratzufuhr lautet, dass dies der »traditionellen« Ernährung der Menschen aus Zeiten entspräche, da sie noch von Zivilisationskrankheiten verschont gewesen seien. Verklärt predigen sie von der Kanzel:

»Früher gab es nur an Sonntagen Fleisch für uns! Während der Woche haben wir uns mit Brot und Kartoffeln satt gegessen. Das waren noch gesunde Zeiten!« Der Glaube wird es schon richten. Nur ein Ketzer lauscht und fragt nach: »Was heißt hier eigentlich traditionell? Welcher Zeitabschnitt umfasst ihre Tradition? Was war in den Hunderttausenden von Jahren, bevor Kartoffeln und Getreide eingeführt wurden, gesund?« Merkwürdig, dass alle Menschen auf Erden ausgerechnet von jenen Nahrungsmitteln, die allein die essenziellen, hoch ungesättigten Fettsäuren und am meisten von den essenziellen Aminosäuren liefern, die also sozusagen die Basis unserer Existenz darstellen, Abstand nehmen sollen ...

Weshalb nur ist die globale Ernährungsgemeinde so besessen vom Glauben an die guten Kohlenhydrate und an die bösen tierischen Nahrungsmittel? Als Ketzer fragt man noch einmal nach: Wer hat wann welche Gesundheitsvorteile für solch eine Kost eigentlich belegt? Und wo ist das jemals veröffentlicht worden?

Ich möchte zu dieser elementaren Frage den Lehrstuhlinhaber für Ernährung und öffentliches Gesundheitswesen an der Harvard-Universität, Professor Walter Willett, zitieren, auch wenn ich keine große Hoffnung habe, dass das bei hiesigen Ernährungspredigern Eindruck macht. Willet schrieb im Frühjahr 1998 in einem Leitartikel des *American Journal of Clinical Nutrition:* »In der Vergangenheit hat die Botschaft dominiert, dass eine an komplexen Kohlenhydraten reiche Ernährung die Gesundheit fördere ... Es gibt tatsächlich aber keinen empirischen Beweis dafür, dass solche Lebensmittel eine gesundheitsfördernde Wirkung haben. In der Tat weisen die Ergebnisse von Stoffwechselstudien und von epidemiologischen Untersuchungen darauf hin, dass deren erhöhte Zufuhr der Gesundheit schaden könnte ...«

Wumm – das saß! Ein kurzer Haken an die Kinnspitze. Willetts Aussagen tönen doch etwas anders als der Brei, den man der deutschen Ernährungsgemeinde tagein, tagaus auftischt. Ist der Mann durchgeknallt? Ein abstruser Außenseiter ausgerechnet an der einflussreichsten Ernährungsfakultät der Welt? Ein Fantast? Vielleicht lügt er ja auch, dass sich die Getreidehalme biegen?

Nicht, dass ich mich grundsätzlich mit allen Aussagen von Walter Willett identifizieren möchte oder könnte, aber mit vielen kann ich es und mit dieser im Besonderen. Im Gegensatz zu den landläufigen Ernährungspäpsten mit ihrem Kohlenhydrat-Einerlei stützt Willett seine Position – wie sich das in der Wissenschaft gehört – auf entsprechende kontrollierte Untersuchungen. Diese und noch sehr viele weitere davon habe ich im ersten Teil des vorliegenden Buchs zusammengefasst. Wenn sich die verehrten Leserinnen und Leser einmal die Mühe machen und sie selbst einsehen, so werden sie nicht umhinkönnen, sich Willetts Befürchtungen anzuschließen.

»Was soll die Polemik?«, mögen hier manche fragen. »Steht unseren Ernährungspäpsten nicht dieselbe Fachliteratur zur Verfügung wie dem Mann aus Harvard?« Doch, doch! Das kann ich Ihnen versichern. Aber – sie müssten sie erstens nur lesen und zweitens beachten. Wenn man aber bei den Oberhirten einmal nachhakt, in welchen wissenschaftlichen Untersuchungen die Gesundheitsvorteile ihrer geschätzten fettarmen, kohlenhydratreichen Kost belegt wurden, bekommt man entweder keine oder aber sehr verwunderliche Literaturhinweise, in denen alles Mögliche, nur nicht die gestellte Frage beantwortet wird.[3]

Auch schrecken solche unziemlichen Anfragen die Ernährungsleithammel keineswegs auf. Unverdrossen konzertieren sie auf der alten Leier. So las ich in einem ganz aktuellen, vom »wissenschaftlichen Leiter« einer bekannten deutschen Fachgesellschaft verfassten Buch zum Thema »richtig Essen und Trinken bei Übergewicht«: »Getreide ist das wichtigste Grundlebensmittel ... Gerade in einer modernen Ernährung ist ein hoher Anteil an Getreide notwendig ... Stärke ist der wesentliche Bestandteil von Getreide. Bis zu siebzig Prozent dieses günstigen Kohlenhydrats sind in Getreide enthalten.«[4] Kaum hatten sich meine Haare wieder etwas gelegt, las ich weiter. Nun wurden konkrete Empfehlungen für Dicke abgegeben – selbstverständlich strengstens ausgerichtet nach dem »Ernährungskreis«: »Täglich fünf bis sieben Scheiben Brot, eine Portion Reis oder Nudeln und vier bis fünf mittelgroße Kartoffeln.«

Ausgerechnet Übergewichtige mit der höchsten Wahrscheinlichkeit für Insulinresistenz und Glukose-Intoleranz sollen vermehrt Stärke zu sich nehmen! Ihre Blutgefäße und Bauchspeicheldrüse werden sich auf die Sturmflut zuckersüßen Bluts freuen.

An dieser Stelle soll auch noch einmal ausdrücklich Professor Pudels und der »Gesundheitskasse« AOK wegen ihrer »Fettaugen-Diät« und ihrer besonderen Dienste an den dicken Deutschen gedacht werden: Ihnen haben wir das »Wissen« zu verdanken, dass Kohlenhydrate nicht nur gesund sind, sondern auch »schlank« machen. Besonders empfehlenswert seien sie für Übergewichtige. Also rein damit – Brot und Brötchen, Knabber- und Knusperstangen, Pop und Pamp, Gummibärchen, Limos und Colas, das Ganze in der Familienpackung zum Sonderpreis. Das ergibt täglich mehrmals eine herrliche Glykämische Last. Das Syndrom X wird sich freuen, und der Herzinfarkt lauert schon ...[5] Oder will man vielleicht diese runden Risiken einfach elegant entsorgen, sodass das Gesundheitsbudget wieder ins Lot kommt?

Die geheiligte Ernährungspyramide empfiehlt aber nicht nur den Übergewichtigen, sondern uns allen, auch den muskellosen, in städtischen Bunkern eingepferchten Hirnarbeitern, wir sollten noch viel stärkereicher leben, als es zur Zeit schon üblich ist. Es wäre ratsam, täglich bis zu elf Portionen komplexer Kohlenhydrate in uns hineinzuschaufeln. Wer kann diese Vorgabe schaffen? Man denke nur an das Volumen und das betörende Geschmackserlebnis dieser Kost. Aber wer sich nicht daran hält, bekommt das Stigma »fehlernährt« umgehängt.

Nun hausen in den abgebildeten Kreisen und Pyramiden das Weißbrot, die Vollkornprodukte und die Kartoffeln schön »ausgewogen« und gleichberechtigt nebeneinander. In der »Pyramiden-Gebrauchsanleitung« heißt es dann allerdings, Vollkornprodukte seien zu bevorzugen. Das ist in der Tat sehr löblich – zumindest was Nährstoffgehalt und Blutzucker- bzw. Insulinkontrolle betrifft. Aber ist es auch realistisch? Einerseits so wenig Fleisch, Geflügel und Fisch und kaum Fett und andererseits haufenweise ganze Körner? Wie soll man das eigentlich täglich runterkriegen? Und was sagen Magen und Darm dazu? Vielleicht sollten unsere Hightechchirurgen einmal versuchen, Kuhmägen auf Menschen zu transplantieren. Wenn das erledigt wäre, stellte sich immer noch die Frage: Ist so viel Vollkorn eigentlich ganz allgemein gesundheitsförderlich?

In der angesehenen Fachpublikation *World Reviews of Nutrition and Dietetics* erschien 1999 von Professor Loren Cordain, einem Physiologen von der Colorado State University (USA), eine umfassende Übersichtsarbeit mit dem Titel »Cereals Grains: Humanity's Double-Edged Sword«. Wer sich einmal beim Studium dieser Arbeit all die vielen wissenschaftlichen Untersuchungen vor Augen hält, die auf die vielen wenig erfreulichen Wirkungen von Getreide und speziell von Vollkorngetreide hinweisen, wird womöglich ganz schnell in seinem Enthusiasmus ernüchtert: Getreide ist arm an verschiedenen lebenswichtigen Nährstoffen. Viel Getreide verdrängt andere Lebensmittel in der Kost und sorgt insofern für Ungleichgewicht. Beispielsweise bedingt viel Getreide typischerweise eine niedrige Zufuhr von hoch ungesättigten Fettsäuren und ein übermäßig hohes Verhältnis von Omega-6- zu Omega-3-Fettsäuren. In Gesellschaften, wo die Grundnahrungsmittel vor allem aus Getreide und anderen stärkereichen Lebensmitteln bestehen, etwa in Indien, ist zwar die Fettzufuhr niedrig, aber die Rate an Herzinfarkt besonders hoch. Dazu kommt, dass manche der in Getreide enthaltenen Nährstoffe vom Körper schlecht verwertet werden, wie beispielsweise Kalzium, Magnesium, Eisen, Zink und Kupfer. Darüber hinaus behindern antinutritive Substanzen im Getreide die Verwertung von anderen Nährstoffen. Und schließlich können verschiedene Eiweißsubstanzen in Getreide, die von der Pflanze als Abwehrmittel gegen Fraßfeinde konstruiert wurden, direkt in die physiologischen Abläufe des Menschen schädigend eingreifen. Getreide ist aus evolutionärer Sicht ein ganz »junges« Lebensmittel für den Menschen. Offensichtlich ist er noch sehr schlecht daran adaptiert. Deshalb werden die vielen durchaus positiven Aspekte des Getreidekonsums durch ebenso viele unerwünschte Effekte ausgeglichen – ein wirklich »doppelschneidiges Schwert« eben.[6]

Dazu kommt noch – und man kann es nicht oft genug wiederholen –, dass eine an Kartoffeln, Brot, Reis und Nudeln reiche Kost eine hohe Glykämische Last ergibt. Und auf diese können unsere Blutgefäße getrost verzichten. Herzinfarkt droht! An 75 000 Frauen in der Nurses-Health-Studie wurde dies kürzlich belegt.[5] Professor Simin Liu von der Harvard-Universität sagte zu seinem Studienergebnis kurz und trocken: »Je mehr von Nahrungsmitteln mit hohem GI eingenommen werden, desto höher das Herzinfarktrisiko.«[7] Dabei ist auch gesichert, dass die unerwünschten Effekte dieser kohlenhydratdominierten Kost umso gravierender ausfallen, je insulinresistenter jemand ist. Das betrifft also bewegungsarme Übergewichtige am stärksten – eine Spezies Mensch, die sich täglich vermehrt und in Bälde die Mehrheit in der Bevölkerung ausmachen wird.

Inzwischen vermutet man, dass eine hohe Glykämische Last sogar das Krebsrisiko erhöht. Selbst Hirninfarkt, Multiple Sklerose und Morbus Crohn, eine entzündliche Erkrankung des Darms, stehen inzwischen im Verdacht, mit ihr in Bezug zu stehen.[6]

Am krassesten erscheint der unerfreuliche gesundheitliche Schaden bei jenen Völkern, die erst in jüngster Zeit von einer Kohlenhydratflut heimgesucht wurden, darunter die Urbewohner Amerikas, Asiens, der Südsee und Australiens. Die Diabetesrate bei den Angehörigen dieser Völker explodiert, und niemand wird wohl behaupten wollen, dass Typ-2-Diabetes nicht primär mit dem Kohlenhydratstoffwechsel zu tun habe. Professorin Jennie Brand-Miller von der Universität Sydney hat kürzlich vehement dagegen protestiert, auch den Menschen mit nichteuropäischer Abstammung per offizieller Ernährungsempfehlung eine Kohlenhydratmast mit Nudeln, Brot und Backwaren aufzuoktroyieren. In einem Interview mit dem *New Scientist* brachte sie es auf den Punkt: »Es ist unethisch, diesen Menschen eine stärkereiche Kost mit hohem Glykämischem Index zu empfehlen.«[8]

Das ganze Thema ist nicht sehr lustig, und es gehört schon ein gehöriges Maß an Ignoranz dazu, all die vielen unguten Zeichen einfach zu übergehen. Nichts davon scheint aber bisher die Meinungsbildner in den Fachgesellschaften aufzuschrecken. Sie warnen weiterhin gebetsmühlenartig – nicht vor zu viel Kohlenhydraten, sondern vor allem vor Tierischem, und hier insbesondere vor Fleisch ...

Ein wenig Getreide in einer gemischten Kost ist sicherlich für viele Menschen nicht nur unproblematisch, sondern trägt zur Nährstoffversorgung bei. Aber zu viel davon ist wenig sinnvoll. Wenn man die letzten Kapitel Revue passieren lässt, dann könnte einem sogar der Gedanke kommen, dass besagte »Pyramiden« und »Kreise« mit der vorgeschlagenen Getreide- und Kartoffelmast eher unsägliche Fehlkonstruktionen sind. Für viele erweisen sie sich als lebensgefährlich und bedürfen dringend einer Reparatur oder besser gesagt eines Umbaus. Zum Glück weigern sich die Bürgerinnen und Bürger seit Jahrzehnten standhaft, die Empfehlungen der Ernährungspäpste zu befolgen! Warum wohl?

Die bereits herrschende Kohlenhydratmast ist schon mehr als reichlich! Aus Getreide allein stammen zur Zeit 56 Prozent der Nahrungskalorien auf der Welt und 50 Prozent des Proteins. Das schützt zwar einerseits Millionen der ärmsten Menschen vor dem »Verhungern«, andererseits bedroht die konsumierte Kohlenhydratmenge in den reichen Ländern heute die Gesundheit. Noch mehr Kohlenhydrate als nun üblich, sollte das wirklich sein? Vielleicht sollte man einmal Experten wie Walter Willett oder Carlo La Vecchia, den berühmten italienischen Krebs-Epidemiologen, befragen. Sie wenigstens warnen inzwischen vor noch mehr kohlenhydrathaltigen, stärkereichen Nahrungsmitteln.[2,9]

Die in diesem Buch vorgelegten wissenschaftlichen Erkenntnisse lassen den Schluss zu, dass speziell in der industrialisierten, bewegungsarmen Welt eine Kost, die weniger Kohlenhydrate, vor allem weniger raffinierte Kohlenhydrate und Stärke, und dafür mehr Fett und mehr Eiweiß enthält, als es den derzeitigen Ernährungsgewohnheiten entspricht, der Gesundheit zuträglicher wäre. Grob geschätzt und rein theoretisch berechnet, müsste ein Nährstoffverhältnis von etwa 30 Prozent Kohlenhydraten – überwiegend aus Früchten und Gemüsen –,

20 bis 30 Prozent Eiweiß und 40 bis 50 Prozent Fett die günstigsten Stoffwechseleffekte für Gesunde, aber vor allem für Menschen mit Syndrom X und Diabetes haben. Eine solche Ernährungsweise bzw. Nährstoffzufuhr würde auch dem Begriff »ausgewogen« weit näher kommen.

Ich weiß, gut dressierten Ernährungsgläubigen wird der Atem stocken, wenn sie diesen Vorschlag lesen. Manche werden sogar Gefahr laufen, sich ob des »Irrsinns« krumm zu lachen. Die künftige Forschung wird darüber entscheiden, wer zuletzt lacht ...

Am Ende dieses Kapitels möchte ich noch kurz ein praktisches Beispiel präsentieren, das dem obigen Vorschlag einer Nährstoffzusammensetzung schon sehr nahekommt: Am Institut für Endokrinologie und Stoffwechsel des Veterans Administration Medical Center in Minneapolis (USA) hat man an Männern mit einem leichten, nicht insulinpflichtigen Diabetes verschiedene Ernährungsformen getestet. Zunächst wurden die Stoffwechselwerte unter einer herkömmlich empfohlenen, »gesunden« Diät mit 55 Prozent Kohlenhydraten, 30 Prozent Fett und 15 Prozent Eiweiß getestet. Dabei gab es nur ein wenig Fleisch, aber viel Brot und Backwaren sowie Kartoffeln, etwas Magermilch und einen wenig Salat. Zu Testzwecken wurden morgens, mittags und abends immer identische Mahlzeiten abgegeben. Nach einem Tag des Unterbrechens bekamen die gleichen Probanden dann eine modifizierte Diät: doppelt so viel Fleisch, eine Portion Käse und anstelle des Brots, der Backwaren und der Kartoffeln reichlich Früchte. Damit führten sich die Testpersonen nur 43 Prozent Kohlenhydrate, aber 22 Prozent Eiweiß und 34 Prozent Fett zu. Das Ergebnis der Ernährungsumstellung: Während des ganzen Tages und der folgenden Nacht zeigten sich Blutzucker und Insulin im Vergleich zur gesunden Kost signifikant erniedrigt. Hinsichtlich Blutfetten waren keine signifikanten Unterschiede zu erkennen.[10]

Warum eigentlich lassen solche Ergebnisse niemanden in der Ernährungsgemeinde Deutschlands aufhorchen? Warum animiert das nicht hierzulande, diese Ernährungsform weiter zu erforschen? Denn um zu beurteilen, ob solche kohlenhydratreduzierten und -modifizierten Ernährungsformen nicht nur bessere Stoffwechselwerte liefern, sondern auch »gesünder« sind, muss man ja kontrollierte klinische Studien durchführen, bei denen als Beurteilungskriterium nicht Stoffwechselwerte, sondern Erkrankungsraten und Sterblichkeit herangezogen werden. Solche Untersuchungen gibt es bislang nicht. Wie lange müssen wir noch darauf warten?

Um in Sachen Übergewicht, Syndrom X und Zivilisationskrankheiten weiterzukommen, sollte man vor allem der Frage genauer nachgehen, warum ein so hoher Prozentsatz der Menschen auf die derzeitige zucker- und stärkereiche Kost so schlecht reagiert. Umgekehrt wäre es wichtig zu wissen, warum deren Körper nach einer Umstellung auf eine kohlenhydratarme, eiweiß- und fettreiche Kost – bei gleichzeitiger Bevorzugung nicht raffinierter Kohlenhydratquellen und einfach ungesättigter Fettsäuren – so viel besser antworten. Könnte es sein, dass der Mensch an eine solche Kost genetisch besser adaptiert ist? Damit kommen wir zu der drängenden Frage: Welche Ernährungsform entspricht eigentlich der Gattung Mensch am ehesten, was kann für uns alle als »artgerecht« oder besser »gengerecht« gelten?

Die Antwort auf diese Frage wird wie bei allen anderen Lebewesen allein unsere evolutionäre Vergangenheit liefern. Der Genpool des Menschen, aus dem die Einzelnen ihre Erbanlagen beziehen, ist in Hunderten von Millionen Jahren der Evolution aufgebaut worden. Umwelt und die entsprechenden Nahrungsquellen haben die Entwicklung der Gene in entscheidender Weise geprägt. Man schätzt, dass die spontane Mutationsrate der DNA, das heißt der Erbanlage im Zellkern, etwa bei 0,5 Prozent pro Million Jahre liegt.[11] Die Gattung Homo sapiens, der anatomisch moderne Mensch, ist nach neuesten Erkenntnissen vor über 100 000 Jahren entstanden. Seit diesen Anfängen hat sich sein Genmaterial also möglicherweise um 0,05 Prozent verändert. Daraus folgt, dass wir in unserer genetischen Grundausstattung zu 99,95 Prozent unseren Vorfahren aus der Steinzeit entsprechen.[11]

Wenn unsere evolutionären Lebensbedingungen für die Anlage und Ausprägung der Gene so entscheidend waren, was liegt dann näher, als diese zu untersuchen? Die Ernährung unserer Vorfahren sollte ein besonders wichtiger Hinweis dafür sein, wie die »artgerechte« Ernährung des heutigen Homo sapiens tatsächlich aussieht. Packen wir es an ...

TEIL III

Im Einklang mit unseren Genen

KAPITEL 22

Out of Africa?

Woher kommen wir? Wie fing alles an? Wie haben wir uns zum modernen Menschen entwickelt und dabei alle anderen Spezies entwicklungsmäßig weit hinter uns gelassen? Um diese und ähnliche Fragen kümmern sich seit vielen Jahren vor allem die Paläoanthropologen, die Urmenschenforscher und die Archäologen mit großer Intensität.

Auch diese Disziplinen haben sich zu Hightechwissenschaften entwickelt. Inzwischen ist jedenfalls schon sehr viel Licht auf unsere Vorzeit gefallen. Und die speziellen Verfahren lassen sogar eine recht genaue Analyse der Ernährung unserer Vorfahren zu. Beispielsweise bleiben in versteinertem menschlichem Kot, sogenannten Koprolithen, unverdaute Nahrungsreste wie Pollenkörner oder Knochensplitterchen von verzehrtem Getier erhalten. Diese können chemisch herausgelöst und präzise bestimmt werden. Darüber hinaus lassen sich Spurenelemente aus menschlichen Knochen bestimmen. Diese Analysen eröffnen einen direkten Einblick in das Ernährungsverhalten. So kann man beispielsweise am Strontiumgehalt auf den Anteil an tierischer und pflanzlicher Nahrung Rückschlüsse ziehen. Selbst über viele Erkrankungen unserer Vorfahren geben heute spezielle Knochenanalysen Auskunft.

Natürlich gab und gibt es auch auf diesem Gebiet der Wissenschaft viele Irrungen und Wirrungen und immer neue Thesen, die prompt auf vehementen Widerspruch anderer Wissenschaftler stoßen. Vielleicht täusche ich mich, aber als Außenstehender habe ich den Eindruck, dass man zumindest bei Paläoanthropologen eher bereit ist, alte Zöpfe in aller Öffentlichkeit abzuschneiden und Dogmen neuen Erkenntnissen zu opfern. Ich möchte und kann hier natürlich nicht in den Streit der Experten eingreifen. Es ist schon schwierig genug, all das zu erfassen, was an Erkenntnissen von der Mehrheit als weitgehend gesichert angesehen wird und für uns Ernährungsinteressierte relevant erscheint. Ich biete hier also nur einen »Sprint« durch die ernährungsphysiologisch wichtigsten Stufen unserer Entwicklungsgeschichte an.

Bislang gibt es unter den Experten immer noch einen Hauptstreitpunkt: Haben sich unsere Vorfahren an verschiedenen Orten der Welt gleichzeitig zu Menschen entwickelt (Theorie der »multiregionalen Evolution«), oder gilt der Slogan »Out of Africa«, wonach sie sich zunächst auf dem Schwarzen Kontinent zu anatomisch modernen Menschen gewandelt haben, um von dort aus die übrige Welt zu erobern? Viele Funde sprechen dafür, dass unsere Stammeltern sich in vielen Milliarden Jahren am afrikanischen Äquator aus primitiven Lebewesen zu menschenähnlichen Geschöpfen entwickelt haben und dass zumindest viele von ihnen von dort aus an die ostafrikanische Küste weitergezogen sind, wo sie sich in neuer Umwelt weiterentwickelten. Funde belegen, dass vor 150 000 bis 100 000 Jahren die Küsten zwischen Südafrika und Rotem Meer teilweise vom Homo sapiens besiedelt waren. Von den Ufern des Meeres aus sind sie dann über eine Landbrücke nach Kleinasien und von dort weiter durch den asiatischen Kontinent gezogen.[1]

Aber immer wieder erschüttern neue Funde diese These. So ist kürzlich in Asien das Skelett eines Primaten, das heißt eines Urvorfahren des Menschen, entdeckt worden. Trotz seines geringen Wuchses von Eichhörnchengröße ist er wahrscheinlich schon aufrecht gegangen. Es ist also durchaus möglich, dass sich vor etwa 60 Millionen Jahren unsere Urvorfahren nicht nur in Afrika zu Hause fühlten.

Aber gehen wir noch weiter in die Vergangenheit zurück: Die nur koboldgroßen Urzeitverwandten des Menschen sollen sich vor allem von Insekten ernährt haben.[2,3] im Lauf von 20 bis 30 Millionen Jahren haben sie sich zu Primaten entwickelt und sich dann im Regenwald breitgemacht. Die menschlichen Kobolde lebten weitgehend auf Bäumen und labten sich überwiegend an Pflanzen, vor allem an Früchten, jungen Blättern und anderem Grünzeug. Insekten und Kleingetier spielten keine große Rolle mehr. Im Lauf der Zeit nahm ihre Körpergröße, wie die anderer Spezies, immer weiter zu.

Vor etwa sieben Millionen Jahren verzweigte sich dann der Stammbaum der Primaten in die Linie der Menschenaffen und diejenige der Hominiden. Wir stammen also nicht von den Affen ab, haben aber gemeinsame Vorfahren. Genetisch stehen wir den Schimpansen aber immer noch erschreckend nahe – zu etwa 98,5 Prozent herrscht Übereinstimmung ...[2,3]

Vor etwa vier bis fünf Millionen Jahren begann die Zeit der Australopithecinen. Das sind jene Vorfahren des Menschen, die bis etwa vor einer Million Jahre lebten. Sie sahen noch arg affenartig aus. Im Lauf der Jahre hatten sie sich in mehrere Linien verzweigt. Aus einer davon ist dann der Homo, der Urmensch, hervorgegangen. Die anderen starben aus.

Etwa vor zwei bis drei Millionen Jahren brachte eine Eiszeit drastische klimatische Veränderungen. Es wurde trocken, und riesige Flächen des Regenwaldes nördlich und südlich des Äquators wandelten sich in eine Mischvegetation aus Wald, Busch, Savanne und Steppe. Viele unserer Vorfahren mussten sich von ihrem geliebten fruchtbaren Regenwald trennen und mit weit kargeren Lebensbedingungen in den zerklüfteten Randgebieten vorliebnehmen. Das hatte natürlich auch Folgen für die Nahrungsauswahl. Pflanzliches wurde knapper, und wahrscheinlich wurden von dieser Zeit an die kleiner werdenden Obst- und Grünzeugportionen mit etwas Kleingetier aufgepeppt.[4] Neueste Analysen der fossilierten Knochen geben eindeutige Hinweise darauf, dass die Australopithecinen schon solches »Fleisch« gegessen haben.[5]

Vor etwa 2,3 Millionen Jahren tauchte dann endlich der Homo habilis auf. Er war etwa 130 bis 140 Zentimeter groß und wog 35 bis 40 Kilo. Aufgrund seiner geringen Größe, seinem Mangel an wirksamen Jagdwaffen und wegen seines sicherlich wenig ausgeklügelten Sozialverhaltens kann man wohl ausschließen, dass er sich an große Tiere herangewagt hat. Vielmehr wird der Homo habilis sich weitgehend an Kleingetier gütlich getan haben, das er ohne größere Probleme fangen konnte.[6]

Vor etwa 1,7 Millionen Jahren erschien der Homo erectus auf der Bildfläche. Dieser war bis 165 Zentimeter groß, muskelbepackt und wog gute 65 Kilo. Er muss schon ein schlaues Kerlchen gewesen sein. Sein Hirn hatte fast schon Ausmaße wie beim heutigen Menschen. Der Homo erectus war auch handwerklich schon recht geschickt und wusste seine Steinwerkzeuge zu gebrauchen. Aber er litt darunter, dass die Nahrung immer knapper wurde. So blieb ihm nichts anderes übrig, als vermehrt umherzuziehen auf der Suche nach etwas Essbarem. Das Verzehren von Aas dürfte seinen Magen auch nicht mehr gefüllt haben – denn die Bevölkerungsdichte war angestiegen. Wie immer: Die Hungersnot macht erfinderisch.

Und da unsere Vorfahren bis zu diesem Zeitpunkt schon an Hirnkapazität zugelegt hatten, vermochten sie sich dieser Situation mit Waffen und mit List zu stellen: Als einzige Lösung blieb das aktive Jagen von Beutetieren. Mit der Evolution hatten sich auch die großen Säugetiere, darunter Elefanten, Nashörner und Huftiere, herausgebildet. »Ihr Fleisch, das wäre was für mich«, ging so manchem hungrigen Homo durch den Kopf, und er überlegte sich eine geeignete Strategie, die Entfernung zwischen dem knurrenden Magen und der Fleischbeute zu reduzieren. Eine lange, feste und spitze Stange hätte beispielsweise helfen können. Tatsächlich entstanden damals erstmals wuchtige Lanzen, mit denen der Homo erectus den schnellen Huftieren nachjagte.

Bald merkten die glücklichen Jäger, dass große Tiere nicht nur mehr »Fleisch«, sondern auch höhere Körperfettanteile hatten als kleine.[6] Umso mehr lohnte sich das frohe Jagen: Man konnte sich für seinen mühseligen Aufwand an Zeit, Kraft und Mut satter essen und mehr Energie tanken als beim Verzehr von Kleingetier. Und es blieb auch noch mehr für die anderen übrig. Allerdings konnten unsere Ahnen nicht wissen, dass fettere Fleischteile auch sehr viel mehr essenzielle Fettsäuren liefern als mageres Fleisch. Auch dass sie mit dem Jagen, Teilen und Verzehren von fetter Beute allmählich an Klugheit zulegten, mag ihnen entgangen sein (siehe dazu Kapitel 24).

Fleisch als Nahrungsergänzung wurde im Lauf der Zeit immer wichtiger.[7] Der Hunger nach nahrhaftem Fleisch war offenbar stärker als die Heimatverbundenheit. Homo erectus hat seinen Magen erhört und ist den großen Tieren gefolgt. Auf diese Weise stieß er in weit entlegene Gebiete und sogar bis nach Europa und Asien vor.[7]

Nach neuesten Erkenntnissen hat er aber auch Bambusflöße gebaut und ist damit vor etwa 800 000 Jahren von Afrika aus nach Indonesien und Australien geschippert, um sich dort niederzulassen.[8] Funde aus China belegen eindeutig, dass [rectus auch dort ein richtiger Allesfresser war. Wenn er tüchtig jagte und das Glück ihm beistand, konnte er mit einer großen Beute rechnen. Im Übrigen musste er mit Ratten und etwas größeren Säugetieren, Reptilien, Vögeln und deren Eiern sowie Insekten neben wilden Früchten und Beeren, Wurzeln und Keimlingen vorliebnehmen. Der Homo erectus hat wahrscheinlich als Erster auch die Vorratshaltung entdeckt. Da die Winter lang und die essbaren Pflanzen besonders knapp waren, war es sinnvoll, relativ Unverderbliches wie Nüsse, Knollen und Hülsenfrüchte zu horten.[7]

Während dieser Eiszeiten mit entsprechend wenig Sonnenschein soll sich bei Erectus erstmals eine Aufhellung der dunklen Haut durchgesetzt haben. So gelangten mehr UV-Strahlen in die Haut, und es wurde dort Vitamin D produziert. Gleichzeitig soll sich eine isolierende Fettschicht unter der Haut ausgebildet haben.

Vor etwa 500 000 Jahren trat der archaische Homo sapiens, unser direkter Vorfahre, auf. Er ist ein Bindeglied zum heutigen Menschen, wich anatomisch noch etwas von uns ab. Dieser Vorfahre hat offenbar vor 300 000 bis 200 000 Jahren erstmals bewusst Feuer zur Zubereitung von Nahrung eingesetzt.[9] Und schließlich kam vor etwa 140 000 Jahren die Geburtsstunde des anatomisch modernen Homo sapiens – ob nur in Afrika oder auch parallel in Asien, wollen wir hier nicht ausdiskutieren. Parallel dazu, etwa 200 000 vor Christus, taucht jedenfalls auch der Neandertaler in Europa auf und besiedelt dort die riesigen Kältesteppen. Übrigens lebte auch er ganz überwiegend von tierischem, vor allem von gejagtem Fleisch.[10]

Um etwa 40 000 vor unserer Zeitrechnung folgte der Homo sapiens dann dem Neandertaler nach Zentral- und Westeuropa. Er nahm dabei wahrscheinlich einen größeren Umweg über Asien und zog von dort westwärts über Kleinasien, Griechenland und den Balkan nach Deutschland und von dort nach Frankreich.

In diese Zeit, von etwa 125 000 bis 10 000 vor Christus, fiel auch die letzte Eiszeit. Dies hatte wiederum in Afrika und vor allem in Europa dramatische Konsequenzen für das Überleben der Menschen: Diese mussten sich schnell an das raue Klima anpassen. Die tierische Nahrung wurde mangels pflanzlicher noch wichtiger. Um den größtmöglichen Nutzen von der Kräfte zehrenden Jagd zu erhalten, wurde bevorzugt großen Säugetieren nachgestellt. Diese Tiere starben damals in Scharen aus, und mehrere Tierarten wurden gänzlich ausgelöscht. Immer mehr Menschen zogen auch an die Küsten. Dank der Erfindung von Netzen, Harpunen und ähnlichen Gerätschaften kamen vermehrt Fische und die vielen anderen Meeresfrüchte als Nahrungsmittel auf den Speisezettel.[1,2] Auch wurden das Feuer und das Herstellen von wärmender Kleidung in den kalten Zeiten lebenswichtig.

In den letzten 40 000 Jahren dieser Phase gleicht der Homo sapiens auch in seinem sozialen Verhalten bereits dem modernen Menschen. Es kommt zu einer wahren technischen und kulturellen Explosion. Das zeigt sich unter anderem in hoch entwickelten Werkzeugen, Schmuck und Wandmalereien. Dasselbe traf, wie man nun weiß, auch auf den gar nicht tumben Neandertaler zu.

Die Zeit zwischen 40 000 und 10 000 vor Christus ist die eigentliche »Steinzeit«. In dieser Periode stritten sich Homo sapiens und Neandertaler um die Vormachtstellung in Europa. Das Resultat aus diesem Streit kennen wir. Der Homo sapiens lebte natürlich weiterhin von Wild und wilden Pflanzen. In den kalten Jahreszeiten dürften Pflanzen in den weiträumigen Steppenlandschaften jedoch nach wie vor sehr knapp gewesen sein. Die Cro-Magnon-Rasse in Europa stellte deshalb mit Vorliebe den allergrößten Tieren ihrer Zeit nach. Ein Mammut oder einen Bison oder wenigstens einen Elch zu fangen war besonders lohnend. Inzwischen gibt es auch keinen Zweifel mehr, dass der Homo sapiens gerne von Zeit zu Zeit dem Kannibalismus frönte und Menschenfleisch mampfte, am liebsten muskelbepackte Neandertaler.[11] Außerdem begann man offenbar damit, die Nahrungsmittel zu bearbeiten, zum Beispiel Samen und Kerne zu klopfen und zu mahlen, zu rösten und zu backen.[2,12]

Während der Steinzeit wurde auch eine sehr wirksame Jagdwaffe erfunden: Pfeil und Bogen. Damit konnte man noch die schnellsten Tiere wie Antilopen und Gazellen aus größerer Distanz erlegen. Gegen Ende der Steinzeit, um 13 000 vor Christus, stiegen die Temperaturen wieder langsam an. Das trug zu einer größeren Verbreitung von Pflanzen bei. In manchen Gebieten begannen bald wilde Getreide zu wachsen. Die Menschen fingen an, die Körner zu sammeln und zu bearbeiten. Auch machte man sich erstmals die Feuerrodung zunutze. Damit konnte man fruchtbares Weideland schaffen, um darauf Tiere zu halten und sie anschließend mit weniger Aufwand zu töten: Der Startschuss für die Landwirtschaft war gegeben.[13]

Ab 10 000 vor Christus, im Neolithikum, verbreitete sich der organisierte Ackerbau. Geplantes Produzieren war notwendig geworden, da wegen des rasch ansteigenden Bevölkerungswachstums mit dem herkömmlichen Jagen und Sammeln dem großen Hunger nicht mehr beizukommen war. Außerdem waren ja mit dem Ende der Eiszeit viele der großen Landtiere ausgestorben, und Wildfleisch war daher knapp geworden. Dafür gediehen bei dem sich erwärmenden Klima immer mehr essbare Pflanzen. Im Nahen Osten erlernte man das Anbauen von Getreide. Dieses wurde bald zum Grundnahrungsmittel der Menschen und verbreitete sich von dort während der nächsten Jahrtausende über Griechenland und Italien nach Mitteleuropa. Auch der Anbau von Früchten, Gemüsen und Nüssen wurde zuerst im Nahen Osten entwickelt. Um 9000 vor unserer Zeitrechnung fing man daneben an, Schafe und Ziegen, etwas später Rinder und Schweine zu halten.[14,15]

Um 5000 hatte der Ackerbau in den am meisten bewohnten Gebieten der Erde Einzug gehalten. Damit hatte sich der Nahrungsplan des Menschen in kurzer Zeit enorm verändert. Der Fleischkonsum sank drastisch ab. Man musste sich an Pflanzlichem satt essen. Betrugen die Anteile von tierischer zu pflanzlicher Kost nach neuesten Schätzungen während der Steinzeit im Schnitt 65 zu 35[16], so wandelte sich mit der Einführung des Ackerbaus das Verhältnis auf etwa 10 zu 90.[2,17]

Damit war eine paradoxe Entwicklung eingeleitet: Einerseits konnten sich mit dem Sesshaftwerden des Menschen und der systematischen Produktion von Nahrungsmitteln die Hochkulturen herausbilden. Andererseits brachte dies einen dramatischen Abfall in der Nahrungsqualität und -quantität mit sich: Als Nomade war man zu immer neuen Nahrungsquellen gezogen und hatte sich eine relativ abwechslungsreiche Kost gesichert. Als Siedler musste man nun mit dem vorliebnehmen, was geerntet werden konnte. Der Mensch geriet in die Abhängigkeit von Produktionsmitteln und Umweltfaktoren. Ungünstige Wetterverhältnisse und Nahrungsmittelschädlinge wurden lebensbedrohend. Nach einer Fehlernte herrschte absolute Not. Die weitgehende Abhängigkeit vom Ackerbau ebnete den Weg zum Nahrungsmittelmangel.

Überall dort, wo mit der Kultivierung des Ackerbaus die reichhaltige »Naturkost«, bestehend aus Hunderten von wilden Pflanzen und Tieren, durch eine weitgehend pflanzliche, sehr viel monotonere Nahrung abgelöst wurde, kam es in der Folge zu Hunger und Mangelernährung und den zu erwartenden Konsequenzen: erhöhte Kindersterblichkeit, Knochenerkrankungen wie Osteoporose und Osteomalazie, Karies, Anämie, Infektionsanfälligkeit und damit verbundene erhöhte Gesamtsterblichkeit.[2,18,19]

Wie die Skelettfunde aus dieser Zeit beweisen, bildete sich mit der Einführung des Ackerbaus zudem das Wachstum der Menschen zurück. Sie maßen auf einmal um 10 bis 15 Zentimeter weniger.[19,20] Dieses Phänomen ist nicht nur auf Europa und den Nahen Osten beschränkt: Auch bei den Ureinwohnern der USA hat man dieses Schrumpfen beobachtet. »Überall auf der Welt, wo diese Ernährungsumstellung vorgenommen wurde, ging es mit der Gesundheit bergab«, kommentiert Professor Clark Larsen, eine Anthropologe an der Universität von North Carolina, die Befunde.[21]

So lässt sich heute sagen, dass mit dem Kultivieren von Nahrung eine Tradition begann, »Verfügbares« bzw. »Machbares« anstelle von »Benötigtem« zu verzehren, die bis heute anhält. Die Weichenstellung hin zu den berühmten ernährungsabhängigen Erkrankungen erfolgte demnach nicht erst nach dem Zweiten Weltkrieg, wie oft behauptet wird, sondern schon ein paar Tausend Jahre früher ...

KAPITEL 23

Von Fleisch(fr)essern, armen Vegetariern und reichen »Gutmenschen«

»Die Jäger und ich sind früh auf. Wir sind zu neunt, acht Jäger und ich als Beobachter, inmitten eines kleinen bewaldeten Tals zwischen zerklüfteten Hügeln irgendwo in Ostafrika. Noch in der Dunkelheit des frühen Morgens haben wir uns aufgemacht. Und jetzt, da das Tageslicht hereinbricht, hält die Jägergruppe auf einem von Gras bedeckten Hügel, der den Blick auf einen See freigibt. Die Teilnehmer tragen ihr Frühstück zusammen, Beeren und Blätter, während ich mich ganz in ihrer Nähe niederlasse und an einem Müesliriegel knabbere.

Wir sprechen nicht miteinander, wir könnten uns auch in keiner Sprache unterhalten, die beiderseits verstanden würde. Ich folge ihnen nur leise und mache mir Notizen. Während des Frühstücks werden die Jäger auf Laute einer anderen, sich in der Nähe befindlichen Gruppe aufmerksam. Sie erheben sich, um diese Ankömmlinge näher zu begutachten. Dazu überqueren sie eine Reihe von Bergkämmen, durchqueren ein Flussbett und ziehen die Anhöhe des gegenüberliegenden Tales hinauf. Jetzt kann man sie deutlich sehen und hören: Es ist eine Gruppe von kleineren Affen. Sie haben sich in einer Baumgruppe zum Essen niedergelassen. Sie sind laut und geschwätzig und springen auf den unteren Ästen der Bäume umher.

Die Jäger erfassen die Situation sofort und beeilen sich, die Baumstämme zu erreichen. Einige von ihnen klettern sofort den Affen hinterher, während die *anderen am Boden bleiben und die Baumwipfel beobachten. Ein großer Affe fällt bei seinem Fluchtversuch vom Baum und direkt vor meinen Füßen in einen Haufen trockener Blätter. Einer der Jäger springt hinzu, packt sich den Affen und schleudert ihn so lange auf den Boden, bis er tot ist. Dann packt er mit seiner anderen Hand noch einen zweiten Affen, der bereits von einem Kollegen getötet wurde, und stellt sich vor mir in Pose. Die ganze Jagd ist nach nur wenigen stürmischen Minuten beendet. Fünf Affen sind erlegt.*

Nun kauern sich die Jäger am Fuß der Bäume nieder und fangen an, ihre Beute zu verzehren. Während des Mahls hören sie nicht auf, ihre Portionen zu begutachten, und teilen oder tauschen Stücke des begehrten Fleisches. Mehr als zwei Stunden dauert das Gelage. Rund um mich herum hört man das Knacken von Knochen und zufriedenes Grunzen. Die Jäger teilen sich alles von der Mahlzeit, mit Knochen, Haut und Haaren, bis fast nichts mehr übrig ist. Danach halten sie eine Stunde lang ein Nickerchen. So gesättigt und ausgeruht, rappeln sie sich auf einmal, wie auf Stichwort, hoch und ziehen los, um weitere Nahrung zu finden.«

So weit der Verhaltensforscher Craig Stanford in *The Hunting Apes* über die von ihm beobachteten Jäger: Es sind Schimpansen![1] Ihre Kost besteht zwar zum Großteil aus Früchten, aber für Tierisches haben sie offenbar eine besondere Schwäche, und wenn es nur von dicken Maden befallene Früchte sind. Von den Gobe-Schimpansen berichtet man, dass sie speziell präparierte Äste und Stöcke als Werkzeuge zum »Angeln« bis zu eine Stunde lang von einem Termitenhügel zum anderen schleppen und dabei eine Gesamtentfernung von bis zu einem Kilometer zurücklegen. Ameisennester und Termitenbauten sind in der offenen Steppe größer und somit leichter zu finden und abzuernten als im Urwald selbst.[2] Aber das scheint den Menschenaffen nicht zu reichen. Einem blutigen Steak und ein paar üppigen Innereien sind sie ganz und gar nicht abgeneigt.

Auch Paviane sind alles andere als überzeugte Vegetarier. Während der Schwarmzeit von Insekten essen sie praktisch nichts anderes mehr. Diese knackig frische Nahrung ziehen sie allem anderen vor. An zweiter Stelle erst rangieren Wurzeln, Früchte und Blüten. Den dritten Platz nehmen Blätter und Gras ein.[2]

Ist der Affe also unser Ernährungsvorbild? Die Ernährungsweise moderner Schimpansen stimmt nach Ansicht der Forscher mit derjenigen unserer direkten Vorfahren, den Australopithecinen, weitgehend überein. Wie die Menschenaffen haben sie sich zunächst vorwiegend an Früchte und andere Pflanzennahrung gehalten. Schätzungsweise bis zu 200 Gramm Ballaststoffe am Tag haben sie sich zugeführt. Deren Vergärung im Darm hat viel Energie – man schätzt bis zu 50 Prozent ihres Energiebedarfs – aufgezehrt.[3] Diese pflanzenbetonte Kost der Vormenschen wird gerne als Hinweis dafür hergenommen, dass die eigentliche »artgerechte« Ernährung des modernen Menschen auch überwiegend pflanzlich sei. Aber die Evolution hat keinen Marschhalt gemacht.

Wahrscheinlich hatten sich die frühen Australopithecinen oder auch schon deren Vorfahren mehr und mehr aus dem Urwald ins offene Gelände vorgewagt, immer auf der Jagd nach fett- und proteinreichen Ameisen- und Termitenmenüs. Da sie diese Beute meist weit entfernt von den Orten ergattern mussten, an denen sich passende »Instrumente« zum Angeln, Stochern und Graben fanden, mussten Letztere über größere Distanzen mitgeschleppt werden. Wer die geeignetsten Stöcke anfertigte und sie am geschicktesten handhabe, konnte die fetthaltigere und proteinreichere Kost genießen, war größer, kräftiger und gesünder und hinterließ zahlreichere Nachkommen als die »Versager«. In dem Maße, wie ihre Ausflüge ins offene Land häufiger und ausgedehnter wurden, erschlossen sich diese Vormenschen immer mehr von den Nahrungsquellen, die dieser neue Lebensraum bot.[2] Warum nicht eine Eidechse oder eine kleine Schlange als »Snack« zwischendurch? Neue Isotopen-Analysen der fossilierten Zähne lassen eindeutig darauf schließen, dass vor zweieinhalb Millionen Jahren mehr und mehr harte Pflanzen, wie Nüsse und Samen, als Nahrungsquelle entdeckt wurden. Ebenso zeigen neue Analysen, dass Australopithecinen auch schon vor zweieinhalb oder drei Millionen Jahren »Fleischliches« schätzten und kleine Säugetiere, die sie mit der Hand fangen konnten, verspeisten.[4] Darauf waren sie ja auch angewiesen, denn durch den eiszeitlichen Rückgang der Regenwälder lebten sie vornehmlich in offenem, steppenartigem Gelände, wo viel zu wenig »Fruchtiges« gedieh.

Manche Arten von Australopithecinen, wie der Australopithecus robustus, spezialisierten sich dagegen darauf, die reichlich vorhandenen, zellulosereichen und harten Pflanzen der Steppe zu verzehren. Diese hatten eine geringere Nahrungsqualität. Als Anpassung entwickelten sie mit der Zeit einen gewaltigen Zahnapparat und ein entsprechendes Verdauungssystem. Aber all dies hat ihnen letztlich nichts genützt. Sie starben aus, während sich ihre Fleisch essenden Verwandten durchsetzten. Weil es sich in vielerlei Hinsicht als so nützlich erwies, wurde der Gebrauch von Stöcken und anderen Werkzeugen bei unseren Vorfahren immer beliebter.

»Von Zeit zu Zeit stieß eine mit Stöcken bewaffnete Gruppe von Australopithecinen auf eine versprengte und vom Muttertier unbewachte junge Gazelle oder Antilope, die sie umzingelten, packten und verzehrten. Gelegentlich stolperten sie auch über die Überreste größerer Tiere, die eines natürlichen Todes gestorben oder aber von Raubkatzen, die im Umfeld der Herden lebten, gerissen worden waren. Mit Gebrüll, Geheul und Stöckeschwingen vertrieben sie die Geier und Schakale, stürmten zu dem Kadaver, rissen Stücke von ihm herunter und rasten damit zur nächsten Baumgruppe, immer bereit, alles fallen zu lassen, um sich im Astwerk in Sicherheit zu bringen, falls eine der Großkatzen zurückkehrte und sie bei ihrer Mahlzeit störte.«

So malt der große Anthropologe Marvin Harris ein Szenario, wie es sich nach heutigen Erkenntnissen mit großer Wahrscheinlichkeit oftmals abgespielt hat.[2]

Aus einer Fleisch essenden Australopithecinen-Art entwickelte sich der Homo habilis. Man nimmt an, dass auch dieser Vorfahre noch weniger ein aktiver Jäger als vielmehr ein Sammler war und überwiegend Aas suchte. Mit der Zeit entwickelte er immer geeignetere Strategien, wie er seine Nahrungskonkurrenten übertölpeln konnte. Habilis erfand vor etwa 2,3 Millionen Jahren die ersten Steinwerkzeuge, um damit auch noch das letzte Fitzelchen Fleisch von den Knochen zu schaben. Mit Vorliebe zertrümmerte er den Schädel der »Beute« und die großen Knochen mit schweren Steinen, um an das nahrhafte Mark und das Hirn heranzukommen (siehe dazu Kapitel 24).[5,6]

Allerdings mussten sich die hungrigen Mäuler sehr vor Raubkatzen hüten. Wenn so ein Löwenpascha dahinterkam, dass sich ein paar mickrig erscheinende Zweibeiner, die man viel später »Homo« nannte, an seinem nicht zu Ende gefressenen Mittagsmahl schadlos hielten, war wohl die Hölle los. Da hieß es auch für diese Menschlein noch, spätestens bei »drei« auf dem nächsten Baumwipfel zu sein. Das dürfte unseren Verwandten mit ihren langen Armen und geschickten Kletterhänden zunächst wohl als die aussichtsreichste Alternative erschienen sein. Die andere Lösung bestand darin, sich mit mehreren mutigen Artgenossen laut schreiend und Knüppel schwingend der Gefahr zu stellen. Da wird sicher so mancher Vorfahre selbst zur Nachspeise einer anderen Fleisch schätzenden Gattung geworden sein. Aber mit dieser offensiven Taktik werden auch ihre Erfolge zugenommen haben – nicht immer, aber immer öfter. Denn wer erlebt, dass so eine gefährliche Raubkatze ob des konzertierten »Aufmantelns« tatsächlich zum Rückzug zu zwingen war, konnte auf die Idee kommen, diese erfolgreiche Methode weiterzuentwickeln und zu verfeinern. Untersuchungen aus Uganda weisen darauf hin, dass sich die Eingeborenen bis in die Neuzeit hinein dieser Taktik bedienten, um Löwen und Leoparden von ihrer Beute zu vertreiben und »kostengünstig« an ihr Fleisch zu kommen.[7]

Seit mehr als zweieinhalb Millionen Jahren stellt der Mensch bzw. stellen seine direkten Vorfahren trotz größter Mühen und Gefahren dem Fleisch nach. Tierisches Eiweiß und vor allem tierisches Fett sind in allen Kulturkreisen bis in die jüngste Zeit hinein äußerst begehrt. »Menschen tendieren dazu, mehr tierische Nahrung zu konsumieren, wenn sie können, und mehr pflanzliche Kost, wenn sie müssen«, fasst der renommierte Anthropologe Marc Cohen diese Zusammenhänge treffend zusammen.[8]

Das hören eingefleischte Vegetarier gar nicht gerne und tischen lieber verklärende Legenden auf.

»Die überwiegend pflanzliche Ernährung der Vorfahren bis einschließlich der Phase der Sammler und Jäger kann als artgerechte Ernährung des Menschen bezeichnet werden ...«

So heißt es in der aktuellen deutschen Vegetarier-Bibel.[9] Das ist zwar eine heutzutage »politisch korrekte« Verlautbarung, aber ich frage die Autoren dieses fleischlosen und chlorophyllreichen Buchs, mit welchen Pflanzen sich eigentlich unsere Vorfahren in Europa während der Eiszeiten gesund und gebärfähig durchgebracht haben sollen? Dieses Überlebenskunststück deckt das preisgekrönte Werk *Vegetarische Ernährung* leider nicht auf.

»Die artgerechte Ernährung des Menschen kann unter anderem von der Ernährungsweise der Vorfahren des Menschen ... abgeleitet werden.«

So schreiben die Vegetarierpäpste Leitzmann und Hahn weiter.[9] Dies ist allerdings eine unzweifelhaft richtige Feststellung. Die Frage ist nur, wie weit zurück man die Linie der Vorfahren zur Beweisfindung verfolgen will. Bis zu den Einzellern in der Ursuppe? Oder wollen wir uns mit zwei bis drei Millionen Jährchen begnügen?

Die Ernährung neuzeitlicher Jäger und Sammler, wie sie Anfang und Mitte des letzten Jahrhunderts dokumentiert wurde, gilt als Modell für eine Kost, wie sie mit allergrößter Wahrscheinlichkeit von den anatomisch modernen Menschen während der letzten 100 000 Jahre bis in die späte Steinzeit hinein, vor 10 000 bis 20 000 Jahren, eingehalten wurde. Mit den damals lebenden Steinzeitmenschen sind wir genetisch so gut wie identisch. Ihre Gene hatten sich in Millionen von Jahren des Selektionsdrucks an die herrschenden Lebensbedingungen und an das Nahrungsangebot angepasst. Nachdem sich unser Genom in 20 000 Jahren nicht geändert hat, muss das von ihnen Verspeiste unserem Stoffwechselmechanismus auch heute noch in optimaler Weise entsprechen. So kann ihre Kost für uns heutige Erdenbürger am ehesten als »artgerecht« bezeichnet werden.[10,1]

Anteile pflanzlicher und tierischer Kost bei Jägern und Sammlern

Die absolute Mehrheit, nämlich 73 Prozent von 229 untersuchten neuzeitlichen Jäger- und Sammlergesellschaften, lebt weitgehend, das heißt zu 56 bis 65 Prozent, von tierischer Kost. Bei 58 Prozent der Jäger und Sammler, also immer noch bei der absoluten Mehrheit, liegen die Anteile tierischer Kost bei über 66 Prozent. Und 46 dieser Naturvölker, das heißt 20 Prozent von allen, ernähren sich sogar weitgehend oder ausschließlich, das heißt zu 86 bis 100 Prozent, von Fleisch und Fisch.

Umgekehrt lebt keines dieser Naturvölker weitgehend oder gänzlich vegetarisch. Nur bei acht Völkern (vier Prozent) macht der Anteil pflanzlicher Kost über zwei Drittel aus. Am höchsten liegt der Pflanzenanteil bei den Kung in Südwestafrika. Das Verhältnis von pflanzlicher zu tierischer Kost betrug bei ihnen 67 zu 33 Prozent. Und etwa 14 Prozent der neuzeitlichen »Steinzeitmenschen« decken immerhin noch 56 bis 65 Prozent ihrer Nahrung mit Pflanzenkost ab.[12,13]

Der sogenannte Ethnologische Atlas dokumentiert unter anderem auch die Ernährungsgewohnheiten der Völker auf der Erde. In der neuesten Ausgabe sind die Ernährungsgewohnheiten von 229 Jäger- und Sammlergesellschaften festgehalten, die bis zu Anfang oder Mitte des 20. Jahrhunderts noch unter steinzeitlichen Bedingungen lebten. Nach dieser umfassenden Dokumentation hat sich kein einziges neuzeitliches »Naturvolk« auf unserem Planeten weitgehend oder gar rein vegetarisch ernährt. Im Gegenteil: Die absolute Mehrheit lebte überwiegend – das heißt mit einem Anteil von 56 bis 65 Prozent – von Tierischem, vor allem von Fleisch und Fisch. Entsprechend gering fallen bei ihnen die Anteile pflanzlicher Kost aus (siehe Exkurs Seite 195). Und ganze 46 Naturvölker, also etwa 20 Prozent, lebten sogar weitgehend bzw. ausschließlich von tierischer Kost! Es handelt sich um die Völker aus den weltweit kältesten Gebieten, wo keine essbaren Pflanzen mehr wachsen.[12,13]

Aber wie erklärt sich dieser »Fleischhunger« der Menschen? Die Wissenschaftler sind sich inzwischen darüber einig. Dahinter steckt eine optimierte Futterbeschaffung: Beim Erbeuten von Tieren bzw. Fleisch bekommt man am meisten Nährstoffe und Energie im Verhältnis zu seinem Körpereinsatz für die Nahrungsbeschaffung zurück! Die Energiedichte von wilden Früchten und Beeren, Gemüsen und Wurzeln ist gering. Das heißt: Der Einsatz von Zeit und Muskelkraft für das Sammeln und Zubereiten von pflanzlicher Kost steht in keinem sinnvollen Verhältnis zum darin enthaltenen Nährwert. Das beste Kosten-Nutzen-Verhältnis ergibt sich für das Jagen und Verzehren der größten Tiere: Je gewichtiger ein Tier, desto höher sein Fettgehalt und seine Energiedichte. Nicht umsonst waren bei allen Menschen die fettesten Fleischstücke immer die begehrtesten. Wenn mehr als genügend »Fleisch« erbeutet war, wurde das reine magere Muskelfleisch sogar verschmäht.[12,14,15] Dieses instinktive Verhalten, Fettreiches zu bevorzugen, wird zwar seit der Erfindung der Institution »Ernährungsberatung« radikal, aber mit auffallend geringem Erfolg bekämpft. Das Bekämpfen genetischer Anlagen hat eben so seine Grenzen ...

Mit dem reichlichen Verzehr von Fleisch und anderen tierischen Nahrungsmitteln wurde auch die Ernährungsqualität unserer Vorfahren entscheidend verbessert. Die hoch ungesättigten langkettigen Omega-3-Fettsäuren (Eicosapentaensäure und Docosahexaensäure), Vitamin B12 und Vitamin A sind ausschließlich über tierische Kost erhältlich, und die Versorgung mit allen essenziellen Aminosäuren, Eisen, Zink und verschiedenen B-Vitaminen wird mit tierischen Produkten vereinfacht bzw. optimiert. Alle reinen »Pflanzenfresser« müssen diese Nährstoffe entweder selbst herstellen oder sind entsprechend schlechter versorgt. Das zieht bei Tier und Mensch einschneidende Konsequenzen nach sich. Vegetarier und vor allem Veganer, die gar nichts vom Tier als Nahrungs- oder Kleidungsmittel akzeptieren, ziehen daher bezüglich einer Reihe von Nährstoffen schlechte Karten.[15]

Neue Ernährungsstudien verdeutlichen beispielsweise, dass Vegetarier und vor allem Veganer im Vergleich zu Fleischessern eine signifikant erhöhte Gerinnungsneigung des Bluts aufweisen. Das erklärt sich mit einer fehlenden Zufuhr an den hoch ungesättigten Omega-3-Fettsäuren.[15,16] Zudem haben sie auch einen deutlich erhöhten Gehalt an Homozystein im Blut, was primär auf die viel zu geringe bzw. fehlende Versorgung mit Vitamin B12 und den entsprechenden zu niedrigen B12-Spiegel im Blut zurückzuführen ist.[15,16] Beide Störungen bringen eine Reihe von Gesundheitsrisiken mit sich. Dies betrifft insbesondere die Nachkommen von Vegetariern:

So weisen Kinder von vegetarisch lebenden Müttern ein geringeres Gewicht auf, haben einen kleineren Kopfumfang und eine geringere Körperlänge. Welche gesundheitlichen Risiken kleine Babys im späteren Leben entwickeln, haben Sie, geschätzte Leserinnen und Leser, schon in Kapitel 9 erfahren.[17,18] Und Frühgeborene von Vegetarierinnen weisen gehäuft eine gestörte Hirnentwicklung und eine eingeschränkte Sehkraft auf.[19] In einer Untersuchung konnte kürzlich belegt werden, dass die häufig zu beobachtende ungenügende körperliche Entwicklung von Kindern in den ländlichen Gebieten von Ägypten, Kenia und Mexiko nicht etwa mit zu geringer Eiweißversorgung zu tun hat, sondern mit einer ungenügenden Zufuhr von Eisen, Zink, Kalzium und Vitamin B12.[20] Das sind Nährstoffe, die mit Fleisch bzw. mit Milchprodukten am besten zugeführt werden.

So lässt sich aus der Evolutionsgeschichte ein Prinzip ablesen: Alle Säugetiere benötigen dieselben essenziellen Aminosäuren, hoch ungesättigten Fettsäuren, Vitamine und Mineralstoffe, um zu funktionieren. Entsprechend sind diese Stoffe im Körper gespeichert. Wenn also ein Tier den Körper eines anderen zusätzlich zur pflanzlichen Kost frisst, ergibt sich daraus eine konzentrierte Zufuhr dieser Nährstoffe. Die Nahrungsqualität wird also verbessert. Das »Fleisch« anderer bedeutet eine einfache Sicherstellung lebenswichtiger Stoffe. Mit dieser karnivoren Strategie werden Lebewesen vom Zwang befreit, all diese Stoffe selbst herstellen zu müssen.[21]

Reine Pflanzenfresser, die ja dieselben Nährstoffe benötigen wie die Fleischfresser, sind Selbstversorger. Ein wahres Wunder: Kühe begnügen sich mit Gras oder Heu. Sogar mit altem Zeitungspapier kommen sie aus, und mehr brauchen sie nicht. Aber in ihrem Körper bilden sich aus diesem mehr als bescheidenen Menü all die Stoffe, die wir später in ihrer Milch und ihrem Fleisch als besonders »wertvolle« Nährstoffe schätzen. Wie schaffen sie das? Mit einem ungeheuer aufwändigen Verdauungsapparat. Da gibt es verschiedene Vormägen und Mägen und ein Millionenbataillon von bakteriellen Hilfskräften. Der Energieaufwand für diese Verdauungs- und Stoffwechselleistung ist enorm. Man stelle sich einmal ein Computerprogramm vor, das diese Funktionen kontinuierlich steuern und kontrollieren muss. Da würden mit Sicherheit einige Hundert Gigabytes auf der Festplatte benötigt. Stellen Sie sich den dafür nötigen Arbeitsspeicher vor! Wie sollte da gleichzeitig noch irgendeine andere Funktion auf dem Computer ablaufen?

Es ist somit kein Zufall, dass Kühe nicht gerade zu den intelligentesten Wesen gehören. Sie sind den ganzen Tag mit Fressen, Verdauen und mit Stoffwechsel mehr als beschäftigt. Für andere Hirnleistungen ist kaum Kapazität frei. Außerdem ist ihre »Festplatte« im Verhältnis zur benötigten Arbeitskapazität viel zu klein. Das ist kein Zufall, denn während der Entwicklung vom Kalb zur Kuh fehlen die wichtigsten Bausteine für das Hirnwachstum. Fleischfresser bekommen hingegen diesen Stoff, der das Wachstum des Hirns ermöglicht, mit der Nahrung reichlich vorgefertigt (siehe dazu Kapitel 24).[21]

Betrachten wir die Situation bei ganz nahen Verwandten, die reine Pflanzenfresser sind. Orang-Utans und Gorillas beispielsweise haben sich auf den Verzehr von grober, faserreicher, nährstoffarmer Pflanzenkost spezialisiert. Um ihren Energiebedarf zu decken, brauchen sie Unmengen davon. Zum Verdauen dieser Kost benötigen sie, wie früher auch die Vormenschen, einen großen, kräftigen und sehr aktiven Magen-Darm-Trakt. Entsprechend sind ihre »Festplatten und Arbeitsspeicher« in ihrer Kapazität ziemlich beschränkt und überdies vornehmlich mit Verdauungsprogrammen belegt. Wahrscheinlich sind Orang-Utans und Gorillas deshalb auch in ihrem Sozialverhalten sehr passiv und kontaktarm.

Schimpansen hingegen haben eine höhere Nahrungsqualität erreicht: zuckerhaltige reife Früchte und gelegentlich ein blutiges Steak. Diese Kost ist wesentlich energie- und nährstoffdichter als jene von Gorillas. Schimpansen besitzen somit die Möglichkeit, das Magen-Darm-System zu entlasten bzw. zurückzubilden und im Gegenzug dafür mehr Intelligenz zu entwickeln und ein entsprechend aktives und geselliges Leben zu führen.[22] Ganz ähnlich sieht man die Zusammenhänge bei den frühen, rein pflanzlich lebenden Australopithecinen: Neben Essen und Verdauen war wohl kaum mehr viel Energie für andere Aktivitäten übrig. Das Sozialverhalten unserer frühen Vorfahren wird entsprechend zurückgezogen und eintönig gewesen sein.[22]

Wie gesagt: Fleisch und andere tierische Produkte zu essen heißt, die Herstellung von lebenswichtigen Nährstoffen an andere zu delegieren. Damit konnten sich Karnivoren und Omnivoren, wie der Mensch, in der Evolution von dem energetisch aufwändigen Zwang befreien, alle Nährstoffe selbst herstellen zu müssen. Somit konnte es sich der Mensch auch leisten, sein kompliziertes Verdauungssystem langsam abzubauen und die frei gewordenen Kapazitäten anderweitig und vielleicht etwas sinnvoller einzusetzen.[21]

Diese Entwicklung kann man bei den Hominiden sehr plastisch nachvollziehen: Die ältesten bekannten Vertreter der Menschenfamilie, die frühen Australopithecinen, hatten unter einem flachen Schädeldach eine äffische Schnauze mit einem mächtigen Kiefer und Gebiss, die zum Mahlen großer Mengen fester und harter Pflanzennahrung geeignet waren. Spätere Vertreter der Australopithecinen und die ersten Vertreter der Hominiden aßen vermehrt tierische Nahrung, und entsprechend veränderte sich ihre Anatomie. Zähne und Kiefer schrumpften, und das wachsende Hirn wölbte die Schädeldecke.

Dieser Trend wurde dann beim Homo erectus und den darauffolgenden Vertretern der Menschheit noch auffälliger: »Die durchschnittliche Größe der Zähne«, bemerkte der amerikanische Primatenforscher Elwyn Simons,»nahm ständig ab, und das Gesicht wurde immer kleiner.« Dies war durch den immer größer werdenden Konsum von Fleisch und anderer tierischer Nahrung und durch die Anwendung von Feuer bei der Nahrungszubereitung möglich. Beide Entwicklungen haben den Kau- und den restlichen Verdauungsapparat entlastet und die Nährstoffversorgung verbessert.[23] Gleichzeitig wuchs die Intelligenz unserer Vorfahren, das heißt ihre Fähigkeit, Zusammenhänge intellektuell zu verarbeiten und komplexe soziale Organisationen und Strukturen zu bilden. Wir sind zu dem geworden, was wir sind, weil unsere Vorfahren das Fleisch als »Nährstoffbombe« entdeckt und nicht mehr davon gelassen haben.[22]

Was als »artgerechte« Ernährung des Menschen bezeichnet werden muss, kann auch von den »anatomischen und physiologischen Gegebenheiten abgeleitet werden«, schreiben die Vegetarierpäpste Leitzmann und Hahn in ihrem Plädoyer für weitgehend pflanzenbetontes, fleischloses Leben.[9] Dies ist eine unzweifelhaft richtige Feststellung. Vegetarier verweisen gerne auf die Längenverhältnisse im Darm, auf die Mahlzähne und den Schluckmechanismus des Menschen – im Gegensatz zum »Schlingen« der Karnivoren – als Beleg dafür, dass Pflanzliches artgerechte Kost sei. Darüber hinaus werden weitere Merkmale typischer

Pflanzenfresser immer hervorgehoben: die Schweißdrüsen, das Vorhandensein Stärke spaltender Enzyme im Speichel und seine Unfähigkeit, Vitamin C selbst herzustellen. Letzteres wäre ja typisch für alle reinen Fleischfresser.

Man sollte aber tunlichst alle Gegebenheiten in die Diskussion einbeziehen und diese auch sehr genau betrachten. Neue Analysen unseres Verdauungstraktes weisen darauf hin, dass dieser am ehesten zwischen dem reiner Früchteesser (Frugivoren) und reiner »Tieresser« (Faunivoren) einzuordnen ist. Unser Magen ist klein und kann Säure absondern. Das Hauptvolumen des Verdauungstraktes liegt im Dünndarm, der Dickdarm ist kurz und wenig aktiv. Diese Struktur deutet auf eine Adaptation an eine so konzentrierte, energie- und nährstoffdichte Kost hin, dass sie allein mit dem Dünndarm aufgeschlossen werden kann. Früchte, Nüsse und Samen einerseits, Fleisch, Innereien und Fisch andererseits bieten so eine hohe Nahrungsqualität.[15] Für riesige Mengen an faserreicher, grober Pflanzenkost ist unser Verdauungssystem nicht mehr gerüstet – das könnten enthusiastische Rohkost-Eltern beim Füttern ihrer Kinder vielleicht einmal berücksichtigen.

Auch eine Reihe anderer Merkmale ist eigentlich nicht zu übersehen. Mit einer über viele Hunderttausend Jahre währenden kontinuierlichen Zufuhr von Fleisch und anderer tierischer Kost ging die Fähigkeit verloren, verschiedene lebenswichtige Substanzen selbst herzustellen, weil die entsprechenden Enzyme dafür nicht mehr oder nur mit geringer Aktivität produziert werden (mussten) und entsprechende ursprüngliche Gene mangels Bedarf weggemendelt wurden: Taurin, eine für den Menschen lebenswichtige Aminosäure, die in keiner Pflanze vorkommt, kann von reinen Fleischfressern, etwa von Katzen, gar nicht und von uns nur noch in beschränktem Maß und geringer Effizienz synthetisiert werden. Vitamin B12 wird, wie bei den Raubkatzen, gar nicht synthetisiert, und was im Darm von Bakterien gebildet wird, lässt sich nicht oder nur unzureichend resorbieren. Vitamin A kann, wie bei den Katzen, nicht selbst hergestellt werden, und der Aufbau aus dem Beta-Carotin aus pflanzlicher Kost ist beim Menschen beschränkt. Vitamin-A-Mangel ist in jenen Weltregionen weitverbreitet, wo die Pflanzenkost überwiegt. Und schließlich ist, wie schon mehrfach erwähnt, die Verlängerung der mehrfach ungesättigten zu den langkettigen, hoch ungesättigten Fettsäuren beim Menschen, ähnlich wie bei den Katzen, ungenügend.[24]

Die Gattung Mensch hat sich als typischer Allesesser mit einer deutlichen Betonung von tierischer Kost entwickelt und durchgesetzt. Kein Wunder also, dass es keine »natürlich« lebende Gesellschaft gibt oder gab, die freiwillig gänzlich auf

Fleisch und andere tierische Nahrung verzichtete. Ein Fleischverzicht hatte ja nie erkennbare Überlebensvorteile, sondern immer nur einen Haufen Nachteile eingebracht. Das änderte sich allerdings, als der Mensch begann, Nahrungsmittel zu kultivieren, Ackerbau zu treiben und Tiere zu domestizieren. Haustiere mussten ja auch gefüttert werden. Und wenn die Ernte knapp war und die Reserven zur Neige gingen, war diese Fütterung sehr schnell ein klarer Nachteil. Bis die Tiere groß genug zum Schlachten waren, lag man selbst schon hungernd danieder. Die Produktion von Fleisch war und ist energie- und kostenintensiv. Bei entsprechenden Umweltbedingungen oder nach Missernten wird ein überwiegender Pflanzenverzehr unumgänglich. Das ist auch heute noch der wichtigste Grund für Millionen von Menschen, vegetarisch zu leben – ein ökonomischer Zwang. Dieser hat sich bei verschiedenen Gesellschaften in bestimmten ethisch-religiös geprägten Lehren niedergeschlagen. Dass solche Nahrungstabus, etwa ein religiös dogmatisiertes Fleischverbot, in verschiedenen Kulturen eingesetzt werden, um die knappen Ressourcen zu schonen, hat der Anthropologe Marvin Harris eindrücklich belegen können.

In den westlichen Industrieländern leben dagegen meist »freiwillige«, das heißt relativ wohlhabende und mit den nötigen Ressourcen ausgestattete, aber durch Gebote oder Regeln ihres Glaubens zum Fleischverzicht angehaltene Vegetarier. Hierzu zählen einerseits Personen und Gruppierungen, die den fernöstlichen Lehren des Hinduismus und des Buddhismus nahestehen, andererseits westlich geprägte Organisationen wie die Sieben-Tage-Adventisten und die Trappisten. Man könnte sie als »traditionelle« Vegetarier einordnen. Ein sehr häufiges Motiv, sich dem Vegetarismus anzuschließen, sind gesundheitliche Überlegungen: Vegetarismus führt nach Ansicht ihrer Exponenten einerseits zu einer körperlichen und geistigen Leistungssteigerung[26] und fördert andererseits die Gesundheit.[9]

Seit Mitte der 1960er-Jahre wachsen in westlich geprägten Industriegesellschaften Vegetarier neuer Prägung heran. Sie unterwerfen sich oft keinen Ernährungsregeln bestimmter traditioneller Gruppierungen, sondern vermischen Ernährungsrichtlinien und Lebensphilosophien verschiedenster Herkunft miteinander, um neue, eigene Lebensregeln daraus zu kreieren.[26] Dieser Trend wurde durch diverse »Fleischskandale« und durch die Sensibilisierung der Bürger gegenüber Tierhaltungsmaßnahmen verstärkt. Zur Zeit leben drei bis vier Prozent der deutschen Bevölkerung vegetarisch.[9] Darüber hinaus trifft man mehr und mehr »Pseudovegetarier«, die nur »rotes« Muskelfleisch vermeiden, aber Geflügel und Fisch verspeisen.

Die »neuen« vegetarischen Lebens- und Ernährungsweisen unterscheiden sich oft nicht nur in der Frage, ob und wie viel tierische Kost verzehrt werden soll. Zusätzlich finden sich andere Abweichungen von der gesellschaftlichen Norm. Das Konsumverhalten ihrer Anhänger basiert häufig auf philosophischen und pseudoreligiösen Glaubenssätzen – Neovegetarier wollen sich und den Rest der Welt verbessern. So werden oft auch gewisse Herstellungsweisen und Präsentationen von pflanzlichen Nahrungsmitteln abgelehnt.[26]

Schließlich sind noch die Umweltaktivisten zu nennen, die Fleischverzicht predigen und häufig auch leben. Sie wollen eine umwelt- und nachweltgerechte Ökologie sicherstellen. Hier geht es einerseits um den verschwenderischen und zum Teil gesundheitlich bedenklichen Einsatz von Produktionsmitteln. Als Hauptargument wird aber der »Veredelungsverlust« angeführt, der eintritt, wenn man zur Produktion von tierischen Nahrungsmitteln etwa sieben Einheiten von Nahrungsenergie als Futtermittel einsetzen muss, um eine Einheit Energie aus dem tierischen Produkt zu gewinnen. Das gleiche (Miss-)Verhältnis findet man bezüglich des In- und Outputs von Nahrungsprotein.[9]

Als besonders emotionsgeladenes Argument wird die Ausbeutung von Entwicklungsländern angeführt, wo man in hohem Maße Futtermittel anbaut, um sie in den Westen zu exportieren, statt Nahrungsmittel für sich selbst zu produzieren. Den Hunger auf der Welt könne man durch eine Senkung des Fleischkonsums in den Industriestaaten lindern – meinen die Verfechter dieser Ideologie. »Eine weltweite Ernährung mit hohen Anteilen an Nahrungsmitteln tierischen Ursprungs, wie sie in den westlichen Ländern üblich ist, wäre nicht möglich und ist auch in unseren Breiten nur zu Lasten der sogenannten Entwicklungsländer realisierbar«, schreiben auch deutsche Vegetarierpäpste.[9]

Dass dem vegetarischen Glaubenssatz ein biologisches Missverständnis zugrunde liegt und die Menschheit nicht dazu geschaffen ist, allein oder überwiegend mit pflanzlicher Kost ihre Art gesund und fortpflanzungsfähig zu erhalten, dürfte in Zukunft vielleicht ein wenig intensiver diskutiert werden. Aber auch die »gut« gedachten ökologischen Argumentationen scheinen mehr auf naiven Vorstellungen als auf realistischen wirtschaftlichen Berechnungen zu beruhen. So kommen Experten des International Food Policy Research Institute in Washington D.C. (USA) und des International Water Management Institute in Colombo (Sri Lanka) zu ganz anderen Schlüssen: Sie zeigen mit umfassenden Computermodellrechnungen auf, dass das populäre Dogma des Fleischverzichts kein effektiver und damit kein sinnvoller Weg zu einer Verbesserung der Ernährungssituation in Dritteweltländern wäre. »Ein Rückgang des Fleischkonsums in den entwickelten Ländern hat in der Tat keinen Einfluss auf die Sicherstellung der Ernährung in Entwicklungsländern«, lautet ihre glasklare Schlussfolgerung.[27] Auch das renommierte Worldwatch Institute in Washington D.C. (USA) und die Deutsche Stiftung Weltbevölkerung kommen in ihrer Analyse zu den Konsequenzen der Überbevölkerung auf der Welt nicht zu »fleischlosen« Schlüssen: »Ein Blick in die Geschichte zeigt, dass die Zunahme der Fleischerzeugung hauptsächlich auf der Zucht von Weidetieren wie Rindern und Schafen beruht. Das Weideland ist meist zu trocken für den Getreideanbau und bedeckt riesige Flächen, etwa doppelt so viel, wie als Ackerland genutzt werden. Die Rinder-, Schaf- und Ziegenherden liefern nicht nur Fleisch und Milch, sondern Millionen Menschen in Afrika, dem Mittleren Osten, Zentralasien, Westchina und Teilen Indiens bestreiten dadurch ihren Lebensunterhalt. Der einzige Weg, wie diese Flächen zur weltweiten Nahrungsmittelproduktion beitragen können, ist die ausschließliche Nutzung als Weideland. Die Rinder, Schafe und Ziegen liefern mit ihrem Fleisch und der Milch einen wertvollen Beitrag zur Ernährung eines Großteils der Weltbevölkerung.«[28]

Was hingegen von diesen Experten als aussichtsreiche Strategie gegen den Hunger in der Dritten Welt angeführt wird, sind erstens »Geburtenkontrolle« und zweitens Investitionen in Wirtschaft, landwirtschaftliche Forschung und in den Aufbau von Infrastruktur. Vor allem gilt es, in diesen Ländern Arbeitsplätze zu schaffen, um Armut und gesellschaftliche Unterdrückung zu mindern.[27,28]

Wie sehr der Verzehr von Fleisch sich gelohnt und nicht etwa ihre Existenz bedroht hat, dürfte unseren fleischversessenen steinzeitlichen Vorfahren im Lauf von ein oder zwei Millionen Jahren aufgefallen sein. Wäre dieses Nahrungsmittel für sie gesundheitlich unzuträglich gewesen, hätten sie sich gegenüber ihren tierischen Zeitgenossen kaum durchsetzen können. Aber welche Mengen Fleisch »natürlich« lebende Jäger- und Sammlergesellschaften regelmäßig verzehrt haben, das dürfte dann doch selbst die eingefahrensten Fleischliebhaber überraschen ...

KAPITEL 24

Hirn fürs Hirn

Was unterscheidet den Menschen vom Tier? Sein Verstand. Und wo ist dieser lokalisiert? Bei manchen soll er in tiefer liegende Organe gerutscht sein, aber bei den meisten ist er zeitlebens im Schädel untergebracht. Menschen haben jedenfalls im Vergleich zu ihrer Körpermasse ein unglaublich großes Hirn: ein Volumen von etwa 1350 Kubikzentimetern und ein Gewicht von etwa 1500 Gramm. Das entspricht etwa zwei Prozent des Körpergewichts.[1,2] Viele von uns können diese Zellmasse auch bewusst ausbilden und einsetzen. Nicht, dass das Hirnvolumen allein schon über die Intelligenz bestimmte, aber zumindest ist die Größe unserer »Festplatte« eine entscheidende Voraussetzung dafür, über genügend Arbeits- und Speicherkapazität verfügen zu können, sofern man sie nutzen wollte.

Während der Evolution wurden die Tiere immer größer. Ein wichtiger Grund hierfür dürfte sein, dass große Tiere relativ gesehen weniger Energie benötigen als kleine, da ihre Oberfläche ebenfalls relativ gesehen geringer ist. Doch parallel zum Körperwachstum nahm ihr Gehirn im Verhältnis zur Körpermasse ab. So zeichnen sich heute die größten Landtiere wie Elefanten, Rinder, Pferde und so weiter dadurch aus, dass sie im Verhältnis zum Körpergewicht ein winziges Hirn besitzen. Allein beim Menschen konnte in der Evolution die Entwicklung des Gehirns mit der des Körpers nicht nur mithalten, sondern diese sogar hinter sich lassen. Während die Körperlänge in den letzten drei Millionen Jahren der Evolution nur noch um etwa ein Drittel zunahm, wuchs das Hirn um das Dreifache![1,3] Man muss sich nur einmal vorstellen: Ein zweijähriges Kalb bzw. Jungrind wiegt etwa 200 Kilogramm, sein Hirn hingegen nur ganze 350 Gramm. Ein zweijähriges Kind wiegt etwa 15 Kilogramm und hat eine Hirnmasse von 1000 bis 1200 Gramm. Ein Menschenkind hat also ein im Verhältnis zum Körpergewicht 60-mal größeres Hirn als das Kalb.[1]

Das ist kein Zufall, denn während der Entwicklung vom Kalb zur Kuh fehlen die wichtigsten Bauelemente, um ein entsprechend großes Hirn herauszubilden: die langkettigen, hoch ungesättigten Fettsäuren. Mit dem Futter nimmt die Kuh kürzerkettige, mehrfach ungesättigte Fettsäuren auf. Ein großer Teil übersteht die bakterielle Bearbeitung im Magen-Darm-System größtenteils nicht. Die Verlängerung zu den langkettigen, hoch ungesättigten Fettsäuren ist darüber hinaus beschränkt. Die Milch der Mutterkuh enthält entsprechend wenig davon. Sobald ein Kalb nicht mehr säugt, sondern nur noch als einfaches Rindvieh auf der Weide grast, ist es gänzlich vorbei mit dem vorgefertigten Nachschub. Und die eigene Herstellung ist, wie gesagt, beschränkt. Mit diesem Handikap kann sich das Hirn eines solchen Wiederkäuers nicht richtig entwickeln.

Im Vergleich zum Menschen schneiden auch unsere nächsten Verwandten, die Menschenaffen, recht dürftig ab. Schimpansen und Gorillas haben heute eine Hirnmasse von etwa 300 bzw. 400 Gramm, und ihr Hirngewicht entspricht etwa 0,5 bzw. 0,2 Prozent ihres Körpergewichts. Allein der Delfin kommt relativ nahe an den Menschen heran. Sein Hirn wiegt etwa 1600 Gramm, was bei einem Körpergewicht von 160 Kilo einem Prozent des Körpergewichts entspricht.[1] Darin liegt sein ungeheures Intelligenzpotenzial. Dass »Flipper« selbst von den »schwersten, hinterhältigsten Jungs« nicht auszutricksen ist, wusste in den guten alten Fernsehzeiten vor *Marienhof* jedes Kind.

Archäologische Funde belegen, dass unsere kleinwüchsigen Vorfahren zunächst einmal nicht mit mehr grauen Zellen gesegnet waren als die Menschenaffen heute. Für die frühen Australopithecinen vor etwa drei Millionen Jahren lässt sich ein Hirnvolumen von 400 bis 500 Kubikzentimetern bzw. Millilitern rekonstruieren. Vor etwa 2,3 Millionen Jahren, mit dem Erscheinen des Homo habilis, setzte dann parallel zur Körpergröße eine rasante Entwicklung des Gehirns ein, die schließlich vor etwa 30 000 Jahren ihren bisherigen Höhepunkt erreichte: Für die Cro-Magnon-Rasse ist ein Gehirnvolumen von 1500 Millilitern belegt.[3]

Wie konnte sich der Mensch im Gegensatz zu den anderen Lebewesen so hirnlastig entwickeln? Die Paläoanthropologen haben lange gerätselt und dieses »Puzzle« erst in den letzten Jahren Stück für Stück zusammensetzen können:

Der entscheidende Schritt auf dem Weg der Erkenntnis gelang den Forschern, als sie den Energieverbrauch des Hirns von Menschen mit dem anderer Säugetiere verglichen. Dabei stellten sie fest, dass unser Hirn allein etwa ein Viertel der

Energie verbraucht, die unser Körper unter Ruhebedingungen für den Erhalt all seiner Körperfunktionen aufwenden muss, obwohl die Hirnmasse nur zwei Prozent des gesamten Körpergewichts beträgt! Daraus folgt, dass unser Hirn ungeheuer stoffwechselaktiv ist.[2]

Bei anderen Primaten verbraucht das Hirn nur etwa acht bis neun Prozent des jeweiligen Ruhe-Energie-Bedarfs. Bei ihnen ist die Stoffwechselaktivität des Hirns viel geringer. Zur ihrer großen Verblüffung fanden die Forscher heraus, dass Menschen mit ihrer überproportional großen Kalorienverbrennung unter dem Schädeldach aber insgesamt, das heißt im Verhältnis zu ihrer Körpermasse, gar nicht mehr Kalorien verbrauchen als die anderen Primaten.[2]

Damit wurde klar: Der Mensch kompensiert den hohen Kalorienverbrauch seines Hirns offenbar mit einem entsprechend verringerten Kalorienverbrauch in anderen Körpergeweben. In welchem, war die Frage. Entsprechende Vermessungen des Körpers brachten die Forscher schnell auf die heiße Spur: im Magen-Darm-Trakt. Dieser weist beim Menschen nämlich nur etwa 60 Prozent des Volumens eines vergleichbar großen Menschenaffen auf. Heute ist man sicher, dass die Entwicklung des Hirnwachstums in der Evolution mit einer entsprechend rückläufigen Entwicklung des Magen-Darm-Trakts einherging bzw. einhergehen musste. Diese beiden Faktoren bedingen einander, das eine war ohne das andere nicht möglich.[4]

Was war aber die treibende Kraft, die bei der Entwicklung zum intelligenten Homo sapiens den Verdauungstrakt schrumpfen ließ? Ein kleinerer, weniger aktiver Magen und Darm hätte bei der durch die Eiszeit bedingten immer knapper werdenden Kost die Energieversorgung und damit ihr Überleben gefährdet. Das Gegenteil war aber der Fall: Unsere Vorfahren entwickelten sich bekanntlich immer prächtiger. Folglich mussten in ihrer Umwelt Nahrungsmittel verfügbar geworden sein, die sie einerseits besser als zuvor ernährten und die ihnen andererseits so wenig Verdauungsarbeit abverlangten, dass sich der Verdauungstrakt im Lauf von einigen Hunderttausend Jahren zurückbildete.

Was könnte damals die Nahrungsqualität so dramatisch verbessert haben? Einerseits werden unsere Vorfahren, wie auch die Schimpansen, vermehrt auf reife Früchte statt auf grüne Blätter und Stängel gesetzt haben. Da ist viel mehr verfügbare und konzentrierte Energie in Form von Frucht- und Traubenzucker enthalten. Andererseits nahm aufgrund der klimatischen Veränderungen die Flora stetig ab. Spezielle genmanipulierte kälteresistente Pflanzenspezies gab es damals auch noch nicht. So kann es nur die tierische Nahrung gewesen sein, welche eine so hohe Nahrungsqualität lieferte.[4]

Es gibt keinen Zweifel, die Urmenschen mussten zwangsläufig immer mehr Tierisches in den Kostplan einbeziehen, um das Überleben und die Fortpflanzung überhaupt zu sichern. Mit Pflanzenkost allein war kein Auskommen mehr. Doch wo wurden genügend dicke, fette Steaks feilgehalten? Insekten und Kleingetier krabbelten zwar reichlich über den Weg, aber da war nicht allzu viel dran – vor allem kein Fett. Das Jagen mithilfe von Waffen beherrschten die Australopithecinen noch nicht, und mit bloßer Hand konnten sie die großen und schnellen Tiere üblicherweise nicht erwischen. Fette Beute tauchte folglich nur in ihren Träumen oder am Horizont auf.

Manchmal werden unsere Vorfahren auf ihren Streifzügen durch den Busch aber auf ein Tier gestoßen sein, das verletzungsbedingt nicht fliehen konnte oder gar schon verendet war. Eine solche Entdeckung dürfte jedes Mal ein Festmahl zur Folge gehabt haben, denn üblicherweise fand man nur Kadaverreste vor – Aas, das von ein paar lustlosen Raubtieren übrig gelassen worden war. Dazu mussten sie immer auf der höchsten Hut sein, denn ihre Nahrungskonkurrenten, die Hyänen, konnten den kleinen Australopithecinen äußerst gefährlich werden. Und zudem waren die Kadaver meist schon so weit »abgefieselt«, dass größere Fleischportionen eher die Ausnahme gewesen sein dürften. Tatsächlich bestätigen neue Studien aus der tansanischen Serengeti, dass an solchen Kadavern meist kein Fitzelchen Fleisch mehr zu holen ist. Fossile Funde belegen andererseits, dass bereits die späten Australopithecinen und unser direkter Vorfahre, der Homo habilis, vor etwa 2,3 Millionen Jahren mit scharfen Steinwerkzeugen die Fleischreste, die sie vorfanden, von den Tierknochen abgeschabt hatten.[2]

Irgendwann müssen unsere Vorfahren darauf gekommen sein, dass die Beutetiere ihnen ja wenigstens noch in den verbliebenen Knochen und Schädeln gewisse Delikatessen hinterlassen hatten. Auch heute noch sind, wie Untersuchungen aus der Serengeti zeigen, Hirn und Mark die einzigen essbaren Teile der von den Raubtieren zurückgelassenen Kadaver. Und eines der klügeren Männeken wird eines Tages entdeckt haben, dass die härteste Schädeldecke und die dicksten Knochen mit einem schweren Stein recht leicht zu knacken sind. Und so labte man sich dann bequem an dem köstlichen Inhalt.[2] Eine neue Nahrungsquelle war entdeckt, und die fossilen Funde weisen darauf hin, dass etwa zur gleichen Zeit auch das Hirn unserer frühen Verwandten zu wachsen begann. Kann das einfach ein Zufall gewesen sein?

Was benötigt man, um Körper und Geist gesund und kräftig zu entwickeln? Energie, Nährstoffe und ein sozial anregendes Umfeld! Das Jagen und Sammeln von Nahrung führte zu einer Entwicklung komplexer sozialer Strukturen. Eine urtümliche Arbeitsteilung wurde geschaffen: Frauen für das Sammeln und Männer für das Jagen. Speziell das Verteilen des raren, aber begehrten Fleisches an die Sippenangehörigen daheim im Lager war wahrscheinlich die wichtigste gesellschaftliche Handlung jener Zeit. Mit Zunahme der Bevölkerung und drohender Nahrungsknappheit dürften diese Interaktionen an Komplexität zugenommen haben und als Faktor wachsenden Selektionsdrucks für eine beschleunigte Entwicklung von Hirn und sozialer Intelligenz gewirkt haben.[5]

Nun brauchte man als Basis für mehr Hirn noch genügend von den richtigen Baustoffen und weiter eine sehr »dichte« Energiequelle, um den täglichen Zwang, seine Energie aus Bergen kalorienarmer Pflanzen holen zu müssen, lockern zu können.

Zunächst also zu den Baustoffen: Hirn besteht zwar zum Großteil aus Wasser, aber das Zellmaterial ist zu weiteren zehn Prozent aus Eiweiß und zu etwa zehn Prozent aus ganz bestimmten Fettsäuren aufgebaut. Und gerade diese Fettsäuren machen das Hirn zu etwas Einmaligem. Es dominieren nämlich dort, anders als in allen anderen Geweben, die langkettigen, hoch ungesättigten Fettsäuren (HUFA) mit 20 bzw. 22 C-Atomen, das heißt die Arachidon- und Decosatetraensäure aus der Familie der Omega-6-Fettsäuren und die Decosahexaensäure aus der Familie der Omega-3-Fettsäuren. Und diese Omega-6- und Omega-3-HUFA finden sich im Gehirn des Menschen wie auch in jenem aller anderen Säugetiere in gleichen Anteilen. Das unterscheidet das Hirn von allen anderen Körpergeweben.

In der heutigen Kost findet man, im Vergleich zu Omega-6-Fettsäuren, nur noch wenig Decosahexaensäure oder andere langkettige Omega-3-Fettsäuren. Wenn die Omega-6- wie die Omega-3-HUFA dennoch im Hirn immer in gleichem Verhältnis vorliegen, dann bedeutet das, dass das Gehirn Letztere offenbar dort speziell konzentriert. In der Tat kann sich das Hirn nur dann voll entwickeln, wenn beide langkettigen Fettsäureklassen in entsprechenden Mengen als Baustoffe vorliegen.

Wie wir in Kapitel 16 erfahren haben, ist der Aufbau der HUFA aus den kürzeren Vorläuferfettsäuren, wie sie in Pflanzenfetten vorkommen, nur bedingt und auch nur sehr beschränkt möglich. Wer über eine große Hirnmasse verfügen will, muss folglich diese Fette in genügender Menge vorformatiert mit der Nahrung zuführen. In pflanzlicher Kost ist jedoch davon praktisch nichts zu finden. Ausschließlich Fleisch, Innereien und verschiedene andere tierische Produkte bieten diese Hirnbaustoffe. Strengen Vegetariern fehlen sie praktisch völlig. Die Entwicklungsstörungen im zentralen Nervensystem bei den Nachkommen von strengen Vegetarierinnen haben wir im letzten Kapitel schon angesprochen. Und in der ganzen Natur haben Pflanzenfresser nicht zufällig ein wesentlich kleineres Hirn als die ihnen nachstellenden, Fleisch fressenden Raubtiere, die ja immer reichlich HUFA direkt über ihre Beute beziehen. Dass Pflanzenfresser, die schlicht und einfach in ihrer Umwelt nicht genügend Baustoff für ihr Hirn auftreiben können, den Raubtieren auch an Cleverness weit unterlegen sind, ist eine direkte Folge davon.[1]

Zurück zur Hirnevolution. Für einen nötigen Wachstumsreiz war mit der Gruppeninteraktion gesorgt, und den Baustoff für das Hirn, haben sich unsere Vorfahren durch das Verzehren von tierischer Kost, vor allem von Hirn erworben. Jetzt benötigten sie nur noch eine Nahrung, die reichlich Energie in so leicht verfügbarer Form lieferte, dass der Verdauungsapparat wenig in Anspruch genommen wurde und die dabei eingesparte Energie für den Unterhalt eines immer größer wachsenden und aktiver werdenden Hirns eingesetzt werden konnte.[4]

Was kam dafür infrage? Muskelfleisch von Beutetieren war ja zunächst rar. Außerdem war und ist das Fleisch von Wildtieren so fettarm, dass es mit seinen 110 Kilokalorien pro 100 Gramm aus heutiger Sicht nicht als notwendige Energiequelle in Betracht gezogen werden kann. Zudem enthält Wildfleisch zwar einiges, aber nicht allzu viel von den Omega-3-HUFA. Auch das Hirn von Beutetieren mit rund 10 Prozent Fett und 130 Kilokalorien pro 100 Gramm kann nicht die gesuchte Kalorienbombe sein. Gleiches gilt für Fische, die im Übrigen auch erst viel später in den menschlichen Nahrungsplan aufgenommen wurden. Fisch in Ostafrikas Seen hätte zwar mehr als reichlich von den Omega-3- und Omega-6-HUFA geliefert, wäre aber insgesamt gesehen auch viel zu mager gewesen, um mit seinen 120 Kilokalorien pro 100 Gramm als notwendige Energiequelle zu dienen.[2,6,7]

Die übliche Pflanzenkost mit ihrer niedrigen Energiedichte (im Mittel 130 Kilokalorien pro 100 Gramm) kam schon gar nicht infrage. Nur Nüsse und gewisse Pflanzensamen enthalten pro 100 Gramm mit rund 29 Gramm Fett und 310 Kilokalorien so viel Energie, dass sie die geforderte hohe Energieversorgung gewährleistet hätten. Aber den Nüssen fehlt wie allen pflanzlichen Fetten die HUFA. Somit konnten auch sie und ihnen verwandte Nahrungsmittel nicht zu weniger Darm und mehr Hirn beigetragen haben.[2,6]

Genug der Rätsel: Es war das Knochenmark als die damals einzige ausreichend verfügbare Nahrungsquelle mit der entsprechend hohen Energiedichte. In 100 Gramm Knochenmark von afrikanischen Wiederkäuern sind 84 Gramm Fett enthalten – und zwar überwiegend als einfach ungesättigte Fettsäuren –, und es liefert 790 leicht verdauliche Kilokalorien. Damit haben wir die »Energiebombe« aufgestöbert, die damals täglich überall und haufenweise zu finden war. Aber ein Widerspruch blieb: Das Knochenmark enthielt und enthält keine der benötigten HUFA.[2]

Keines der verfügbaren Nahrungsmittel konnte alle Anforderungen der wissenschaftlichen Forschung zugleich erfüllen. Da das Hirn in der Evolution aber de facto enorm gewachsen ist, mussten unsere Vorfahren eine ideale Kombination aufgetan haben. Dort, wo Knochen zu finden waren, lag meist ganz in der Nähe auch noch der Schädel des erlegten Tiers. Knochen und Schädel konnten mit dem gleichen Werkzeug aufgebrochen werden. Was lag unseren Vorfahren näher, als den Inhalt beider gemeinsam zu verspeisen: So kamen sie zu viel mehr und leicht verfügbarer Energie in Form von einfach ungesättigten Fettsäuren – Olivenöl in Knochen – und reichlich von den Hirnbausteinen mit der perfekt ausgewogenen Mischung von Omega-6- zu Omega-3-HUFA im idealen Verhältnis von eins zu eins.[2]

Mit dieser Ausbeutung von Aas und selbst erlegten Tieren waren die Voraussetzungen erfüllt, um eine Rückbildung des Verdauungsapparats in Gang zu setzen. Das machte im Gegenzug Energiereserven frei, die dem entsprechend wachsenden und aktiver werdenden Gehirn nun zur Verfügung standen. Somit war die Abwendung von einer überwiegend pflanzlichen hin zu einer tierischen Kost der entscheidende Faktor in der Evolution, um sich zu intelligenten Wesen entwickeln zu können.[2,8,9] Gäbe es kein BSE, müsste man wohl jedem Menschen regelmäßig eine gehörige Portion Hirn auf den Teller wünschen.

Übrigens hat sich seit dem Ende der Steinzeit, mit der Verbreitung des Ackerbaus, das Gehirnvolumen des Menschen zurückgebildet. Es beträgt zur Zeit im

Schnitt etwa 1350 Kubikzentimeter und ist damit um etwa elf Prozent kleiner als das unserer Vorfahren, die vor 30 000 Jahren lebten.[3] Wer nach den Ursachen für diese Entwicklung sucht, stößt als Erstes auf das Angebot von Hirnbaustoffen. Während die langkettigen Omega-3-Fettsäuren mit der an Wildfleisch und Innereien reichen Kost in hohen Mengen zugeführt wurden, liegt die derzeitige Versorgung von Decosahexaensäure bei etwa 80 Milligramm pro Tag. Der seit den frühen Tagen des Ackerbaus dramatische Anstieg des Getreidekonsums und später noch die Zunahme des Verzehrs stärkereicher Wurzeln und Knollen hat die entscheidenden Quellen für hoch ungesättigte Fettsäuren, Fleisch, Innereien und Fisch, in erheblichem Maße aus der Nahrung der Menschen verdrängt.[3] Aber viele Kohlenhydrate in der Kost – das soll ja so gesund sein!

Zudem klagen die Vegetarierpäpste, eine Lösung des Hungerproblems auf der Welt könne nur über eine weitere Reduzierung des Verzehrs von Fleisch und anderen tierischen Nahrungsmitteln erfolgen. Sie fordern also noch mehr Körner und Soja, das heißt noch mehr Omega-6- und noch weniger langkettige Omega-3-Fettsäuren. Die Ergebnisse der entsprechenden Studien an Vegetarierbabys scheinen sie nicht zu schrecken. Offenbar möchten sie, dass unser aller Hirne noch weiter schrumpfen. Ist militanter Vegetarismus etwa ein besonders perfider Anschlag auf die menschliche Intelligenz?

KAPITEL 25
Der Paläo-Lifestyle

»Wir sind im Grenzgebiet zwischen Brasilien und Paraguay. Eine Gruppe von Aché-Männern auf Nahrungssuche. Sobald der Morgen hereinbricht, beginnen die Männer, sich auf ihren Jagdtag vorzubereiten. Sie spitzen ihre Pfeile und überprüfen ihre Waffen. Dabei überlegen und diskutieren sie hin und her, in welche Richtung sie am besten durch den Wald streifen sollten, um an Beute zu kommen. Mitten im Palaver hören sie auf einmal aus südlicher Richtung Schreie von Kapuzineraffen. Zwei der Männer erheben sich sofort, um sich in diese Richtung aufzumachen. Dabei stoßen sie affenartige Schreie aus.

Sie imitieren den Angstschrei junger Kapuzineräffchen. Damit, so hoffen sie, könnten sie die Affengruppe anlocken oder sie zumindest vom Flüchten abhalten. Einige Minuten später marschieren auch die anderen Männer schnellen Schritts in gleicher Richtung los. Die Frauen bleiben zurück. Sie packen das Lager zusammen und folgen den Männern mit einigem Abstand.

Auf ihrem Marsch teilen sich die Männer auf, mal durchstreifen sie allein den Wald, manchmal auch in Zweiergruppen. Immer wieder treffen sie sich, um dann wieder getrennt auszuströmen. Dabei stöbern sie Bienennester auf, und natürlich finden sie auch die eine oder andere sehr begehrte pflanzliche Köstlichkeit. Ganz nebenbei werden auch immer wieder kleine Tiere für das spätere Mahl eingesackt. Manchmal trifft ein Jäger auch etwas Größeres – ein Gürteltier oder ein Wildschwein. Sofort werden die anderen Jagdgenossen gerufen, um sich gemeinsam hinterherzumachen. Bisweilen verfolgen sie Blutspuren verletzter Tiere über riesige Distanzen.

Nach einigen Stunden treffen dann die Jäger tatsächlich auf die Gruppe Kapuzineräffchen. Diese etwa fünf Kilo schweren Tiere kommen in den Wäldern der Aché häufig vor und werden eigentlich täglich gejagt. Sie fliehen zwar durch die Baumwipfel, sobald sich Menschen nähern, aber die Jäger folgen ihnen am Boden. Sie warten nur auf den Moment, da sie mit ihrem Pfeil und Bogen frei zum Schuss kommen. Wenn die Bäume erreicht sind, auf welche sich die Affen zurückgezogen haben, kommen alle Jäger an deren Fuß zusammen. Einige Männer klettern dann auf die Bäume, um aus der Nähe besser zielen zu können ...

Ein Pfeil wird abgeschossen, und tatsächlich, ein Affe ist getroffen. Er fällt auf die Erde, wo er verletzt liegen bleibt. Einer der Jäger eilt sofort hinzu, packt ihn beim Genick und würgt ihn so lange, bis er sich nicht mehr rührt. Zehn Affen werden von den Jägern auf diese Weise erlegt.

Als die Abenddämmerung hereinzieht, treffen die Männer auf die Frauen und Kinder, die bereits ein neues Lager aufgebaut haben. Gemeinsam zerteilen Männer und Frauen das Fleisch und braten es über offenem Feuer. Nachdem es fertig gegart ist, wird es gerecht unter den Familien der Sammler- und Jagdgemeinschaft verteilt.«[1]

Ein Tag im Leben von Jägern und Sammlern unter Lebensbedingungen, wie sie mit großer Wahrscheinlichkeit auch in der Steinzeit herrschten. Neben der Auswertung fossiler Funde sind es solche präzisen neuzeitlichen Beobachtungen, die wie Mosaiksteinchen zusammengesetzt werden müssen, um die Frage zu beantworten, wie denn der »Lifestyle« unserer direkten Vorfahren ausgesehen haben könnte.

Von den Details der Lebens- und Ernährungsweise unserer frühen Vorfahren einmal abgesehen, beherrschte ein Prinzip damals das Leben: ohne Bewegung kein Essen! Kein Drive-in-McDonald's, kein Pizza-Homeservice, kein Partydienst. Wer Kalorien verdrücken wollte, musste sich erst einmal abrackern. Körperliche Aktivität war damals ein integraler Bestandteil der Existenz, ein tägliches Muss: Jagen, Sammeln, Graben, Tragen und nicht zuletzt Reißausnehmen vor blutrünstigen Bestien bestimmten die alltägliche Routine. Essen zu beschaffen war der Lebensinhalt. Und wer kräftiger, ausdauernder und fitter war, hatte nicht nur einen größeren Nahrungsertrag, er verschaffte sich auch mehr Ansehen und Einfluss in seiner Gesellschaft.

Essen bedeutete damals wie heute Energie für das Leben zu tanken. Das Verbrauchte – Energie, aber auch Nährstoffe – muss so schnell wie möglich ersetzt werden. Der Kalorienverbrauch des Menschen setzt sich aus mehreren Komponenten zusammen: Grundlegend ist der sogenannte Ruheumsatz. Damit ist die energetische Abdeckung aller Körperfunktionen unter Ruhebedingungen gemeint. Da muskuläre Ruhe unser heutiges Leben bestimmt, macht er mit 70 Prozent auch den Großteil unseres täglichen Energieverbrauchs aus. Hinzu kommt der Energiebedarf für jede körperliche Aktivität, wie zum Beispiel für das Niederdrücken der Maustaste am Computer. Das ist der sogenannte Arbeitsumsatz. Und gottlob verbraucht das Verdauen und Verstoffwechseln von Nahrungsmitteln auch noch Kalorien – der sogenannte thermische Effekt. Er macht etwa fünf bis zehn Prozent des Gesamtenergieverbrauchs aus, wobei Eiweiß weitaus am meisten Energie zur Verdauung abfordert. Für körperliche Aktivität sind demnach nur etwa 20 Prozent unseres täglichen Energieverbrauchs anzurechnen.

Bei unseren Urahnen war das ganz anders. Als sie zunächst noch im fruchtbaren Regenwald hausten, war ihr Leben wohl noch relativ einfach, denn genügend Essbares war allzeit greifbar. Der Aufwand für Nahrungsbeschaffung dürfte gering gewesen sein. Doch als sie aufgrund der Klimaveränderungen nach und nach mit Savannen und Steppen als Lebensraum vorliebnehmen mussten und als dann die Bevölkerungsdichte auch noch zunahm, war wohl das Dolce Vita bald vorbei, und der Alltag wurde immer mühsamer. Umso mehr wird der Hunger unsere Vorfahren umgetrieben haben. Der Radius ihres Einzugsgebiets zur täglichen Nahrungsbeschaffung dürfte immer größer geworden sein.

Wissenschaftlichen Berechnungen zufolge haben die ersten Vertreter der Gattung Mensch ihre Werkzeuge, Waffen und Beutetiere regelmäßig über eine Distanz von bis zu 15 Kilometern pro Tag transportiert. Das entspricht ziemlich genau dem Pensum, das bei neuzeitlichen »Naturvölkern« gemessen wurde. Beispielsweise hat man bei den anfangs geschilderten Aché Tagesdistanzen von 19 Kilometern für Männer und 9 Kilometern für Frauen dokumentiert. Bei den Kung wurden 15 Kilometer für Männer und 9 Kilometer für Frauen registriert.[2]

Damit haben diese neuzeitlichen Jäger und Sammler regelmäßig stattliche Kalorienmengen in ihren Muskeln verbrannt. Bei den Aché ergaben sich damit pro Tag Energieumsätze von 1780 für Männer bzw. 1280 Kilokalorien für Frauen allein für ihre körperliche Aktivität. Bezogen auf ihre recht geringe Körpermasse errechnet sich daraus ein Energieumsatz von 30 bzw. 25 Kilokalorien pro Kilogramm Körpergewicht. Und für die Kung resultieren sich daraus 20 bzw. 15 Kilokalorien pro Kilogramm Körpergewicht. Nur am Rande angemerkt: Heutige Schreibtischtäter benötigen etwa neun Kilokalorien pro Kilogramm Körpergewicht, alle täglichen körperlichen Aktivitäten inbegriffen!

Allerdings sind die Aché und andere neuzeitliche Jäger und Sammler nicht jeden Tag auf der Pirsch. Je nach Jagdglück ziehen sie bis zu vier Tage pro Woche los. Dazwischen halten sie immer einen oder zwei Tage Ruhe ein. Die Frauen begeben sich meist jeden zweiten oder dritten Tag auf Nahrungssuche. Die übrigen Tage verbringen diese Menschen dennoch reichlich aktiv. Bekleidung, Waffen und Werkzeuge müssen ja ständig überholt oder neu hergestellt werden, die Beutetiere zerteilt und pflanzliche Nahrung bearbeitet werden. Wasser und Brennholz muss herangeschleppt werden. Immer wieder muss das ganze Camp eingepackt, transportiert und von Neuem an einem anderen Ort aufgebaut werden. Und am Ende eines arbeitsreichen Tages wird häufig noch in die Nacht hinein getanzt.[2]

Man darf davon ausgehen, dass der Lifestyle der neuzeitlichen Jäger und Sammler dem der frühen Menschen ganz ähnlich gewesen ist – die Betonung liegt auf gewesen, denn inzwischen gibt es praktisch keine Gesellschaften mehr, die nicht »westernisiert« sind. Ihre frühere typische Aktivitätsfolge, alternierend einige Tage intensivster körperlicher Aktivität mit Tagen relativ leichter körperlicher Arbeit, wurde auch als »Paläolithischer Rhythmus« bezeichnet. Im Schnitt erreichten sie jedenfalls einen Tages-Energie-Umsatz, der doppelt so hoch oder höher war als ihr Ruheumsatz – und das den Großteil ihres Lebens. Das hatte natürlich Auswirkungen auf ihre Anatomie und Physiologie. Naturvölker mussten nicht ins Fitnessstudio an Foltermaschinen. Infolge ihrer täglichen Arbeit waren sie ausgesprochen muskulös. Das konnte dank Rekonstruktionen auf der Basis fossiler Knochen- und Gelenkfunde eindeutig geklärt werden. Außerdem hatten unsere Vorfahren mit größter Wahrscheinlichkeit einen sehr geringen Körperfettgehalt. Und ihre aerobe Fitness dürfte »gut« bis »exzellent« gewesen sein. Genaue Untersuchungen an neuzeitlichen Jägern und Sammlern haben den Trainingseffekt dieser steinzeitlichen Lebensweise belegt.[2-4]

Doch, wie zu erwarten, hat auch bei modernen Jägern und Sammlern im Lauf des 20. Jahrhunderts der stolze »Fortschritt« seine üppigen Spuren hinterlassen. Das konnte in Bezug auf eine Gruppe von jagenden und fischenden Inuit aus Kanada bestens dokumentiert werden. Ein Forscherteam hatte bei diesen Inuits die körperliche Kondition, das heißt ihre »aerobe Kapazität«, regelmäßig gemessen.

Vor 1970, als die Inuit noch weitgehend »unkultiviert« lebten, war ihre Fitness exzellent. Je mehr sie im Lauf der nächsten 20 Jahre ihre natürlichen Lebensgewohnheiten gegen »westliche« Verhaltensweisen eintauschten – etwa durch die Benutzung von Schneemobilen, Außenbordmotoren und Haushaltsgeräten und nicht zuletzt durch eine Umstellung auf eine getreidereiche Kost –, desto stärker nahm ihre Fitness ab. Ihre Muskeln schrumpften, und an deren Stelle lagerte ihr Körper immer mehr Fett ein.[2,3,5]

Heute sind die Inuit massiv von »westlichen« Krankheiten bedroht. Osteoporose, Bluthochdruck, Diabetes mellitus Typ 2 und andere Herz-Kreislauf-Krankheiten sind bei ihnen in hohem Maß verbreitet, viel stärker noch als bei den Weißen, die ihnen dieses Leben aufoktroyiert haben. Solche Zivilisationskrankheiten waren bei diesen Naturvölkern bis vor Kurzem unbekannt.[5,6] Diesen ganz besonderen »Fortschritt« teilen sie mit allen anderen Völkern, die erst in jüngster Zeit von der Industriezivilisation überrollt wurden ...

KAPITEL 26

Die Steinzeiternährung

Menschen im Naturzustand seien »kräftig, leichtfüßig und klaren Auges«, schrieb bereits Im Jahr 1754 der Genfer Philosoph Jean-Jacques Rousseau. Zahlreiche Anthropologen und Ethnologen haben während der letzten beiden Jahrhunderte das Leben und auch den Gesundheitszustand vieler »Naturvölker« in Afrika, Amerika und Ozeanien untersucht.

Besonders gut erforscht sind die Lebensgewohnheiten der Aborigines, der Ureinwohner Australiens. Unter anderen hat sich ihnen Kerin O'Dea, eine Ernährungswissenschaftlerin vom Baker Medical Research Institute in Melbourne, für eine Weile angeschlossen, um ihre Ernährungsgewohnheiten und ihren Gesundheitszustand zu dokumentieren.[1-5] Auch die Aborigines »waren« - so muss man wohl sagen - typische Jäger und Sammler. Sie überlebten als wahre Omnivoren, als Allesesser. Die Ureinwohner Australiens mussten sich in der Auswahl ihrer Nahrung an die Jahreszeit und an den jeweiligen Lebensraum anpassen. Im Allgemeinen gab es für die Nahrungsbeschaffung auch bei ihnen eine Aufgabenteilung: Frauen hatten für die Grundnahrungsmittel zu sorgen: Früchte, Beeren, Nüsse und essbare Blätter, Honig, Eier, Insekten, kleine Reptilien, Schalentiere und Säuger, aber auch Fisch, Muscheln und andere Meeresfrüchte. Die Männer besorgten ihrerseits das Hauptgericht des Tages: Fleisch - je größer das erbeutete Tier, desto besser für die Gemeinschaft. Natürlich waren auf dem fünften Kontinent vor allem die Kängurus die gesuchtesten Objekte der Begierde.

Einmal am Tag, nachdem die Jäger mit ihrer Beute ins Camp zurückgekehrt waren, wurde das Fleisch gegart und ein ausgiebiges gemeinsames Mahl mit zum Teil riesigen Fleischportionen eingenommen. Dabei wurde buchstäblich alles mitgegessen: Innereien, Hirn und Knochenmark. Aber auf das Fett hatten es die Aborigines besonders abgesehen. Jedes noch so winzige Stückelchen davon wurde genüsslich verspeist.

Nahrungsmittel wie Honig, Beeren, Früchte, Nüsse, Insekten und so weiter wurden nicht als eigenes »Gericht«, sondern als »Zwischenverpflegung« verzehrt. Manchmal stillten die Jäger ihren Hunger unterwegs, indem sie den erlegten Tieren die Leber aus dem Leib schnitten und diese auf der Stelle roh verzehrten.[3,6]

Diese und weitere Aborigines-Studien gehören zu den wichtigsten und aussagefähigsten Dokumenten zur Ernährung von Menschen, die ihr Leben gänzlich ohne Nahrungsmittelproduktion einrichten. Wenn wir uns dafür interessieren, wie die Ernährung unserer steinzeitlichen Vorfahren ausgesehen hat, um Rückschlüsse auf unsere genetische Ausrüstung und auf eine gengerechte Ernährung zu ziehen, ist die Erforschung der neuzeitlichen Jäger und Sammler die wichtigste Stütze. Dass eine natürliche Lebens- und Ernährungsweise »à la Steinzeit« den Menschen gesund erhält, hatten der US-amerikanische Radiologe und Anthropologe Stephen Boyd Eaton und seine Kollegen Marjorie Shostak und Melvin Konner in ihrem 1988 erschienenen Werk *The Paläolithic Prescription* erstmals umfassend dargelegt, naturwissenschaftlich begründet und einem breiten Publikum nahegebracht.[7]

Professor Boyd Eaton von der Emory University in Atlanta (USA) und seine Kollegen bauten ihre Erkenntnisse damals vor allem auf all den verfügbaren Aufzeichnungen auf, die in den 1960er-Jahren im ersten Ethnologischen Atlas niedergelegt worden waren. Dieser umfasste damals schon relativ detaillierte Angaben von 58 Stämmen, die als Jäger und Sammler wie unter Steinzeitbedingungen lebten.[8] Mit diesen Daten war schon Im Jahr 1968 erstmals eine grobe Ernährungsberechnung der Steinzeitdiät durchgeführt worden.[9]

Boyd Eaton und Kollegen präzisierten in den 1980er-Jahren diese Grobdaten in entscheidender Weise: Sie zogen Analysen von archäologischen Nahrungsfunden sowie Nährwertanalysen von eigens gesammelten Wildpflanzen aus der Neuzeit und von Wildfleisch hinzu. Auf dieser Grundlage berechneten sie erstmals eine Nährstoffrelation, das heißt den Anteil von Kohlenhydraten, Fett und Eiweiß in der Steinzeitkost.[10] Dabei gingen sie davon aus, dass pflanzliche und tierische Nahrungsmittel in jenen grauen Vorzeiten im Durchschnitt in einem Verhältnis von 65 zu 35 konsumiert wurden – dass also eine pflanzenbetonte Kost eingehalten wurde. Ihre Berechnung ergab dann einen mittleren Kohlenhydratanteil von

45 Prozent, einen Fettanteil von 21 Prozent und einen Eiweißanteil von 34 Prozent der täglich zugeführten Kalorien.[10]

In den folgenden Jahren wurde diese Berechnung von denselben Wissenschaftlern mehrmals mit weiteren, genaueren Analysedaten von Pflanzen verfeinert, wobei sich insgesamt aber keine größeren Veränderungen ergaben.[11] Seit Mitte der 1980er-Jahre galt es deshalb als »belegt«, dass der Mensch an eine stark pflanzlich betonte, sehr fettarme Kost adaptiert sei. Umgekehrt, so schloss man, stelle vor allem die fettreiche Kost der Neuzeit ein Grundproblem für unsere heutige Gesundheit dar. Welche Fehleinschätzung sich daraus ergab, wurde erst 15 Jahre später deutlich!

Den Wissenschaftlern um Boyd Eaton waren in den frühen Berechnungen zwei krasse Fehler unterlaufen: Erstens hatten sie weder Fisch noch andere Meerestiere in die Berechnung einbezogen, und zweitens hatten sie nur die verzehrbare Menge an Muskelfleisch berücksichtigt. Dabei ist doch mageres Muskelfleisch, sofern genügend Beute gemacht wird, bei Naturvölkern – übrigens auch bei Schimpansen – nur zweite Wahl. Die Innereien, allen voran Hirn, Augen und natürlich Knochenmark sowie das Fett im Bauchraum sind die Leibgerichte dieser Naturverbundenen. Auch Leber, Niere, Milz, Herz und Lunge werden keineswegs verachtet, sondern noch lieber verspeist als reines fettarmes Muskelfleisch. Jedes Gramm Fett wurde immer genutzt: Sogar aus den Knochen extrahierte man das Fett durch Kochen. In der Natur gilt eben immer und überall das Prinzip: je fetter, desto energiedichter und geschätzter.[3,12]

Mit diesen Erkenntnissen war klar: Alle bisherigen Berechnungen der Steinzeitkost konnte man vergessen. Allzu weit lagen sie offenbar von den tatsächlichen Verhältnissen entfernt. Folglich taten sich Ende der 1990er-Jahre – unter Federführung von Professor Loren Cordain, einem jungen, ehrgeizigen und sehr fähigen Evolutionsbiologen von der Universität von Colorado (Fort Collins, USA), und unter Mitwirkung des erfahrenen Boyd Eaton – einige der Koryphäen auf diesem Forschungsgebiet zusammen und bereiteten eine ganz neue Berechnung der Steinzeitkost vor. Die mit großer Spannung von den Fachleuten erwarteten Resultate erschienen im März 2000 im *American Journal of Clinical Nutrition*.[13]

Für diese neuerliche Berechnung hatten die Wissenschaftler eigens noch detailliertere Nährwertanalysen von allen nur erdenklichen wild wachsenden Pflanzen angefertigt: Hunderte von Früchten, Beeren, Nüssen, Samen, Wurzeln, Knollen,

Blüten und Blättern gingen darin ein. Und zur Berechnung der Nährstoffe, die über den Verzehr von Tieren beigetragen wurden, hatten sie das Fleisch und die Innereien von verschiedenen Wildarten Afrikas und Nordamerikas analysieren lassen. Außerdem konnten sie sich nunmehr auf den neuesten, korrigierten und erweiterten Ethnologischen Atlas stützen, der 1999 erschienen war und detaillierte Ernährungsaufzeichnungen von 229 verschiedenen Jäger- und Sammlergesellschaften der Neuzeit beinhaltete. Darin sind Völker und Stämme aus allen nur denkbaren Lebensräumen vertreten, vom tropischen Regenwald über Grasland und bewaldete Bergregionen bis hin zur nördlichen Tundra, von den Tiwi in Australien bis zu den Ona in Amerika und den Iglulik-Inuits am nördlichen Polarkreis.

Die Wissenschaftler legten große Sorgfalt auf die Vollständigkeit der Angaben: Alles, was an Pflanzen und Eiern gesammelt, an Säugern und Vögeln gejagt und an Fischen gefangen wurde, ging in die neue Auswertung der Steinzeitkost ein. Nur eine Einschränkung erwies sich als nötig: Insekten und kleine Reptilien wie die Eidechsen, die von diesen Menschen ständig noch nebenbei gesammelt wurden, vermochte man nicht zu berücksichtigen, da diesbezüglich nicht genügend verlässliche Daten vorlagen. Die Forscher nahmen damit in Kauf, wie sie selbst eingestehen, dass der Anteil an tierischer Kost in dieser Neuberechnung im Grunde unterrepräsentiert ist. Aber sie blieben bewusst bei ihrer konservativen Schätzung, denn sie waren sich dessen wohl bewusst, dass die Ergebnisse ihrer Neuberechnung für die Ernährungsgemeinde schon schwierig genug zu akzeptieren sein würden ...

Diese Steinzeitkost nach Loren Cordain zeichnet ein ganz anderes Bild vom Ernährungsverhalten der steinzeitlich lebenden Jäger und Sammler, als man es bislang kannte. Zunächst unterstrichen die an der Studie beteiligten Forscher, dass es offenbar kein einziges »Naturvolk« auf der Erde gab, das gänzlich oder auch nur weitgehend vegetarisch gelebt hätte. Wie in Kapitel 23 schon ausgeführt, versuchten Jäger und Sammler, an möglichst große Mengen tierischer Nahrung zu gelangen, wann immer es ökologisch möglich war. Dahinter steht immer das biologisch sinnvolle Prinzip der optimierten Nahrungsbeschaffung: ein höherer Ertrag an Energie und lebenswichtigen Nährstoffen im Verhältnis zum Aufwand. So kann nicht mehr verwundern, dass die große Mehrheit aller neuzeitlichen Jäger und Sammler auf unserem Planeten sich ganz überwiegend von tierischer Kost ernährt hat. Der Anteil von Tierischem lag im Durchschnitt von allen 229 Jäger- und Sammlergesellschaften bei 56 bis 65 Prozent. Bei 113 dieser

Gesellschaften, das heißt bei 58 Prozent, bestand die Kost sogar zu mehr als zwei Dritteln aus tierischer Nahrung.

Das dürfte eine herbe Ernüchterung für Vegetarierpäpste und deren Jünger bedeuten, suchen sie doch – ganz eingenommen von ihrer »guten Sache« – nach schlagenden Beweisen dafür, dass der Mensch eigentlich überwiegend als Pflanzenesser einzustufen ist. Für sie stand bislang fest, dass in der Epoche der »Jäger und Sammler« die pflanzliche Kost so stark dominierte, dass man eigentlich richtigerweise von »Sammlern und Jägern« sprechen müsste.[14]

So heißt es in der aktuellen deutschen »Vegetarierbibel«: »Bei heute noch in semitropischen Gebieten lebenden Sammlern und Jägern stammen sechzig bis achtzig Prozent der Nahrungsmenge von Pflanzen; oft wird fälschlicherweise ein gegenteiliges Verhältnis angenommen ...«[14] »Diese Tatsache«, so schreiben die Professoren Leitzmann und Hahn, »gilt es bei den Empfehlungen zur richtigen Ernährung zu berücksichtigen.«

Nun stellt sich heraus, dass die Menschen in diesen halbtropischen Gebieten auch Fisch verspeisten und dass selbst dort die pflanzliche Kost nur einen Anteil von 36 bis höchstens 55 Prozent hatte. Und je weiter man vom Äquator abrückt, desto geringer zeigt sich der Anteil pflanzlicher Kost. Zwischen dem 41. und dem 50. Grad nördlicher und südlicher Breite hatten Pflanzen nur einen Anteil von 25 bis 35 Prozent, und im Bereich vom 51. bis 60. Grad nördlicher und südlicher Breite deckten sie nur noch 16 bis 25 Prozent der Nahrung ab. Umgekehrt ist natürlich der Anteil an Gejagtem und Gefischtem umso größer, je weiter man sich vom Äquator nach Süden oder Norden wegbewegt.

Es tut mir wirklich leid, durchlauchte Vegetarierhoheiten, aber Ihre im Jahr 1996 schon sehr gewagte Interpretation der alten Daten von Professor Boyd Eaton ist nun gar nicht mehr haltbar. Und Ihre pflanzenumrankten »Tatsachen« sind nun gänzlich widerlegt und können zum wissenschaftlichen Kompost gelegt werden. Selbstverständlich darf man von Ihnen als seriösen Hochschullehrern erwarten, dass Sie die bisherigen offensichtlichen Falschinformationen schnellstmöglich revidieren. Andererseits gilt natürlich die von Ihnen damals lauthals verbreitete Forderung weiterhin, dass die bei den »Naturvölkern« vorgefundenen Nahrungsmittel- und Nährstoffrelationen »bei den Empfehlungen zur richtigen Ernährung zu berücksichtigen« sind. In dieser Hinsicht weiß ich mich mit Ihnen völlig einig. Wir sehen also der nächsten Auflage der »Vegetarierbibel« mit Spannung entgegen ...

Wenn diese neuen Erkenntnisse für die Ernährungsempfehlungen berücksichtigt werden, kann es heiter werden! Denn die aktuelle Analyse von Loren Cordain stellt so ziemlich alle bisherigen Ratschläge in diesem Bereich auf den Kopf, und das, obwohl man nach seinen eigenen Worten sehr »konservativ« von einem nur 65-prozentigen Anteil tierischer Kost ausgegangen war. Dabei präsentierten diese Wissenschaftler sehr rational nicht etwa ein fiktives fixes Verhältnis, sondern Bereiche der Nährstoffrelationen, die als »am wahrscheinlichsten« für den Durchschnitt der Jäger- und Sammlergesellschaften weltweit angesehen werden können.

Hier das Ergebnis: Die »natürliche« Kost der Jäger und Sammler bestand, wenn man die Befunde zu allen 229 registrierten Völkern bzw. Stämmen auf dem blauen Planeten zusammenfasst, mit größter Wahrscheinlichkeit im Mittel zu etwa 20 bis 40 Prozent aus Kohlenhydraten, zu 28 bis 58 Prozent aus Fett und zu 19 bis 35 Prozent aus Eiweiß!

Für all die Jäger- und Sammlergesellschaften, die jenseits des 40. Breitengrads nördlicher bzw. südlicher Breite lebten, die also in den Umweltverhältnissen am ehesten unseren europäischen Vorfahren entsprechen dürften, ergeben sich mit größter Wahrscheinlichkeit folgende Nährstoffverhältnisse: Etwa 30 Prozent Kohlenhydrate, 40 bis 50 Prozent Fett und 20 bis 30 Prozent Eiweiß!

Nein, geschätzte Leser und Leserinnen: Sie haben hier keine Druckfehler vor sich, sondern höchst interessante wissenschaftliche Daten. Vielleicht kommen Ihnen diese Nährstoffrelationen bekannt vor? Vielleicht sollten Sie nochmals in Kapitel 23 nachlesen, welche Mengenverhältnisse in den neuesten Stoffwechselstudien sich als besonders günstig für Menschen, insbesondere bei Insulinresistenz, erwiesen haben? Ob das die Ernährungswissenschaft revolutionieren wird? Auf alle Fälle eignen sich diese Daten bestens dazu, gut gedrillte Jünger mancher ehrenwerter Fachgesellschaften eine gute Weile sprachlos zu machen.

Nährstoffrelationen in der Steinzeiternährung

Loren Cordain und seine Mitautoren errechneten bei ihrer Analyse eine Variationsbreite der denkbaren bzw. der wahrscheinlichsten Nährstoffrelationen. Dazu gingen sie von zwei unterschiedlichen Annahmen aus: einerseits, dass 65 Prozent der Kost tierischen Ursprungs sei, und andererseits, dass 65 Prozent der Kost auf pflanzlichem Ursprung beruhe, was eher unwahrscheinlich ist. Weiter mussten die Wissenschaftler berücksichtigen, dass der Körperfettgehalt der verzehrten Tiere je nach Körpergröße, Jahreszeit, Klima und Futterverhältnissen unterschiedlich ist. Dazu berechneten sie wiederum eine ganze Variationsbreite. Auf der einen Extremseite nahmen sie den unwahrscheinlich niedrigen Körperfettgehalt von 2,5 Prozent inklusive aller Innereien und Knochenmark an, auf der anderen stellten sie die Berechnung auf den unwahrscheinlich hohen Fettgehalt von 20 Prozent ab. Als mittlere und wahrscheinlichste Werte legten sie einen Körperfettgehalt von 10 bis 15 Prozent zugrunde.

Auf der Basis von 65 Prozent tierischer Kost und bei 10 Prozent Fettgehalt der verzehrten Tiere ergeben sich für alle Jäger- und Sammlergesellschaften zusammengenommen folgende Nährstoffrelationen: 22 Prozent Kohlenhydrate, 43 Prozent Fett und 35 Prozent Eiweiß.

Bei Zugrundelegung von 65 Prozent tierischer Kost und 15 Prozent Fettgehalt der Tiere ergeben sich folgende Nährstoffrelationen: 22 Prozent Kohlenhydrate, 50 Prozent Fett und 28 Prozent Eiweiß.

Wenn man hypothetisch das Verhältnis von pflanzlicher zu tierischer Kost umkehrt, also nur 35 Prozent tierischer Kost annimmt, ergeben sich folgende Nährstoffrelationen. Bei angenommenen 10 Prozent Fettgehalt der Tiere: 40 Prozent Kohlenhydrate, 34 Prozent Fett und 26 Prozent Eiweiß.

Bei dieser Variante sowie angenommenen 15 Prozent Fettgehalt der Tiere ergeben sich: 40 Prozent Kohlenhydrate, 37 Prozent Fett und 22 Prozent Eiweiß.

Aus der Neuberechnung der Steinzeitkost ergibt sich also, dass es höchst unwahrscheinlich ist, dass Jäger und Sammler im Durchschnitt weniger als 34 Prozent Fett in ihrer Kost hatten. Ebenso unwahrscheinlich ist es, dass sie jemals mehr als 40 Prozent Kohlenhydrate zur Verfügung hatten. Umgekehrt kann man mit hoher Wahrscheinlichkeit davon ausgehen, dass die meisten Jäger- und Sammlergesellschaften dauerhaft mit einem Kohlenhydratanteil von nur rund 20 Prozent vorliebnehmen mussten. Andererseits hatte ihre Ernährung im Schnitt immer einen Fettanteil von 40 bis 50 Prozent, und der allergrößte Teil davon war tierisches Fett. Und in jedem Fall hatten sie mit Eiweißanteilen gelebt, die nicht unter 20 Prozent lagen. Zumeist dürfte der Proteinanteil um die 30 Prozent gelegen haben, und das meiste davon war tierisches Eiweiß!

Überraschung, Überraschung: Die Menschheit scheint demnach von Natur aus auf tierisches Fett und tierisches Eiweiß angewiesen gewesen zu sein, um ihre Art zu erhalten! Ist das unsere artgerechte, »gengerechte« Ernährung? Womit haben unsere Vorfahren denn in den Eiszeiten während der letzten Millionen Jahre überlebt? Welche Nahrung fanden sie im europäischen Raum während der Eiszeit vor? Fleisch und nochmals Fleisch.[15]

Allerdings unterschieden sich die natürlichen Nahrungsmittel der freien Wildbahn in vielerlei Hinsicht von den heute produzierten: Fleisch und Fett der in der Steinzeit gejagten Wildtiere dürften weitgehend unserem heutigen Wild entsprochen haben. Loren Cordain und Mitarbeiter hatten deshalb eigens Elch-, Hirsch- und Antilopenfleisch analysiert, um einen Anhaltspunkt für die Fleisch- und Fettversorgung unserer Vorfahren zu erhalten.[12,16]

Wild hat einen relativ niedrigen Körperfettgehalt – keinen Fettbauch und wenig Unterhautfett. Speziell dieses Depotfett besteht ja typischerweise zu einem relativ hohen Anteil, zu 60 bis 66 Prozent, aus gesättigten Fettsäuren. Da Wildfleisch nur wenig Depotfett aufweist, kann die Zufuhr gesättigter Fettsäuren nicht sehr hoch gewesen sein. Beim Wildfett handelt es sich überwiegend um intramuskuläres Fett und Organfett, also um Strukturfett, vorwiegend aus einfach- und mehrfach ungesättigten Fettsäuren in ausgewogenem Verhältnis.

Aber auch bezüglich der mehrfach ungesättigten Fettsäuren gibt es einen entscheidenden Aspekt zu beachten: Wild frisst bekanntlich nicht Getreide und Soja, sondern Grünpflanzen. Entsprechend ist der Gehalt an Omega-6-Fettsäuren relativ niedrig, dafür jener an Omega-3 im »Wildfett« relativ hoch. Das drückt sich im Verhältnis von Omega-6- zu Omega-3-Fettsäuren aus: Es liegt bei 2,3 zu 1 bis 2,6 zu 1 – fast ideal für die Physiologie des Menschen. Dagegen weist ein getreidegefüttertes Rind in den USA heute ein entsprechendes Verhältnis von 14 zu 1 in der Muskulatur auf![16]

Die hauptsächliche Fettquelle bei Jägern und Sammlern war Knochenmark. Das darin enthaltene Fett besteht bei dem analysierten Wild überwiegend, das heißt zu 60 bis 70 Prozent, aus einfach ungesättigten Fettsäuren. Der Rest setzt sich zu etwa zwei Dritteln aus gesättigten und einem Drittel aus mehrfach ungesättigten Fettsäuren zusammen. Allerdings ist auch hier das Verhältnis von Omega-6 zu Omega-3 mit 2,4 zu 1 bis 2,9 zu 1 geradezu ideal.[16]

Die geringe Menge an pflanzlichem Fett, die Jäger und Sammler aufnahmen, stammte überwiegend aus Nüssen und Samen. Viele dieser Fette bestehen ebenfalls überwiegend aus einfach ungesättigten Fettsäuren und einem ausgewogeneren Verhältnis von mehrfach ungesättigten Omega-6- zu Omega-3-Fettsäuren, als es heute in den meisten kommerziellen Pflanzenfetten vorgefunden wird. Somit lässt sich sagen, dass Jäger und Sammler zwar eine hohe Fettzufuhr hatten, dass sich jedoch die Fettqualität deutlich von dem unterschied, was in den letzten Jahrzehnten von gewissen einflussreichen Ernährungspäpsten bzw. Margarinehengsten dem Verbraucher empfohlen und angeboten wurde.

Auch die Kohlenhydratzufuhr, so gering sie bei Jägern und Sammlern auch gewesen sein mag, unterschied sich in der Qualität deutlich von dem, was man heute überwiegend als Kohlenhydrate verzehrt. Früchte, Beeren, Pilze, wilde Gemüse und Wurzeln dominierten als Kohlenhydratträger. Bis auf Honig dürfte es sich weitgehend um »nicht raffinierte« Kohlenhydrate mit einem hohen Anteil an löslichen und nichtlöslichen Ballaststoffen gehandelt haben. Von einem entsprechend niedrigen Glykämischen Index (siehe Kapitel 13) darf ausgegangen werden. Reine Stärke ist damals wohl eine Seltenheit gewesen. Das heißt, es gab nicht nur wenig Kohlenhydrate, sondern die wenigen hatten auch noch eine schwache Wirkung auf den Blutzuckerspiegel.

Zudem garantierten diese Nahrungsmittel eine hohe Zufuhr an wasserlöslichen Vitaminen, allen voran Vitamin C. Und natürlich muss die Versorgung mit Mineralstoffen und Spurenelementen – allen voran Kalium und Magnesium – hoch gewesen sein.

Wenn das, was Loren Cordain und seine Kollegen als »wahrscheinlichste« Kost von Jägern und Sammlern skizzieren, auf die Ernährungsweise unserer Vorfahren während zwei Millionen Jahren übertragen werden kann, wofür vieles spricht[15], und wenn die Ernährungsweise, an die sich die Gattung Mensch im Lauf der Evolution am ehesten genetisch adaptiert hat, entsprechend aussieht, wofür ebenso vieles spricht, dann befinden wir uns allerdings heute sowohl mit der empfohlenen als auch mit der tatsächlich praktizierten Ernährungsweise auf gar selbstzerstörerischen Abwegen ...

KAPITEL 27
Artgerechte Menschenhaltung?

Ganze 120 000 Generationen lang haben die Menschen als Jäger und Sammler gelebt. Es folgten dann ganze 500 Generationen, die Ackerbau betrieben. Statistisch gesehen sind dies über 99,5 Prozent Jäger-und-Sammler-Dasein gegenüber weniger als 0,5 Prozent Ackerbaulebensweise. Ganze zehn Generationen haben die industrielle Revolution mitbekommen, und seit einer einzigen Generation diktiert die Computerwelt den Lebensrhythmus der Bewohner in den Industrieländern.[1] Der Genpool, aus dem wir heute unsere genetischen Anlagen beziehen, hat sich in einem evolutionären Prozess über einen Zeitraum von über einer Milliarde Jahren entwickelt. Aber seit dem Auftauchen der Cro-Magnons, unserer europäischen Vorfahren in der Mittleren und Späten Steinzeit, hat sich das menschliche Genom so gut wie nicht mehr verändert: Aus genetischer Sicht sind wir 30 000 oder 40 000 Jahre alt. Radikal gewandelt, und das in rasender Geschwindigkeit, haben sich hingegen die Umweltbedingungen. Es ist, als wären wir per Zeitmaschine in die »schöne neue Welt« »gebeamt« worden. Wir leben mit Steinzeitgenen in einer Hightechwelt.

Seit Anbeginn der Menschheit bis zur industriellen Revolution zu Anfang des 19. Jahrhunderts drehte sich das ganze Leben um die Nahrungsbeschaffung und deren Zubereitung. Natürlich gab es sonst auch noch einige Kleinigkeiten zu erledigen. Beispielsweise musste Tag für Tag für ein möglichst angenehmes Lager und einen sicheren Schlafplatz gesorgt werden. Und es galt, Bekleidung und Waffen anzufertigen und diese zu hegen und zu pflegen. Gelegentlich, wenn die Ressourcen zu knapp wurden, musste man auch seinen Nachbarstamm ein wenig dezimieren.

Was auch immer zu tun war, alles konnte man nur mit eigener Hände Arbeit erledigen. Muskelkraft und Ausdauer waren folglich die entscheidenden Koordinaten des täglichen Lebens. Und dementsprechend war die körperliche Ausstattung unserer steinzeitlichen Vorfahren: schlank, muskulös und fit. Das belegen nicht nur die Rekonstruktionen auf der Basis fossiler Knochenfunde. Das lassen auch die neuzeitlichen Jäger und Sammler gut erkennen.[2-4]

Bis in die Neuzeit waren Ernährung und Bewegung immer untrennbar miteinander verknüpft gewesen: jagen und sammeln, um zu essen und zu überleben. Es herrschte ein immerwährendes Zusammenspiel von spezifischen Muskelbelastungen und entsprechendem Energie- und Nährstoffverbrauch einerseits und der damit erreichbaren Nahrungs- bzw. Nährstoff- und Energiezufuhr andererseits. Für diese speziellen Lebens- und Umweltbedingungen hatten sich spezifische biochemische Stoffwechselmechanismen entwickelt. Diese wurden in den Genen festgeschrieben. Viele Millionen Jahre des Lebens unter diesen »natürlichen« Bedingungen haben folglich ganz bestimmte genetische Ausprägungen als »lebenserhaltend« selektiert, während andere, weniger sinnvolle oder überflüssige, mit der Zeit »weggemendelt« oder stillgelegt wurden. Und so leben wir heute mit Genprogrammen, die so festgeschrieben sind, dass sie nur unter der Bedingung »tägliche körperliche Aktivität« optimal funktionieren.[5]

Mit der industriellen Revolution geriet die Menschheit dann auf die schiefe Ernährungs- und Bewegungsbahn, und der ganze Ärger begann. Seit der Neuzeit übernehmen Maschinen und seit einigen Jahrzehnten Chips und Computer den menschlichen Muskeleinsatz. Welches Ausmaß diese Entwicklung angenommen hat, wurde beispielsweise in England dokumentiert: Zwischen den Jahren 1956 und 1990 wurde dort der Energieaufwand durch körperliche Arbeit im Beruf um 65 Prozent gesenkt.[2] Und der Trend hat sich seither ja fortgesetzt. Inzwischen finden die meisten Arbeiten am Computerbildschirm statt. An heutigen Arbeitsplätzen ist das einzige Werkzeug, das noch mit Muskelkraft bedient werden muss, die »Maus«. Wie bequem, wie angenehm – ein wahrer Fortschritt, denn bei dieser körperlichen »Belastung« kommt man nun garantiert nicht mehr ins Schwitzen. Dafür wird es immer schwieriger, keinen Bauchspeck anzusetzen.

Ein paar Beispiele: Eine junge, noch schlanke Abteilungsleiterin mit, sagen wir, 58 Kilogramm Körpergewicht hat einen Ruhe-Energie-Umsatz von etwa 1335 Kilokalorien. Ihr gleichfalls noch schlanker Kollege bringt 70 Kilo auf die Waage und verbraucht im Ruhezustand 1645 Kilokalorien. Beide kommen täglich mit ihrem Auto zur Arbeit. Beide müssen mehrmals am Tag im Beamtentempo einige Gänge und Zimmer ihrer Amtsstelle durchqueren. Die Mittagspause verbringen sie als typische Arbeitnehmer – wie eine aktuelle deutsche Untersuchung aufzeigt – entweder »sportlich« beim Surfen im Internet oder mit Kollegen zusammensitzend beim Ratschen und Rauchen. An einem normalen Tag schaffen sie insgesamt 300 bis 700 Meter zu Fuß, Arbeits- und Nachhauseweg inbegriffen.[6]

Nach der Arbeit werden noch ein paar Einkäufe für das Abendessen erledigt. Zu Hause wird ein Fertiggericht in die Ökoröhre geschoben. Vor dem geliebten Fernseher müssen sie dann nur noch die Muskelkraft aufbringen, ihre Fernbedienung festzuhalten und gelegentlich auf ein paar Knöpfen herumzuspielen. Die meisten Kalorien werden in einem modernen Haushalt dafür verbraucht, das kräftigende Abendmahl zum Mund zu schaufeln und die Nahrung anschließend zu verdauen und zu verstoffwechseln. Für die Statistiker unter den Leserinnen und Lesern dieses Buchs: Je nach Distanz zwischen TV und Bett schlägt für diesen Transfer noch eine Handvoll Kalorien zu Buch. Mit diesem Tagespensum an »körperlicher Aktivität« verbraucht unsere »beispielhafte« junge Frau etwa 500 Kalorien, unser Modellmann etwa 615 Kilokalorien zusätzlich zum jeweiligen Ruheumsatz. Damit ergeben sich für unsere beiden Freunde jeweils etwa neun Kilokalorien je Kilogramm Körpergewicht pro Tag für ihren körperlichen Einsatz.[4]

Nach wissenschaftlichen Berechnungen haben unsere Ahnen etwa 18 bis 27 Kilokalorien pro Kilogramm Körpergewicht und Tag für ihr Leben, das heißt für die Essensbeschaffung und ihre diversen anderen Aktivitäten, aufwenden müssen – also das Doppelte bis Dreifache. Wenn das über einige Millionen Jahre hinweg der Fall war, kann man annehmen, dass sich unsere Gene an diese Dosis körperlicher Aktivität angepasst haben.[4]

Die evolutionäre Einheit – Ernährung durch Bewegung – ist heute völlig auseinandergerissen. Unsere Gene hatten keine Chance, sich der radikalen Wandlung der Lebensumstände in dieser aus evolutionärer Sicht extrem kurzen Zeit anzupassen. Man muss davon ausgehen, dass fehlende körperliche Aktivität genetisch nicht »vorgesehen« ist. Unser Körper hat keine »Software«, die speziell auf die neuen Bedingungen zugeschnitten wäre. Die herrschende Diskordanz – alte Gen-»Software« für die neue Welt – verursacht somit ständige Störungen im körperlichen »Betriebssystem«. Immer müssen diverse Hilfsprogramme mitlaufen, aber dennoch sind »Abstürze« im Stoffwechsel kaum zu vermeiden. Die Folgen dieser »hohen Lebensqualität« zeigen sich immer deutlicher: Zivilisationskrankheiten mit hohen Erkrankungsraten.[5] Nach Meinung der Experten kann es noch ein paar Tausend Jahre dauern, bis brauchbare »Updates« für unser Genprogramm zur Verfügung stehen.

Doch die Verantwortlichen scheinen in tiefem Schlaf versunken. Arbeitgeber tun alles dafür, um bald auch die letzte manuelle Tätigkeit wegzurationalisieren. Städte-, Wohnungsbau- und Verkehrspolitik – alles Erdenkliche wird unternommen, um dem Menschen das letzte bisschen Mühe und Anstrengung abzunehmen. Alle reden von neuen Technologien, von Bildungsprogrammen, vom Informationszeitalter und den gigantischen Chancen der virtuellen Welt. Gewichtige Regenten fordern »Kinder statt Inder« vor Computern. Und der technische Fortschritt wird von allen, von Arbeitgebern wie von Arbeitnehmern, bejubelt: Die einen müssen sich nicht mehr so abrackern, während die anderen mit frischen Rationalisierungsmaßnahmen höhere Gewinne scheffeln.

Aber wer wird die immensen Kosten tragen, die auf unsere Gesellschaft zukommen, weil sich immer jüngere Menschen wegen unserer »hohen Lebensqualität« ihre Insulinresistenz holen? Von dieser zum entgleisten Zuckerstoffwechsel, von chronisch erhöhten Insulinkonzentrationen zur Fettstoffwechselstörung und von dort zur Blutgerinnungsneigung – und das Ganze eingerahmt von Bluthochdruck, Herzinfarkt und Hirninfarkt – sind nur die prominentesten Folgen, gefolgt von Krebs:

Am 17. Mai 2000 erschien im *Journal of the American Medical Association* die jüngste Hiobsbotschaft: Dauerhaft erhöhte Blutzuckerkonzentrationen erhöhen das Risiko für Bauchspeicheldrüsenkrebs.[7] Ob Brust-, Darm- oder Pankreaskrebs, fast alle dominierenden Krebsarten in der industrialisierten Welt erklären sich zu einem gehörigen Teil über hohe Blutzuckerwerte – das heißt über Insulinresistenz.

Es ist nicht mehr zu verheimlichen: Ein gestörter Zuckerstoffwechsel bzw. ein dauerhaft erhöhter Blutzucker, und zwar noch längst vor dem Stadium des Diabetes, entpuppt sich immer deutlicher als Risikofaktor Nummer eins für unsere Gesundheit.

Inzwischen werden auch Alzheimer und Demenz mit erhöhtem Blutzucker in Verbindung gebracht.[8,9] Die Liste der »Zivilisationskrankheiten«, das heißt jener Krankheiten, die bei »Naturvölkern« weitgehend unbekannt sind, etwa Osteoporose, Nierensteine, Gicht, Kurzsichtigkeit und so weiter, ist endlos – und immer taucht der gestörte Zuckerstoffwechsel als einer der Hauptverdächtigen auf.[10] Nun könnte man sofort einwenden, dass Naturvölker von diesen Erkrankungen verschont bleiben, weil sie bei ihrer geringeren Lebenserwartung einfach zu früh sterben, um sie noch erleiden zu können. Wir werden gleich noch darauf eingehen.

Unstrittig ist hingegen, dass man mit regelmäßiger Aktivität vielen Zivilisationsleiden vorbeugen kann. »Das is so!«, würde wohl Gerd Schröder kommentieren. Und er hätte recht, denn Dutzende von Langzeitstudien haben diesen Zusammenhang belegt (siehe auch Kapitel 12). Gerade vor dem Syndrom X, den damit assoziierten Risikofaktoren und den Folgen kann man sich mit regelmäßiger körperlicher Aktivität schützen: Sowohl der Übergang von gestörtem Zuckerstoffwechsel zum Diabetes mellitus Typ 2 wie auch die Sterblichkeit bei bereits vorhandenem Diabetes wird deutlich und dosisabhängig reduziert.[11-16]

Die neueste Studie aus den USA belegt beispielsweise, dass Frauen mit ein wenig regelmäßiger Aktivität das Diabetesrisiko im Alter um rund 30 Prozent und sehr aktive sogar um etwa die Hälfte reduzieren.[17]

Doch ganz offenbar ist das nötige Bewusstsein für diese Zusammenhänge bei den Bürgern und bei den Politikern noch nicht vorhanden. Bewegung findet heute nur noch freiwillig statt, was als »löblich« und »gesundheitsbewusst« hervorgehoben wird. Doch sind hohe körperliche Anstrengungen aus genetischer Sicht ja nichts Besonderes, sondern geradezu der »Normalfall«. Damit stellt der Körper erst sicher, dass seine »Hardware« und seine »Software« optimal funktionieren.[5] *No sports*, das Ausleben der Bequemlichkeit und vieles, was wir als »hohe Lebensqualität« bezeichnen, mag in »seinem« Fall und in anderen Einzelfällen ja gut sein, aber man sollte es nicht verherrlichen, sondern die heutigen Erkenntnisse sprechen lassen: Bewegungsmangel ist nicht »normal«, sondern pathogen, und bringt uns frühzeitig ins Grab.[5]

Man hört allenthalben Verwunderung darüber, dass viele Menschen trotz allem medizinischen Fortschritt und Einsatz immer noch von chronisch-degenerativen Erkrankungen gebeutelt werden. Die USA machen es uns wieder einmal vor: Im Jahr 1990 waren 90 Millionen Amerikaner von einer oder mehreren dieser Störungen betroffen. Man schätzt, dass die Behandlung und Betreuung der Betroffenen inzwischen eine Trillion Dollar kosten bzw. kosten werden.[5] Und wie reagiert das medizinische Establishment auf diese »Epidemie«? Bislang hat es vorwiegend die Behandlungsmethoden noch weiter verbessert. Aber ein merklicher Rückgang der Erkrankungsraten konnte damit nicht erreicht werden. In europäischen Ländern ist die Lage nicht besser, nur nicht so minutiös dokumentiert. Das heißt: Bald wird unser Gesundheitssystem gar nicht mehr finanzierbar sein.

Ein Umdenken tut also Not. Aber wer bewegt sich freiwillig? Wir Menschen brauchen offensichtlich Druck oder gar Zwang, um uns überhaupt vom Fleck zu rühren. Es ist der Instinkt zum optimalen Wirtschaften, der uns ein Schnippchen schlägt: ein Minimum an Einsatz für ein Maximum an Ertrag, das war schon immer das biologisch-logische Ziel. Dagegen steht jetzt allein das Wissen: Nur wer ein gewisses Maß an körperlicher Aktivität täglich oder an den meisten Tagen der Woche absolviert, kann erwarten, sein ganzes genetisches Potenzial zum Erhalt der Gesundheit und Leistungsfähigkeit nutzbar zu machen.

Also benötigen wir Bewegungsprogramme, denen sich die Menschen nicht entziehen können, so, wie es zur Steinzeit die tägliche Nahrungsbeschaffung und später die Maloche, der Weg zur Arbeit und die Hausarbeit waren. Wie wäre es mit einem Leben ohne Aufzug, geschätzte Leser und Leserinnen? Niemand zwingt Sie, eine Rolltreppe zu besteigen, um sich nach oben hieven zu lassen. Bestreiken Sie einfach Aufzüge und Rolltreppen! Zum Glück können Einkaufstüten und Bierkisten, Koffer und Akten Höhenunterschiede noch nicht von alleine überwinden.

Die Preisfrage lautet demnach: Wie könnte man alle Bürger – nicht nur die fünf oder zehn Prozent, die Sportvereine und Fitnessstudios anzusprechen vermögen – wieder mit regelmäßiger »Bewegung« eindecken? Wann werden die Politiker endlich aufwachen, wann die Industriekapitäne? Krankheit bedeutet schließlich Arbeitsausfälle und entsprechende hohe Unkosten! Hier gilt es, eines der drängendsten Probleme des neuen Jahrtausends anzugehen.

Man weiß inzwischen recht genau, wie intensiv und wie häufig der Körper bewegt werden muss, um gesund zu bleiben. Ein solches Bewegungsprogramm erfordert nicht so viel Zeit, dass es nicht in unseren Alltag integriert werden könnte. Wir werden im nächsten Kapitel näher darauf eingehen. Aber ich muss gestehen, ich bin in dieser Hinsicht pessimistisch. Unsere Betroffenheitsgesellschaft ereifert sich lieber über Tierversuche und diskutiert jahrelang in nationalen und internationalen Gremien diverse Modelle zur »artgerechten« Tierhaltung. Strengste

Richtlinien hinsichtlich Bewegungsraum, Auslauf, Licht, Lüftung und Futter werden ausgetüftelt – interessanterweise genau von den Bürokraten, die ihr gestresstes Leben bei absolutem Bewegungsentzug, in Betonbauten eingepfercht, bei künstlicher Beleuchtung, Klimatisierung und Dauerbeschallung fristen. Zum Essen akzeptieren sie eine Kost, die sie möglichst kostengünstig satt macht, und nicht etwa die »artgerechte«, an die sie genetisch adaptiert sind. Stärke über alles, und das Ganze im falschen Fett ausgebacken.

Große, kräftige, aktive Muskeln sowie wenig Kohlenhydrate: Unter diesen Lebensbedingungen haben wir uns zum Homo sapiens entwickelt! Und die unter diesen Umständen sinnvolle Anlage, eine Insulinresistenz hervorzubringen, tragen sehr viele von uns immer noch in sich. Doch auf einmal haben sich die Bedingungen völlig umgekehrt: Wir haben heute nur noch Minimuskeln, die obendrein meist unbeschäftigt sind. Überdies kommt diese Anlage zur Insulinresistenz besonders schnell zum Tragen, wenn die Muskelzellen mit Fett vollgepfropft sind und dann noch in aller Ruhe auf der Couch oder im Sessel ihr Dasein fristen. Wenn man die müden Minimuckis aber gleichzeitig mit Kohlenhydraten mästet, als ob man den ganzen Tag bei der Tour de France mitmachte, lassen die Probleme nicht lange auf sich warten!

Nochmals sei daran erinnert: Wenig Muskeln heißt prinzipiell wenig Zuckerentnahme aus dem Blut. Wenn Muskeln zudem in der Hauptsache auch noch stillgelegt sind, bedeutet das noch weniger Aufnahme. Das führt zwangsläufig zu hohem Blutzucker, und das wiederum bedingt noch mehr Insulinausschüttung, damit der Zucker doch noch in die Zellen abfließt. Die dauernde Überproduktion von Insulin erschöpft mit der Zeit die Kapazität der Bauchspeicheldrüse, und deren Insulinproduktion lässt nach oder versiegt mit der Zeit sogar ganz. Dann hat man seinen Diabetes mellitus Typ 2 entwickelt.

Und immer gilt: Den Großteil an Kohlenhydraten, der nicht direkt gebraucht wird, wandelt der Körper um, und zwar überwiegend in gesättigte Fette, die dann in den Muskelzellen abgelagert werden. Das wiederum hemmt deren Insulinempfindlichkeit. Der Teufelskreis hat begonnen. Und mit dem chronischen Bewegungsmangel bei gleichzeitig hoher Kalorienzufuhr – egal ob aus Fett oder aus Kohlenhydraten – wird immer noch mehr Fett in die Muskeln eingelagert. Bei dieser hochpotenten Kombination kann sich das Syndrom X als zwingende Konsequenz unseres selbst erwählten Lebens- und Ernährungsstils ganz ausgezeichnet entwickeln.

Es ist nicht zu bestreiten: Die Einführung von Getreide in die menschliche Ernährung hat die drastischste Veränderung in der Ernährung des Menschen während seiner Evolution eingeleitet. Vorher war den Menschen dieses Nahrungsmittel unbekannt gewesen. Und bis heute sind wir die einzigen Getreide mampfenden Primaten. Ja, Getreideprodukte sind heute sogar zur weltweit wichtigsten Nahrungsquelle geworden. Wahrscheinlich wird man auch schon zur Steinzeit die Samen der wilden Gräser als essbar erkannt haben. Aber sie kamen ja nur in manchen Gebieten vor und da nur in geringen Mengen. Und das wenige war, wegen der harten Schale, zu mühsam als Nahrung aufzubereiten, als dass man es als »tägliches Brot« betrachtet hätte. Später, als die Zunahme der Bevölkerung und die gleichzeitige Verknappung an Tieren auf der Wildbahn den Hunger in die Mägen trieben, ist man auf die Idee verfallen, Getreide als Nahrungsmittel nutzbar zu machen. Die Kunst des Mahlens und der Teigbereitung wurde dann Schritt für Schritt weiterentwickelt.[18]

Wie gesagt, inzwischen dominieren Getreideprodukte den kalorischen Weltmarkt.[10] Dazu kommen Kartoffeln, Reis und Zucker. Und aus allem macht man Cola und Cookies, Frites und Flakes, Knister und Knaster, Pamp und Pop. Raffinierte Kohlenhydrate, Stärke satt – alles Nahrungsmittel, die aus genetischer Sicht weitgehend unbekannt sind.[18] In den USA werden schon mehr als 60 Prozent der täglichen Kalorien mit Nahrungsmitteln gedeckt, die für die Gene des Menschen neu sind. Und welche Organe sollen denn, bitte schön, die vielen Kohlenhydrate verbrauchen, die wir täglich in uns hineinstopfen? Die Muskeln moderner Menschen brauchen sie jedenfalls nicht. Mit der Kohlenhydratmast und dem Hightech-Food werden die physiologischen Koordinaten unserer Entwicklungsgeschichte völlig auf den Kopf gestellt. Wenn die Paläoanthropologen nicht völlig falsch liegen, dann müsste die Ernährungsform der neuzeitlichen Jäger und Sammler der Ernährungsweise unserer steinzeitlichen Vorfahren weitgehend gleichen. Das würde bedeuten, dass unsere Gene an eine kohlenhydratarme Kost am besten adaptiert sind. Dann wäre die Steinzeitkost mit all ihren Facetten die eigentliche »artgerechte« Ernährung: etwa 30 Prozent Kohlenhydrate, 20 bis 30 Prozent Eiweiß und etwa 40 bis 50 Prozent Fett!

Aber es geht nicht nur darum, weniger als heute üblich davon zu konsumieren, sondern sich auch andere Kohlenhydrate zuzuführen. Nichtraffinierte und ballaststoffreiche Kohlenhydrate wären sehr empfehlenswert. Den Großteil als Obst und Gemüse – viel mehr, als es heute üblich ist –, das wär's. Zu Urzeiten war das ganz normal: Fragen Sie Evas Adam. Man schätzt, dass zur Steinzeit 50 bis 100 verschiedene Pflanzenarten über das Jahr hinweg als Nahrungsquellen genutzt wurden. Solange keine Pizza oder Pasta, kein Brot und kein Brötchen, kein Müesli und kein Marmorkuchen vorhanden waren, tat man sich eben an Beeren, Früchten, Salaten und Gemüsen gütlich.

»Essen wie der liebe Gott in der Steinzeit« hieße zudem, wesentlich mehr Eiweiß zu berücksichtigen, als heute üblich ist. Und man sollte gleich viel oder sogar etwas mehr Fett als heute konsumieren. Aber hierzu gilt ganz speziell, dass eine ganz andere Fettqualität anzustreben wäre: Viel weniger von den heute weitverbreiteten pflanzlichen Fetten mit hohen Anteilen an mehrfach ungesättigten Omega-6-Fettsäuren, dafür mehr pflanzliche Fette mit hohem Gehalt an Omega-3-Fettsäuren und in der Hauptsache einfach ungesättigte Fettsäuren pflanzlicher und tierischer Herkunft. Und schließlich gälte es, mehr langkettige, hoch ungesättigte Omega-3-Fettsäuren aufzunehmen, die ausschließlich über tierische Fette zu beziehen wären.

Das Omega-6- zu Omega-3-Verhältnis gilt es von heute 12 zu 1 auf 2 zu 1 bis 4 zu 1 zu senken! Aber das wird schwierig: Weil beim Getreideanbau so viel Getreidefett anfällt, wird unsere Welt zur Zeit mit kostengünstigen pflanzlichen Ölen überschwemmt. Wenn ein Nahrungsmittel heute auch in der Dritten Welt für einen dicken Kalorienüberschuss sorgt, dann sind es an erster Stelle diese Pflanzenfette.[19,20] Und es wird seit Jahrzehnten viel Geld damit verdient. Damit sie noch besser verkaufbar wurden, hat man sie in genialen Marketingkampagnen als »besonders gesund« angepriesen – mehrfach ungesättigt, cholesterinsenkend und »gut für Ihr Herz«. Auf diese Weise wurde dank ihres überwiegenden Gehalts an Omega-6-Fettsäuren ein dramatisches Ungleichgewicht in das Verhältnis von Omega-6 und Omega-3 unserer Ernährung und damit eine Störung in unseren sensiblen Gewebshormonstoffwechsel gebracht. Nur dumm, dass das für unsere Gefäße alles andere als gesund ist (siehe Kapitel 16). Den »Schettlers« und all den anderen »Fettlers« und »Margarinepäpsten« sei Dank!

Mit der Einführung des Getreides wurde eine Vielzahl wertvoller Nahrungsmittel, an die der Mensch bestens adaptiert ist, aus dem Lebensmittelkorb des Menschen verdrängt: Weil wir uns mit Getreide einfach und kostengünstig satt essen können, verzehren wir ohne viel Aufhebens entsprechend weniger Obst und Gemüse, weniger Nüsse und Pilze, weniger Fleisch und Fisch. Die spezifischen Inhaltsstoffe dieser Nahrungsmittel werden folglich in geringerer Menge zugeführt, als es unsere Gene gewohnt sind. Natürlich enthält Getreide ebenfalls Nähr- und andere Inhaltsstoffe und zumindest Vollkorngetreide sogar relativ viel von einigen, aber es sind eben zum Teil solche Substanzen, an die wir Menschen genetisch nicht oder nicht genügend angepasst sind.[10]

Es ist geradezu ein Witz, wenn wir von verschiedener Seite immer wieder hören, Getreide und andere stärkereiche Produkte seien die traditionelle Grundnahrung des Menschen. Heute weiß man, dass mit dem Wechsel von der abwechslungsreichen »Naturkost« hin zum Ackerbau mit der eintönigen, getreidereichen »Kulturkost« die größten Plagen, das heißt Hunger, Mangelerkrankungen und eine entsprechend verkürzte Lebenserwartung, in den damaligen Gesellschaften Einzug hielten.[1,21]

Und ein faszinierendes und zugleich erschreckendes Bild eröffnet sich, wenn man die Ausbreitung des Ackerbaus verfolgt, vom Nahen Osten ausgehend über den Mittelmeerraum nach Zentral-, Nord- und Osteuropa: Sowohl die Diabetes- wie auch die Herzinfarktraten entsprechen genau dieser Fortentwicklung. Die Menschen am Mittelmeer, die zuerst Getreide kultivierten und sich am längsten daran gewöhnen konnten, haben heute relativ niedrigere Raten an diesen Zivilisationskrankheiten. Hingegen werden die Menschen in den Gebieten, wo der Ackerbau spät Einzug hielt und Getreide aufgrund der klimatischen Verhältnisse zunächst keine dominierende Rolle spielte, von den höchsten Diabetes- und Herzinfarktraten der Welt geplagt.[21-25] Überall dort, wo Getreide und seine stärkereichen Produkte eingeführt wurden, verdrängten sie die »artgerechte« Ernährung des Menschen, und überall dort wurden Insulinresistenz und Diabetes blitzartig zum Problem.

Diese Parallelität ist natürlich kein Beweis für einen ursächlichen Zusammenhang, aber es sollte die Meinungsbildner wenigstens einmal aufrütteln und sie zumindest zum kritischen Überdenken ihrer eingefahrenen Positionen anregen.

Sicher können wir uns an manche veränderten Umweltbedingungen mit der Zeit mehr oder weniger gut adaptieren. Bei manchen benötigt man einige Tausend Jahre Zeit, bei anderen genetischen Konstellationen vielleicht ein paar Millionen. Die Weizeneiweiß-Unverträglichkeit, »Zöliakie« oder »Sprue« genannt, unter der statistisch gesehen etwa einer unter 200 Menschen leidet – weltweit sind dies relativ viele Menschen –, ist das bekannteste und am besten erforschte Beispiel für mangelnde Anpassung an das evolutionär betrachtet »junge« Nahrungsmittel Weizen. Diese Weizeneiweiß-Unverträglichkeit bewirkt eine Schädigung der Darmschleimhaut, was zu starken Beschwerden im Magen-Darm-Trakt und zudem zu einer verminderten Aufnahme von Eisen, Folsäure, Kalzium und fettlöslichen Vitaminen führt. Inzwischen weiß man, dass es bei der Weizeneiweiß-Unverträglichkeit enge Zusammenhänge zu anderen Erkrankungen gibt, etwa zu Diabetes mellitus Typ 1, rheumatischer Arthritis, Schilddrüsenerkrankungen, Asthma, Psoriasis, Dermatitis und vielen anderen. Und die Zöliakie nimmt weltweit zu![26-28]

Auch der Laktasemangel, die Milchzucker-Unverträglichkeit, ist ein Zeichen mangelnder Adaptation. Viele Menschen verlieren mit dem Erwachsenwerden ihre Fähigkeit, Milchzucker zu verdauen. Das führt nach dem Genuss von Milch zu Bauchkrämpfen, Blähungen und Durchfall. Milch von Tieren als Lebensmittel für erwachsene Menschen, das wurde in Europa und Afrika erst vor etwa 4000 Jahren entdeckt und eingeführt. Allerdings ist Milch kein gänzlich fremdes Nahrungsmittel. Die Muttermilch enthält ja auch Milchzucker. Die genetische Veranlagung für dessen Verdauung ist also vorhanden. Deshalb kann man erwarten, dass viele Menschen die Fähigkeit behalten, Milchzucker zu verdauen, sofern sie von klein auf Milch und Milchprodukte bis ins hohe Alter konsumieren. Eine Häufung dieser günstigen Anlage findet sich bei Völkern, deren reichlicher Konsum von Milch und Milchprodukten während der Evolution einen wesentlichen Überlebensvorteil darstellte, beispielsweise bei den Nordländern. Die Fähigkeit der lebenslangen Milchzuckerverdauung wurde durch eine entsprechende Ausprägung und Verbreitung einer genetischen Variante, einem sogenannten Polymorphismus, unterstützt.

Unsere heutige Ernährung unterscheidet sich noch in weiteren Bereichen von einer »artgerechten« Kost. So sind wir die einzigen Säugetiere, die mit ihrer Kost mehr Natrium als Kalium aufnehmen. Diese beiden Mineralstoffe sind im Körper auf ein ausgewogenes Gleichgewicht angewiesen, damit sie ihre Funktionen in den Zellen erfüllen können. Doch in den letzten Jahrhunderten haben wir uns ständig über das »Kochsalz« eine Unmenge von Natrium zugemutet, durch den gering gewordenen Obst- und Gemüsekonsum jedoch gleichzeitig die wichtigsten Kaliumquellen eingebüßt. Damit bei unserer heutigen Salzliebe Wasserhaushalt und Blutdruck nicht außer Rand und Band geraten, müsste man sich viel mehr Kalium zuführen. Aber wer sich den ganzen Tag mit den empfohlenen Mengen von gesalzenem Brot, Teig- und Backwaren vollstopft, kann nicht mehr genügend kaliumreiche Früchte und Beeren, Hülsenfrüchte, Gemüse und Pilze zu sich nehmen. Diese wären auch günstige Quellen für Magnesium und Kalzium, zwei weitere Mineralien, die zur Regulation des Blutdrucks beitragen.

Bei neuzeitlichen Jägern und Sammlern steigt mit dem Alter der Blutdruck nicht an, und Hypertonie, der krankhaft erhöhte Blutdruck, ist bzw. war bei ihnen unbekannt.[29] Bei den heutigen Menschen ist er im Alter weitverbreitet. Die entscheidende Frage in diesem Zusammenhang lautet: Würden wir uns mit einer solchen Steinzeitdiät ebenso schadlos halten wie die neuzeitlichen »Naturvölker« oder unsere steinzeitlichen Vorfahren?

Bedauerlicherweise wird diese Frage nie mehr direkt zu überprüfen sein. Denn von unseren echten »Steinzeitbrüdern« existieren ausschließlich fossile Überreste, die nur beschränkte Aussagen ermöglichen. Und die neuzeitlichen »Steinzeitvölker« sterben langsam aus, übernehmen von Jahr zu Jahr mehr westliche Lebensweisen. Nur noch einige wenige Stämme im Amazonasgebiet und auf den Andaman-Inseln vor Indien leben unter steinzeitlichen Bedingungen. Selbst die bekannten Kung und die Hazda kann man nicht länger zu den Jägern und Sammlern zählen. In ein paar Jahren wird der Lebens- und Ernährungsstil, der die Menschheit über mindestens zwei Millionen Jahre geprägt hat, ganz vom Erdboden verschwunden sein. Folglich stützt man sich auf die Untersuchungen an den neuzeitlichen Jäger- und Sammlergesellschaften, die im Lauf des 20. Jahrhunderts durchgeführt worden sind. Diese Studien haben zahlreiche hochinteressante Erkenntnisse erbracht:

Zunächst ist klarzustellen, dass es bei »Naturvölkern« sicherlich auch Erkrankungen wie Arteriosklerose und Krebs gab – allerdings überaus selten. Natürlich war die Lebenserwartung bzw. das durchschnittliche Todesalter bei den neuzeitlichen wie bei den steinzeitlichen Jägern und Sammlern niedrig im Vergleich zum heutigen Stand der Bewohner von Industrieländern. Aber diese Menschen kannten weder Antibiotika noch Notfallmedizin, und so starben sie hauptsächlich an Infektionskrankheiten, Verletzungen und Blutvergiftung, oder sie wurden durch den Angriff eines wilden Tieres, das Menschenfleisch durchaus nicht verschmähte, aus dem Leben gerissen.[18]

Das ändert aber nichts an der Tatsache, dass neuzeitliche Jäger und Sammler im jungen Alter keinerlei Anzeichen von chronisch-degenerativen Erkrankungen aufwiesen. Hingegen sind solche bei gleichaltrigen »Westlern« ganz deutlich vorhanden. Und auch bei Jägern und Sammlern in fortgeschrittenem Alter fand man ganz überwiegend keine Anzeichen der bei uns so weitverbreiteten Stoffwechselstörungen und deren Folgeerkrankungen: Sie hatten trotz ihres reichlichen Verzehrs an cholesterin- und fettreicher tierischer Nahrung durchwegs sehr niedrige Cholesterinspiegel (zwischen 100 und 180 Milligramm pro Deziliter), einen niedrigen Blutdruck und verfügten über eine exzellente Insulinsensitivität mit entsprechend niedrigen Insulinspiegeln. Darüber hinaus haben Untersuchungen an Inuits in der Arktis, Kikuyu in Kenia, Salomon-Inselbewohnern, Navajo-Indianern, Massai, Aborigines, Kalahari-San-Buschmännern, Neu-Guineanern, Kongo-Pygmäen und vielen anderen gezeigt, dass bei diesen »Naturmenschen« weder Atherosklerose noch Herzgefäßerkrankungen verbreitet waren.[1,29]

Darauf hatten schon Professor Boyd Eaton Ende der 1980er-Jahre, seitdem auch die Professoren Loren Cordain und Jennie Brand-Miller sowie viele andere hingewiesen. Ihre Argumente werden aber bislang meist damit abgeschmettert, dass die vorliegenden medizinischen Daten zu neuzeitlichen Jägern und Sammlern nach heutigem Standard allzu unverlässlich seien und sich überdies bei diesen Völkern eine Vielzahl von Faktoren des Lebensstils – neben der Bewegung und der Ernährung – von den Lebensverhältnissen der westlichen Menschen unterschieden.[30]

Doch nun ist eine ganz neue und ganz wesentliche Dimension in die Diskussion eingeführt worden. Neben der Vielzahl von kontrollierten Stoffwechselstudien, die den positiven Einfluss der »Steinzeitbewegung« dokumentieren, hat man nun auch den Einfluss der einzelnen Facetten der Steinzeiternährung genauer untersucht. Zur Bedeutung der Bewegung gibt es längst einen weltweiten Konsensus. Und nun weist auch die Gesamtheit der modernen Stoffwechselstudien eindeutig darauf hin, dass eine solche »Steinzeitkost« fast alle Bereiche des Syndroms X sehr günstig beeinflusst: eine Verbesserung der Insulinsensitivität, eine Senkung der Blutzucker-, Insulin- und Blutfettspiegel sowie eine Senkung des Bluthochdrucks. Darüber hinaus hilft eine solche ballaststoffreiche, fettreiche Steinzeitkost – wie wir in früheren Kapiteln beleuchtet haben –, dem Ansatz von Übergewicht vorzubeugen.

Soll das nun bedeuten, dass wir von nun an wieder die Knochen und Schädel von Tieren aufbrechen sollen, um an das Knochenmark heranzukommen und uns an Hirn zu laben? Sollen wir uns wieder blutige Leber aus frisch geschlachteten Lämmern einverleiben und uns Grillen oder Eidechsen als leckere Snacks genehmigen? Kaum vorstellbar! Es geht nicht darum, Authentizität zu beweisen. Aber wir können uns von all diesen Forschungsergebnissen anregen lassen. Wir können die steinzeitliche Ernährungsweise als Modell betrachten und versuchen, die Prinzipien der Steinzeitkost mit heute verfügbaren Nahrungsmitteln zu imitieren. Und man müsste schnellstmöglich die Hypothese, dies sei die eigentlich »artgerechte« Kost des Menschen und darum der Gesundheit besonders förderlich, in kontrollierten Langzeituntersuchungen mit »harten Endpunkten« wie Erkrankungs- und Sterblichkeitsraten überprüfen.

Doch jeder und jede von Ihnen, werte Leserinnen und Leser, kann bis dahin für sich schon einmal testen, wie sie oder er sich mit einer Umstellung auf eine zeitgemäße Steinzeitdiät fühlt, wie sich Körpergewicht, Blutzucker und Insulin, LDL- und HDL-Cholesterin, die Triglyceride und nicht zuletzt der Blutdruck entwickeln. Wer hält Sie davon ab? Ich kann Ihnen nicht versprechen, dass Sie damit gesünder werden und dass nun alles wieder »normal« wird, was schon entgleist war. Aber ich versichere Ihnen, dass die Wahrscheinlichkeit dafür sehr hoch ist. Ich habe selbst die besten Erfahrungen damit gemacht.

Wie Sie eine moderne und sehr leckere Steinzeitkost selbst kreieren können, verrate ich Ihnen im letzten Kapitel ...

KAPITEL 28

Fit wie Flintstone

Die wichtigste Maßnahme zur Bekämpfung des Syndrom X und der damit assoziierten Erkrankungen liegt darin, unsere Muskeln wieder zu aktivieren – wenn nicht gezwungenermaßen bei der täglichen »Arbeit«, dann eben mit freiwilliger Betätigung in der Freizeit! Jede Art von körperlicher Aktivität ist besser, als sich gar nicht zu bewegen.

Man kann es nicht oft genug sagen: Übergewicht ist bei Bewegungsmangel das dominierende Risiko für die Entwicklung des Syndrom X. Jedem, der schon dick ist oder der überschüssigen Pfunden vorbeugen und auf diese Weise etwas für seine Gesundheit unternehmen will, kann man nur raten: Setzen Sie den Schwerpunkt Ihrer Bemühungen dort an, wo über das Bewusstsein ein wirklicher Einfluss möglich ist: bei der körperlichen Aktivität. Der andere, häufiger praktizierte Weg – ständiges Hungern – verspricht keinen Erfolg. Denn hierbei greift man in einen unterbewussten Bereich ein. Hunger und Appetit haben uns mit purem Instinkt, am Verstand vorbei, über Jahrhunderttausende das Überleben ermöglicht. Wer dennoch Versuche unternimmt zu hungern und abzunehmen, dem werden Tag für Tag – und zwar bis zu seinem Lebensende – einerseits die Grenzen des menschlichen Verstands und Willens und andererseits die Kräfte der uns innewohnenden Natur hautnah vorgeführt.

Statt quälendem Versagen sollte man sich besser der Steigerung der Körperbewegung zuwenden, und dies aus zwei zwingenden Gründen: zum einen wegen des damit erhöhten Energieverbrauchs und zum zweiten, weil dieser erhöhte Energieverbrauch wohl erforderlich ist, um die Signale der Hunger-Sättigungs-Regulation zu verstärken. Nur unter dieser Voraussetzung haben wir offenbar eine Chance, gegen die Herrschaft der zahlreichen Außenreize in unserem geplagten Leben anzukommen. Wir müssen deshalb versuchen, Bewegung in Alltag und Freizeit zu bringen und täglich möglichst viele Kalorien zu verbrennen. Der Idealfall: Ein junger schlanker Mann, 70 Kilo schwer, geht täglich nach der Arbeit zum Joggen. Er läuft etwa 60 Minuten lang mit einer Geschwindigkeit von 12 Kilometer in der Stunde. Dafür verbraucht er 1380 Kilokalorien zusätzlich zu seinem Ruheumsatz von 1645 Kilokalorien. Für seinen körperlichen Einsatz kann man somit 19,5 Kilokalorien pro Kilogramm Körpergewicht in Rechnung stellen. Das entspricht einer »Steinzeitbelastung«. Damit kann der Betreffende dann alle nur erdenklichen Köstlichkeiten in sich hineinschaufeln und wird nicht zunehmen!

Es muss ja nicht Jogging sein. Nur ein Prinzip sollte beachtet werden: Je mehr große Muskeln eingesetzt werden und je länger und rhythmischer eine Bewegung aufrechterhalten werden kann, desto sinnvoller ist sie. Es dürfen auch die momentan so beliebten Ausdauersportarten wie Inline-Skating oder Biking sein. Altmodisches Schwimmen, Rudern oder normales Radfahren haben übrigens früher auch schon beste Dienste geleistet. Selbst regelmäßiges Tanzen fördert die Fitness und die schlanke Linie und nicht zuletzt die Gesundheit. Natürlich sind Ballsportarten wie Tennis, Basketball, Badminton und wie sie alle heißen ebenso geeignet. Sofern man weitgehend auf die Hightechgeräte verzichtet, die einem die Arbeit zu Hause abnehmen, kann auch Heben, Schieben, Schrubben und Tragen, also Haushalts- und Gartenarbeit, als sinnvolles Körpertraining betrachtet werden. Doch von allen Bewegungsformen ist für den Menschen das flotte Gehen bzw. neudeutsch Walking am natürlichsten. Es ist die artgerechte Bewegung. Außerdem ist es für die Praxis am unproblematischsten und deshalb wohl auch am sinnvollsten.

Walking unterscheidet sich von Gehen nur durch die höhere Schrittfrequenz, die schnellere Geschwindigkeit und den starken Armeinsatz, wodurch eine größere Muskelmasse aktiv eingesetzt wird. Die Ellenbogen werden im 90-Grad-Winkel angezogen und schwingen seitlich am Körper wechselseitig zur Bewegung der Beine mit. Im Gegensatz zum »Sportgehen« in der Leichtathletik erfolgt beim Walking das Aufsetzen der Füße möglichst hüftbreit und nahezu geradlinig. Das Kniegelenk sollte dabei nicht vollständig gestreckt sein. Mit dieser Technik schaffen Anfänger fünf Kilometer in einer Stunde, gut Trainierte bis zu neun Kilometer. Die Bewegungsausführung ist einfach, der materielle Aufwand gering, der Herz-Kreislauf-Trainingseffekt groß und das Verletzungsrisiko klein. Während beim Walking die vertikalen Bodenreaktionskräfte nur beim Einfachen bis Eineinhalbfachen des Körpergewichts liegen, erreichen Sie beim Joggen das Drei- bis Vierfache. Joggen ist demgegenüber mit erheblichen Risiken verbunden, vor allem bei Anfängern und Übergewichtigen: Bänder, Muskeln und Gelenke können leicht überfordert werden und so orthopädische Beschwerden hervorrufen.

Der wichtigste Bestandteil der Walking-Ausrüstung sind die Schuhe. Gute Walking-Schuhe erkennt man insbesondere an der leicht gerundeten Sohlenform und an der dünneren und elastischeren Zwischensohle, verglichen mit Joggingschuhen. Diese Form fördert die natürliche und kraftsparende Abrollbewegung.

Unter dem Motto »Es gibt kein schlechtes Wetter, sondern nur ungünstige Kleidung« sollten Sie sogenannte wetterfeste Funktionskleidung tragen. Diese hält Nässe von außen ab, lässt aber gleichzeitig die Feuchtigkeitsabgabe von innen nach außen zu – ein wichtiger Aspekt bei der Verhütung von Erkältungen.

Ein »Zuviel« an körperlicher Anstrengung ist natürlich bedenklich, während ein »Zuwenig« keine Wirkung hat und daher nutzlos ist. Wie immer kommt es auf die richtige Dosierung an. Diese lässt sich über den »Pulsschlag« überprüfen und steuern. Die Schlagfrequenz des Herzens gibt eine ausreichend genaue Rückmeldung über den Grad der körperlichen Anstrengung.

Unter Ruhebedingungen pumpt das Herz etwa 60- bis 80-mal pro Minute Blut in unser Kreislaufsystem. Je höher die körperliche Belastung ist, desto mehr Blut muss pro Minute zur Versorgung der Muskeln mit Sauerstoff und Nährstoffen weitergepumpt werden. Entsprechend wird das Herz häufiger schlagen. Unter hohen Belastungen steigert sich der Puls im mittleren Alter bis auf 180 Schläge in der Minute, in jungen Jahren sogar bis auf über 200 Schläge. Solch eine Höchstbelastung ist aber nur kurzfristig durchzuhalten, sodass der damit verbundene Trainingseffekt zu klein ist. Man legt als Berechnungsbasis für die »richtige« Belastungsdosierung eine theoretisch errechnete »maximale Herzfrequenz« zugrunde. Diese ergibt sich, indem man von der Zahl 220 die Anzahl seiner Lebensjahre abzieht. Wenn jemand also 50-jährig ist, entspricht seine »maximale Herzfrequenz« (MHF) der Differenz von 220 und 50, also der Zahl 170. Eine Belastung, die zu einer Herzfrequenz von 170 Schlägen pro Minute führt, ist also das Maximum, dem sich Menschen in diesem Alter normalerweise aussetzen sollten. Diese individuelle maximale Herzfrequenz dient dann als Basis für Empfehlungen der »richtigen« Belastungsdosis.

Das American College of Sports Medicine hat entsprechende Empfehlungen veröffentlicht.[1,2] Es definiert für die Belastungsdosierung folgende Pulsbereiche (MHF = maximale Herzfrequenz):

- sehr leichte Belastung: weniger als 35 Prozent der MHF
- leichte Belastung: 35 bis 54 Prozent der MHF
- moderate Belastung: 55 bis 69 Prozent der MHF
- hohe Belastung: 70 bis 89 Prozent der MHF
- sehr hohe Belastung: 90 bis 99 Prozent der MHF
- maximale Belastung: 100 Prozent der MHF

Um alle gewünschten Gesundheits- und Schlankheitseffekte zu erzielen, muss die Intensität mit der Belastungsdauer abgestimmt werden. Für die meisten Menschen sind moderate Belastungsintensitäten am sinnvollsten, da sie nicht allzu anstrengend sind. So kann die Motivation, Sport zu betreiben, über eine lange Zeit bzw. zeitlebens aufrechterhalten werden. Zudem ist die Unfall- und Verletzungsgefahr geringer als bei hohen Intensitäten. Im Prinzip ist aber der Zuwachs an Fitness vergleichbar, gleichgültig, ob man niedrigere Belastungen über einen längeren Zeitraum oder höhere Belastungen über ein kürzeren Zeitraum einhält. Entscheidend ist allein, dass die Summe an verbrauchter Energie (Kilokalorien) für die jeweiligen Aktivitäten gleich bleibt. Allerdings muss immer eine Minimalbelastung erreicht werden.

Von oben genannter Fachgesellschaft werden moderate bis hohe Belastungsintensitäten empfohlen, also körperliche Aktivitäten, die zu einem Pulsschlag zwischen 55 und 89 Prozent der altersabhängigen »maximalen Herzfrequenz« führen. Einer moderaten Belastung bei einem 50-Jährigen entspräche als Beispiel, während 45 Minuten einen Pulsschlag von 60 Prozent der MHF aufrechtzuerhalten: 60 Prozent von 170 entspricht einem Puls von 102 Schlägen in der Minute. Als ideal in Bezug auf Fettverbrennung und Herz-Kreislauf-Trainingseffekt gelten Belastungsintensitäten von rund 70 Prozent der MHF.[1,2]

Wie gesagt, mit einer moderaten und entsprechend länger durchgehaltenen Belastung erreicht man einen vergleichbaren Effekt wie bei hohen Belastungen und kurzer Belastungsdauer. Völlig untrainierte Menschen können sogar schon einen Trainingseffekt erzielen, wenn sie sich mit 40 bis 50 Prozent der MHF belasten. Bei besser Trainierten ist diese Belastung aber zu gering, um weiter gehende Trainingseffekte zu erzielen. Wenn der Trainingszustand so verbessert wird, dass die erforderliche Pulszahl nicht mehr erreicht wird, kann man die Belastung ganz einfach durch Anlegen von Gewichten steigern.

Jeder kennt den Griff des Arztes am Handgelenk, wenn er den Puls des Patienten fühlt. Noch stärker fühlbar ist der Puls aber an der Halsschlagader unterhalb des Kiefers. Wenn Sie Ihren Puls kontrollieren wollen, so halten Sie in Ihrer Bewegung inne, drücken mit den Fingerspitzen der einen Hand auf die Schlagader und zählen die Pulsschläge 15 Sekunden lang. Dann multiplizieren Sie das Ergebnis mit vier.

Noch besser schaffen Sie sich einen Pulsmesser an. Dieser wird in Verbindung mit einer Brustbinde aus Kunststoff wie eine Armbanduhr getragen. Vor allem können Sie mit diesem Gerät auch während der Belastung Ihren Puls einfach kontrollieren.

Als ideal gilt es, sein tägliches Training 45 bis 60 Minuten bei moderater Intensität durchzuhalten, mindestens aber 30 Minuten. Wenn jemand wirklich nur eine halbe Stunde täglich für Bewegung »opfern« möchte, sollte aber die Intensität etwas gesteigert werden.

Wer nur einmal pro Woche trainiert, wird keinen nennenswerten Zuwachs an Fitness und keinen nennenswerten Effekt hinsichtlich der Gewichtskontrolle erwarten können. Eine eindeutige Trainingswirkung erzielt man, wenn man sich mindestens jeden zweiten Tag entsprechend ertüchtigt. Mehr als fünfmal pro Woche seinen Körper zu trainieren scheint andererseits keinen weiteren Zuwachs an Fitness zu bringen. Im Hinblick auf den Kalorienverbrauch ist es aber dennoch sinnvoll, sich täglich genügend zu bewegen.[1-3] Neben diesen Ausdauerbelastungen sollte man auch ein paar Mal in der Woche Übungen zur Steigerung der Muskelkraft in sein Bewegungsprogramm mit einbeziehen.

Natürlich fällt es vielen Übergewichtigen sehr schwer, ihre Körpermasse in sportliche Schwingungen zu versetzen. Viele schämen sich ihrer Gestalt oder ihrer Unbeholfenheit. Außerdem ist für einen untrainierten Dicken jede geringe Belastung schon äußerst mühsam. Aber das ist auch nicht verwunderlich – wer 20 oder 30 Kilogramm Übergewicht mit sich herumschleppt, dem geht genauso schnell die Puste aus wie einem untrainierten Schlanken, der einen 30-Kilo-Koffer auf seinem Spazierweg mitführt. Übergewichtige müssen sich an solche Belastungen, etwa längeres flottes Gehen, erst langsam gewöhnen. Wer das einige Wochen macht und dabei kontinuierlich die Dauer oder die Intensität leicht steigert, wird den Erfolg bald in Form einer besseren Kondition spüren. Das heißt konkret, er wird weniger Atemnot empfinden. Im Prinzip hat es sich aber gezeigt, dass Übergewichtige besser und langfristiger motiviert sind, sich einem regelmäßigen Bewegungsprogramm zu unterziehen, wenn sie sich moderat belasten.[3]

Es wird immer offensichtlicher: »Bewegungsberater« werden heute dringend benötigt, wenn möglich pädagogisch geschulte Profis, die bei Schlanken wie bei Übergewichtigen, bei Jung und Alt wieder Freude an der Bewegung auslösen können. Bedauerlicherweise gibt es viel zu wenig attraktive Angebote in diesem Bereich der Lebenshilfe. Für viele Menschen erweist es sich aber schon als hilfreich, eine Gruppe von Gleichgesinnten zu suchen, um die sportliche Aktivität zusammen durchzuführen – zumindest am Anfang, wenn die Umstellung besonders schwerfällt. Optimal wäre es, wenn eine solche Gruppe von einem professionellen und einfühlsamen Fitnesstrainer betreut wird. Als Dicker sollte man sich möglichst Betreuer suchen, die schon einschlägige Erfahrungen mit Übergewichtigen und deren Problemen haben. Manche Fitnessstudios bieten Spezialkurse und -programme für Übergewichtige an. Je besser die Unterstützung und Akzeptanz durch die Umwelt ist, je realistischer die Ziele und je größer der Faktor Freude bei der Bewegung sind, desto größer die Motivation, »seinem Sportprogramm« treu zu bleiben.

Es gibt viel zu tun und viel zu erreichen, liebe Leser und Leserinnen – packen Sie es an!

KAPITEL 29

Gengerecht genießen

Ein hypothetisches Modell für eine »artgerechte« Ernährungsweise ist nun aufgetischt. Jetzt müssen wir nur noch die Schwierigkeit meistern, sie in unserer Hightechwelt praktisch umzusetzen. Schwierig? Nein, gar nicht, wenn auch wohl ein wenig teurer. Das dürfte ja nicht das Schlechteste sein, neigen die meisten von uns doch sowieso dazu, ständig zu essen. Oder was sagt Ihnen der Spiegel, wenn Sie morgens nackt ins warme Badezimmer treten?

Die Ökosteuer ist heute ganz »in«. Man erhofft sich von dieser Maßnahme, den Verbrauch an Energie zu reduzieren. Wenn der Geldbeutel richtig blutet, überlegt man es sich schon genauer, ob dieses oder jenes wirklich sein muss. Vielleicht sollte man Ähnliches auch einmal bei der essbaren Energie probieren. Eine saftige Fast-Food- oder Junk-Food-Steuer! Unsozial? Merkwürdigerweise ist überall in der westlichen Welt gerade bei den sozial Schwächsten massives Übergewicht am häufigsten anzutreffen. Offenbar gibt es überall mehr als reichlich billigste Energie zu tanken – Weißmehl, Zucker und pflanzliche Fette. Eine überaus kostengünstige, kalorienbombige Kombination mit ungeheurem Potenzial ...

Bevor also meine Kritiker schreien, eine moderne »Steinzeitkost« wäre für die meisten unbezahlbar, sollten sie vielleicht einmal überlegen, was das Resultat wäre, wenn die Verbraucher endlich ihre knappe Kohle in Klasse statt in Masse investierten: lauter schlanke, gesund ernährte Bürger! Kaum vorzustellen, welche Bereiche der Industrie und des Gesundheitswesens dann zusammenbrächen, würden doch all die dicken und kranken Kunden fehlen, mit denen man ein so glänzendes Dauergeschäft macht.

Im Übrigen versteht sich dieses Buch als Diskussionsbeitrag, um das Bewusstsein für neue Wege in Sachen »gesunder Ernährung« zu schärfen. Da muss der Aspekt Kosten und Bezahlbarkeit zunächst zurückstehen. Bei den Zukunftsmöglichkeiten der Wissenschaft, etwa bei der Gentherapie, fragt auch niemand als Erstes nach den Finanzen, sondern primär nach der Machbar- und Wirksamkeit einer Anwendung. Mit dem vorliegenden Werk werde ich sicherlich wieder bei vielen in der Ernährungs-Glaubensgemeinde anecken. Daher möchte ich hier noch einmal herausstellen, was dieses Buch nicht behauptet. Denn Schlechtgesinnte hören und lesen meist nur heraus, was sie meinen, hören oder lesen zu müssen ...

Dieses Buch besagt nicht, dass Kohlenhydrate per se ungesund seien oder dass Brot und Backwaren, Kartoffeln und Knödel, Pizza und Polenta, Reis und Rigatoni per se krank machen. Vielmehr ist dargelegt, dass bei dem heutigen inaktiven Lebensstil die ungeheure Masse an Kohlenhydraten und ihre raffinierte Qualität für die menschliche Physiologie von Übel sind. Und je bewegungsärmer und dicker, das heißt je insulinresistenter der Mensch, desto schlimmer wirken sie. Wenn schon der »Vater« des Syndrom X, Professor Gerald Reaven, dazu klipp und klar sagt: »Fettarme, kohlenhydratreiche Kostformen sollten in der Behandlung von Syndrom X nicht eingesetzt werden«[1], dann sollte man diesem Rat mit gutem Gewissen folgen ...

Dieses Buch behauptet auch nicht, dass pflanzliche Öle aus Sonnenblumen, Mais oder Soja krank machen, sondern es legt dar, dass ihr hoher Konsum dazu beigetragen hat, das wichtige Gleichgewicht zwischen Omega-6- und Omega-3-Fettsäuren in unserer Ernährung zu sprengen, was dann als Gesundheitsrisiko wirkt.

Schließlich besagt dieses Buch auch nicht, dass es sinnvoll und gesund wäre, von nun an Fleisch der heute marktüblichen Qualität ohne Ende zu verzehren. Es legt vielmehr dar, dass wir entweder bewirken müssen, dass wieder Fleisch von artgerecht ernährten Tieren auf den Markt gebracht wird, oder aber beim Verzehr herkömmlicher Ware gewisse Aspekte beachten. Damit sind wir beim Thema dieses letzten Kapitels: Wie kann man die Theorie der modernen »Steinzeitkost« in die heutige Praxis umsetzen?

Schauen wir zuerst die Kohlenhydrate an. Erstens sollten es weniger und zweitens andere sein, wie wir in diesem Buch gesehen haben. Bei unseren geliebten Getreideprodukten sollten wir also eher zurückstecken und uns im Übrigen weitgehend auf Vollkornprodukte beschränken. Zum ganzen süßen Knusper- und Knisterkram aus Stärke und Zucker, hergestellt mit Billigstfetten, wäre jedes weitere Wort Verschwendung.

Ideal wäre es, sich den Großteil der Kohlenhydrate als Gemüse, Salate, Beeren und Pilze, frische Früchte und Hülsenfrüchte zuzuführen. In diesen Nahrungsmitteln stecken wenig Stärke bzw. Glukose, dafür aber umso mehr lösliche Ballaststoffe. Diese wirken ein wenig wie Kleister: Sie verdicken den Nahrungsbrei im Magen-Darm-Trakt, bewirken auf diese Weise ein Sättigungsgefühl und verzögern die Aufnahme von Glukose ins Blut. Dadurch werden die Blutzuckerspitzen nach einer Mahlzeit vermieden, womit auch weniger Insulin benötigt wird. Und niedrigerer Blutzucker und weniger Insulin heißen, wie Sie jetzt wissen, weniger Risiko für Übergewicht, Herz-Kreislauf-Erkrankungen und Krebs.

Alle Obstsorten sind außerdem wertvolle Lieferanten von Vitamin C, Beta-Karotin und anderen Karotinen sowie verschiedenen B-Vitaminen. Von den Mineralstoffen im Obst sind Kalium, Magnesium und Phosphor hervorzuheben. Die diversen Gemüsesorten zeigen eher unterschiedliche Schwerpunkte im Nährstoffgehalt. Generell ist Gemüse aber ein hervorragender Lieferant von Vitamin C, den verschiedenen B-Vitaminen und Mineralstoffen. Am besten ist deshalb die salomonische Lösung, möglichst alle verfügbaren Gemüse und Salate in schöner Abwechslung in den Speiseplan einzubauen.

Zunächst hieß er *four a day*, später dann *five a day* – der Slogan aus den USA: Er sollte uns daran erinnern, mindestens fünfmal täglich Obst und/oder Gemüse zu essen – als Beilagen wie als Zwischenmahlzeiten. Das ist wahrlich ein sinnvolles Ziel für eine Ernährungsumstellung, wenn auch leider ziemlich teuer. In vielen meiner Veröffentlichungen habe ich seit 1985 regelmäßig diese Empfehlung abgegeben und diverse Male leider vergeblich versucht, potente Obst- und Gemüseprotagonisten in Deutschland in diese Marketingrichtung zu bewegen. Nun ist *five a day* zum Glück auf einmal der letzte Schrei in der deutschen Ernährungsszene. Vielleicht ist dies überhaupt die wichtigste Ernährungsempfehlung für uns Europäer nördlich der Alpen: dreimal täglich Gemüse und zwei Portionen Obst. In der Regel stößt man hier jedoch schnell an schier unüberwindliche Schwellen: Geldbeutel und Phlegma der Menschen.

Vielleicht könnte man das Geld, das bei der Fast- oder Junk-Food-Steuer hereinkäme, zur Subventionierung von Gemüse und Obst verwenden. Andererseits sollte man vermehrt auf nährstoffschonende Konservierungsmethoden und qualitätsvolle Fertigprodukte setzen. Mit all den Hightecharbeitshilfen finden die Menschen heute ja keine Zeit mehr, sich der Mühe der Obst- und Gemüsezubereitung zu widmen. Also sollte man pragmatisch all das nutzen, was den Verzehr von Gemüse und frischen Früchten steigern hilft.

Empfehlenswert sind natürlich primär alle Gemüsesorten wie Paprika, Kohl, Karotten, Tomaten, Spinat, aber auch Blattsalate und so weiter. Es ist durchaus sinnvoll, sie gelegentlich auch einmal roh als Salat, ansonsten aber schonend gegart, am besten gedünstet, zu verzehren. Beide Verzehrarten haben gewisse Vor- und Nachteile, die sich auf diese Weise am ehesten ausgleichen. Empfehlenswert sind auch tiefgefrorene Gemüse sowie andere schonend hergestellte Gemüsekonserven und Gemüsesäfte.

Empfehlenswert sind auch alle Arten von frischem Obst wie Äpfel, Birnen, Erdbeeren, Trauben und so weiter sowie Obstsalate aus frischen Früchten – am besten ganz nach jahreszeitlichem Angebot. Kompotte ohne Zuckerzusatz ebenfalls. Allerdings sollte bei süßem Obst die Menge beachtet werden! Eine Portion entspricht einer Handvoll. Schonend bereitete oder frisch gepresste Obstsäfte sind in eingeschränkten Dosen auch empfehlenswert. Stark eingeschränkt werden sollten zuckerreiche Zubereitungen wie eingemachtes Obst, Fruchtnektare und sogenannte Erfrischungsgetränke wegen ihrer hohen Zuckerkalorienanteile.

Zum Eiweiß: Man sollte statt so vieler Kohlenhydrate lieber mehr Protein zu sich nehmen. Offensichtlich sind wir Menschen genetisch an eine wesentlich höhere Eiweißzufuhr angepasst, als sie in heutigen Mahlzeiten gegeben sind. Die wichtigsten Eiweißträger aus evolutionärer Sicht sind Fleisch, Geflügel, Fisch, Eier, Nüsse und Hülsenfrüchte.

Mehr Bohnen, Linsen und Erbsen – das schlägt sich sicher nicht auf den Geldbeutel nieder. Wer einmal in Südfrankreich erlebt hat, wie vorzüglich beispielsweise ein lauwarmer Linsensalat munden kann, wird möglicherweise eher zu überzeugen sein. Und wer sich an Hülsenfrüchte gewöhnt, den werden bald auch nicht mehr so viele Böhnchen-Tönchen begleiten.

Nüsse sind auch bezahlbar. Bei vielen Zeitgenossen stehen sogar Walnussbäume und Haselnusssträucher im Garten. Aber wer isst hierzulande schon Nüsse – außer in der (Vor-)Weihnachtszeit? Es gibt aber tatsächlich immer noch Länder und Gesellschaften, deren Bewohner diese wertvollen Nahrungsmittel in ihren täglichen Ernährungsplan einbauen. Das Geheimnis ist dabei, Nüsse als eigenständige Mahlzeit zu knabbern, nicht mechanisch und ohne jedes Hungergefühl beim Fernsehen zu mampfen, im Anschluss an ein magenfüllendes Abendessen. Essen Sie also Nüsse, wenn Sie hungrig sind, als Zwischenmahlzeit, so, wie Sie Obst als Zwischenmahlzeit ansehen. Und nehmen Sie davon so viel zu sich, bis Sie befriedigt sind oder ein Sättigungssignal spüren. Keine Angst vor den Kalorien – diese ersetzen ja ein anderes Mahl. Und ich kann Ihnen versichern: Nüsse sättigen ganz vortrefflich. Zudem bietet es sich an, Nüsse als Beigabe zu Gemüse und Salaten einzusetzen, etwa als schöner Feldsalat mit Walnüssen oder als katalanischer Spinat mit Pinienkernen! Hhmmm!

Und dann Fleisch: Was wäre die Menschheit ohne dieses? Die Fleischqualität unserer Zeit ist bei Rind, Kalb, Schwein und Geflügel durch die Getreide- und Sojafütterung der Tiere allerdings nicht mehr ideal. Unter anderem sind im Fleischfett zu viele Omega-6- und zu wenige Omega-3-Fettsäuren enthalten. Im Biofleisch von Tieren aus artgerechter Haltung – mit ausreichend Bewegung und richtiger Fütterung – ist das Fettsäuremuster wesentlich besser! Was tun?

Wer sich kein Biofleisch leisten will, für den läge die praktikable Lösung darin, wirklich nur die fettärmsten Fleischstücke zu verzehren bzw. bei fetteren Teilstücken möglichst viel vom sichtbaren Fett zu entfernen. Die wichtigen Omega-3-Fettsäuren müssen dann alternativ zugeführt werden. Indirekt kann die Fleischqualität durch das Fett, das man zum Braten, Schmoren oder Dünsten verwendet, gesichert werden. Aber natürlich zählt auch das Öl dazu, in welchem man das Gemüse gart oder den Salat anrichtet. Dazu gleich noch mehr.

Mehr Fisch sollte es auch sein, einerseits wegen des hochwertigen Proteins, andererseits wegen der günstigen Jod- und Fluorversorgung, vor allem aber wegen der hoch ungesättigten Omega-3-Fettsäuren! Das ist die letzte verbliebene reichhaltige, »natürliche« Quelle dieser wichtigen Nährstoffe. Um die jüngsten Zufuhrempfehlungen für diese Fettsäuren zu erreichen, müsste man unseren Fischkonsum im Schnitt um etwa das Vierfache anheben.[1] Das hieße mindestens viermal Fisch die Woche! Doch wie soll das in der Zukunft gelingen, wenn die Meere jetzt schon halb leer gefischt sind? Die Fischzucht wird wohl an Bedeutung stark gewinnen, aber bitte auf der Basis von »artgerechtem Futter«, also nicht wieder mit Getreide – wie es in dieser Branche tatsächlich schon verbreitet ist.

Ich habe mir angewöhnt, viele Fleischgerichte mit Rapsöl zuzubereiten, um die Omega-3-Sache zu fördern. Und wenn es Fisch gibt, verwende ich Olivenöl. Denn im Fisch sind die Omega-3-Fettsäuren ja schon enthalten.

Zusätzlich könnte man pflanzliche Lebensmittel mit Omega-3-haltiger alpha-Linolensäure vermehrt in den Kostplan einbeziehen. Das wären Walnüsse, Keimlinge und grünes Blattgemüse wie Spinat, Mangold und vor allem Portulak, der »Omega-Star« unter den Gemüsen. Und man wird als weiteren Ausweg für eine adäquate Omega-3-Versorgung wohl die Möglichkeit in noch viel höherem Maße als heute schon üblich ausschöpfen müssen, spezielle Omega-3-reiche Algen zu züchten, welche dann geruchs- und geschmacksneutral entweder als Algenmehl dem Tierfutter beigemischt oder als extrahiertes Öl in winzigen Mengen den verschiedensten Produkten der menschlichen Ernährung beigegeben werden können. Wie sonst könnten die Omega-3-Fettsäuren wieder in unserer Nahrungskette Einzug halten?[2]

Omega-Eier, Omega-Milch und Ähnliches gibt es bereits auf dem Markt. Warum nur haben die Produzenten der Omega-Eier beim Marketing ausgerechnet eine angeblich cholesterinsenkende Wirkung herausgestellt? Das kann ja nicht gut gehen – Eier zur Cholesterinsenkung? Wer glaubt das schon, vor allem, da hoch ungesättigte Omega-3-Fettsäuren das LDL-Cholesterin sogar steigern.[3] Viel wichtiger wäre es, den Verbrauchern die anderen, viel wesentlicheren Effekte einer Omega-3-reicheren Ernährung darzulegen. So zeigen neue wissenschaftliche Studien deutlich, dass unter Einsatz dieser Omega-3-angereicherten Produkte verschiedene Stoffwechselbereiche, wie Triglyceride, HDL-Cholesterin, Entzündungs- und Gerinnungsfaktoren und so weiter, eindeutig verbessert werden können.[4,5]

Natürlich sind auch normale Milchprodukte empfehlenswert. Aus evolutionärer Sicht sind sie zwar auch recht »neu«, doch kann man das Risiko einer Milchzucker-Unverträglichkeit dadurch mindern, dass man fermentierte Milch- bzw. Sauermilchprodukte bevorzugt. Milchprodukte sind nicht nur Quellen hochwertigsten Eiweißes, sondern auch die Kalziumquelle Nummer eins. Solche fermentierte Produkte zeigen zudem eine Reihe von günstigen Wirkungen auf den Stoffwechsel und auf das Immunsystem.[6,7] Sauermilch, Joghurt, Kefir, aber auch viele Hartkäsesorten sind hier überaus empfehlenswert.

Beim Fett muss man generell umdenken: Auch tierisches Fett ist prinzipiell nicht ungesund, sondern zunächst einmal gesund, weil wir uns über Fett die fettlöslichen Vitamine A, D, E und K und essentielle ungesättigte Fettsäuren zuführen. Außerdem ist ja gerade beim Syndrom X eine relativ hohe Fettzufuhr empfehlenswert, sofern der Schwerpunkt auf einfach ungesättigten Fettsäuren liegt. Das Knochenmark wird dabei in unserer Epoche nicht ausreichen. Zudem sollte man bei Fett immer »die Omegas« im Auge behalten.

»Ganz schön schwierig – und lästig obendrein«, denken Sie jetzt vielleicht. Ich bin nicht dieser Ansicht. Hier mein Tipp: Machen Sie es wie die Mittelmeeranwohner. Scheuen Sie sich erstens nicht vor Fett. Oder haben Sie jemals einen Griechen, Italiener, Spanier oder Südfranzosen beim Fettsparen ertappt? Überraschenderweise sind diese beneidenswerten Menschen im Schnitt schlanker als wir Deutschen und haben bekanntlich auch noch die niedrigsten Herzinfarktraten in der westlichen Welt! Aber ihre Gerichte schwimmen buchstäblich im Öl – allerdings im »richtigen« Öl.

Das heißt offensichtlich, auch Ihre Kost, verehrte Leserinnen und Leser, darf relativ viel Fett enthalten, sagen wir 40 bis 45 Prozent, sofern es sich um das richtige, das heißt überwiegend einfach ungesättigtes Fett handelt. Doch kommt es natürlich ganz nebenbei auch noch auf die anderen Bestandteile der Kost an. Die Mittelmeeranwohner essen enorm viel Gemüse – in Griechenland beispielsweise rund dreimal mehr als in Nordeuropa, und ihr geliebtes Olivenöl wird ja überwiegend zusammen mit ihren Gemüsen und Salaten eingenommen. Das ist der entscheidende Punkt: die Kombination vieler einfacher ungesättigter Fettsäuren, aber verbunden mit vielen Ballast- und Faserstoffen. Diese Kombination ergibt die günstigsten Blutfettwerte.[8] Und diese Zusammensetzung scheint auch die schlanke Linie am besten zu bewahren.[9] Wie wäre es öfter mit in Öl eingelegten Gemüsen, Oliven, Avocados?

In der teutonischen Küchenpraxis wird das neutrale Rapsöl im Allgemeinen eher geeignet sein. Der Deutschen »Gusto« begeistert sich nicht allzu sehr für den charakteristischen Geschmack des Olivenöls. Außerdem hat Rapsöl sogar einen entscheidenden gesundheitlichen Vorteil: Es ist das einzige Öl, das überwiegend aus einfach ungesättigten Fettsäuren besteht, wie Olivenöl, gleichzeitig aber relativ viele Omega-3-Fettsäuren aufweist und nicht zu viele Omega-6-Fettsäuren! Somit kann das Rapsöl aus heutiger Sicht wohl als das »ideale« Öl gelten. Dieses Rapsöl gibt es geschmacksneutral oder für gewisse Spezialitäten kaltgepresst, mit einem nussartigen Geschmack.

Um aber ein ausgewogenes und gesundes Omega-Verhältnis zu erreichen, muss gleichzeitig der Konsum an Omega-6, das heißt an Linolsäure, von zur Zeit etwa 14 Gramm glatt halbiert werden! Das bedeutet in der Praxis: weniger Getreideprodukte und vor allem drastische Einschränkung bei den weitverbreiteten Getreideölen wie Weizen- und Maiskeimöl. Das betrifft aber auch all die Sonnenblumen- und Distelöle sowie die aus diesen vier Ölsorten hergestellten Margarinen.[1]

Selbstverständlich kann es nicht immer Knochenmark sein. Daher beachte man, dass Geflügel- und Schweinefett ebenfalls überwiegend aus einfach ungesättigten Fettsäuren besteht. Insgesamt bringen es beispielsweise Gänseschmalz auf rund 70 Prozent und Schweineschmalz auf rund 60 Prozent ungesättigter Fettsäuren – auch nicht zu verachten. Bei der nächsten Weihnachtsente und der nächsten Gänsestopfleber denken Sie vielleicht an mein Buch! Wer hat die geringste Herzinfarktrate in der westlichen Welt? Jene Franzosen, die um Toulouse und im ganzen Périgord leben – dort, wo man die meisten Gänselebern auf der Welt isst.

Überhaupt: Schauen Sie sich meine Vorschläge einmal genauer an: viel Obst, viel Gemüse und Salate, immer mit reichlich Öl, dazu viel Fisch, viel mageres Fleisch und Geflügel. Außerdem Nüsse, Pilze, Käse ... Erinnert Sie das nicht an die schönsten Zeiten im Jahr? An den Urlaub in der Provence oder in Kastilien, auf Mallorca oder Menorca, auf Korfu, Kreta oder auch in Kalabrien? Ist die moderne Steinzeitkost nicht geradezu identisch mit der Mittelmeerkost der »reichen« Einheimischen, das heißt mit relativ wenigen Kohlenhydraten?

Spaghetti und Pizza als üppiger Hauptgang – das ist nur das deutsche Missverständnis von italienischer Küche. Zugegeben, eine dampfende Pasta schmeckt gar köstlich. Aber »auf dem Stiefel« isst man wenig davon – es ist dort lediglich eine Vorspeise. Zudem weist eine kleine Portion Pasta gottlob von allen Getreideprodukten die niedrigste GL auf. Haben Sie einmal den betuchten Italienern über die Schultern und auf den Teller geguckt? Da gibt es oft ganz andere Vorspeisen: eingelegte Gemüse und Pilze, Oliven, Schinken, Salami, eingelegte Sardinen, Feigen mit Prosciutto, Melone mit Schinken oder ein Teller mit frischem Meeresfrüchtesalat. Keine Frage, dass man dafür etwas tiefer in die Tasche greifen muss.

Wie soll man sich die Mittelmeerküche konkret als die praktikable und mundende, moderne Umsetzung der Steinzeitkost vorstellen? Fangen wir in Spanien an: Ein erfrischend kühler *gazpacho* oder eine feurige *tortilla a l'andaluza* (Eieromelette mit Zwiebeln und Pfeffer- bzw. Paprikaschoten) als Vorspeise. Oder ein Schälchen mit *gambas a l'ajillo* (Krabben in Knoblauch und Öl gebraten). Oder zurück nach Italien – kennen Sie Orangen-Fenchel-Salat, Artischockensalat mit Parmesan oder einen Salat von weißen Bohnen mit Thunfisch und Frühlingszwiebeln? Haben Sie schon Carpaccio mit Rucola, Olivenöl und Parmesan gegessen? Letzteres kennen wohl die meisten Italienurlauber. Oder denken Sie an einen griechischen Bauernsalat! Alles ziemlich »steinzeitmäßig« – nicht wahr! Aber warum müssen wir eigentlich das grässliche griechische weiße Pampbrot dazu essen? Wir haben doch Geld genug, um uns nach dem Salat an der Hauptspeise satt zu essen – beispielsweise an einer mit Kaninchenhackfleisch gefüllten Aubergine?

Man kann die Prinzipien der Mittelmeerküche ohne Weiteres auch mit landesüblichen Produkten wohlschmeckend umsetzen. Beispielsweise Grünkohl mit magerem Kassler oder einem mageren Schweinebraten, dazu ein Berg weingeschwängertes Sauerkraut, ist ziemlich »steinzeitmäßig« und kann köstlich schmecken. Der Salat zum Essen wird dann nicht in Zucker-Essig-Wasser getaucht, sondern mit nussigem Rapsöl erster Pressung angerichtet.

Allerdings wird man die werten Leserinnen und Leser vom Zeitgeist her eher mit mediterraner Küche verlocken können. Oder würden Sie nicht einer Rotbarbe mit Fenchelgemüse oder einem Schwertfischsteak mit Oregano und einem Tomatensalat mit Zwiebeln den Vorzug geben? Und gibt es aus der Steinzeitoptik etwas Köstlicheres als einen würzigen Lammbraten mit einer kräftigen Ratatouille und einem Glas Rotwein?

Der Wein, in moderaten Mengen genossen, ist natürlich nicht wegzudenken von einem gesunden modernen Mahl, auch wenn unsere archaischen Vorfahren sicherlich noch nichts von edlen Tropfen geahnt haben. Aber sie werden die Wirkung von vergorenen Früchten kennen und schätzen gelernt haben, so, wie das von Affen und anderen Tieren bekannt oder überliefert ist: Hin und wieder tun diese eine solche Quelle mit »Stoff« auf und hängen sich dann stockbesoffen und willenlos, aber zufrieden, in ihre Äste ...

Wein – und vor allem der zum Essen genossene Rotwein – kann nach neuesten Erkenntnissen den ganzen oxidativen Stress im Blut nach einer Mahlzeit abfangen, so viele wirksame Antioxidantien sind darin enthalten.[10] Zudem erhöht eine geringe Menge Alkohol die Insulinsensitivität.[11,12] Halten Sie es also wie die Franzosen: Ein Tag ohne Wein ist wie ein Tag ohne Sonnenschein – aber denken Sie dabei auch immer an den berühmten schweizerisch-österreichisch-deutschen Universalgelehrten namens Philippus Aureolus Theophrastus Bombastus von Hohenheim, im Volksmund Paracelsus genannt: »Die Dosis macht's ...«

Und zum Frühstück – was gibt es denn da an »Steinzeit-Kulinarischem«? Entweder halten Sie es wie die Südländer und genießen einen guten Kaffee mit »nichts«, oder Sie genießen ein Stück Vollkorngebäck dazu. Na ja, viele von Ihnen werden auf ihr geliebtes Müesli nicht verzichten wollen – aber bitte, allerdings aus »echtem« Vollkorn und nicht einen Riesenteller davon. Besonders empfehlenswert ist natürlich auch pures Obst. Bis zum Mittag isst man einfach nur einen Teil seiner täglichen Obstration, vielleicht mit etwas Sauermilch oder Joghurt, wann immer man Hunger hat. Oder ein paar Nüsse. Nun kann man sich während der zweiten Tageshälfte ganz auf die deftigen Geschichten konzentrieren.

Und die geliebten Nachspeisen? Wer zum Frühstück nach italienischem Vorbild *niente* gegessen hat, wird sich jetzt sicher auf sein Obst freuen. Tatsächlich wird nirgendwo sonst auf der Welt so häufig ganz simpel Obst zum Abschluss eines Mahls akzeptiert wie im Haus einer italienischen Donna – oder es gibt einen himmlischen Obstsalat mit »Schuss«. Wer es sich leisten kann, genießt das Obst häufig auch mit Käse – Frischkäse, Weichkäse, Hartkäse! Eine gar köstliche Kombination, die in deutschen Landen eher eine Rarität ist. Da ist inzwischen Tiramisu allgegenwärtig, das in Italien höchstens an Festtagen aufgetischt wird ...

Nehmen Sie ein paar gute Kochbücher über Mittelmeerküche zur Hand, unerschöpfliche Fundgruben für eine gesunde schmackhafte Ernährungsweise. Falls im Rezept vorgeschlagen wird, zu einem Gericht Brot zu reichen, so nehmen Sie eine entsprechend kleine Menge Vollkorn-Natursauer-Baguette oder lassen das Brot ganz weg. Niemand zwingt Sie zudem, haufenweise Kartoffeln oder Reis zu diesen Mahlzeiten zu vertilgen. Kramen Sie den lange verpönten Begriff »Sättigungsbeilage« wieder aus: Denn genau das sind diese Kohlenhydratträger. Wer sich wenig Fisch, Fleisch und Gemüse leisten kann, muss sich eben an anderen, billigeren Nahrungsmitteln satt essen. Gesundheit war schon immer ein »teures Gut« – nicht nur bei der medizinischen Behandlung.

Wenn Sie diese modifizierte mediterrane Ernährung einige Wochen ausprobiert haben, werden Sie auf einmal merken, wie unwohl Sie sich fühlen, wenn Sie wieder einmal einen neuzeitlichen Ausrutscher begehen und sich mit stärkereicher Pampe vollstopfen. Nach einem mediterranen, stärkearmen Mittagsmahl kommt merkwürdigerweise keine lähmende Müdigkeit mehr auf. Womöglich werden Sie, ohne es zu merken, ein oder zwei Kilo verlieren, obwohl Sie sich immer satt essen. Und wenn Sie sich den Spaß gemacht haben, Ihre Blutzucker-, Insulin- und Blutfettwerte vor dem »Einstieg« zu messen und mit dem Nachher einige Wochen später zu vergleichen, werden Sie vermutlich ebenfalls sehr positiv überrascht sein …

Falls bei jemandem diese Ernährungsumstellung nicht angeschlagen haben sollte und die Blutwerte bzw. Risikofaktoren immer noch bedenklich hoch bzw. ausgeprägt sind, dann gibt es zum Glück noch einen praktikablen, wirksamen und hoffnungsvollen Ausweg: moderne Medikamente.

Medikamentöse Hoffnung

Es gibt zwei Gattungen von medikamentöser Therapie, die Menschen mit Zucker- bzw. mit Fettstoffwechselstörungen – also gerade auch beim Syndrom X und natürlich beim nicht insulinpflichtigen Diabetes Typ 2 – nachweislich helfen. Die erste Gattung nennt man orale Antidiabetika, wobei unterschiedliche Wirkstoffe mit unterschiedlichen Wirkmechanismen zum Einsatz kommen. Eine Gruppe, die sogenannten Sulfonyl-Harnstoffe, bewirkt eine Stimulation der körpereigenen Insulinproduktion. Diese Harnstoffe kommen in erster Linie bei schlanken oder nur leicht übergewichtigen Patienten zum Einsatz. Bei Übergewichtigen fördert eine vermehrte Insulinproduktion eine weitere Gewichtszunahme. Außerdem wird die Bauchspeicheldrüse durch diese Medikamente massiv beansprucht, und vieles spricht dafür, dass damit die Leistungsfähigkeit der Betazellen umso schneller zugrunde gerichtet wird.

Die meisten Patienten mit Syndrom X bzw. Diabetes Typ 2 sind aber deutlich übergewichtig. Bei ihnen bevorzugt man einen Wirkmechanismus, der nicht an der Produktionskapazität der Bauchspeicheldrüse angreift: Hier fördert man die Insulinsensitivität der Muskelzellen. Das sind die sogenannten Biguanide (Metformin) bzw. als moderne Medikamente die Insulinsensitizer (Glitazone). Für Metformin ist ein Nachweis erbracht worden, dass es nicht nur die Stoffwechselwerte, sondern auch die Diabetes-, Herz- und Hirninfarktrate sowie die Gesamtsterblichkeit bei Typ-2-Diabetikern senkt.[16, 17] Bei den Glitazonen konnte bislang nur für Pioglitazone (Actos) sowohl eine Reduktion der Risikofaktoren sowie auch der kardiovaskulären Erkrankungs- und Sterberate nachgewiesen werden.[14, 15]

Schließlich gibt es noch antidiabetische Medikamente, welche die Aufspaltung von Kohlenhydraten im Darm hemmen – die Glukosidase-Hemmer (Acarbose). Sie bewirken somit einen verzögerten und abgeschwächten Anstieg des postprandialen Blutzuckers und sorgen auf diese Weise für gesenkte Insulinspiegel. Sie wirken also im Prinzip wie eine Ernährung mit niedriger Glykämischer Last! Und auch für diese ist sowohl ein günstiger Einfluss auf Blutzucker und Insulin wie auch eine Senkung der Herzinfarktrate bei Typ-2-Diabetikern nachgewiesen worden! Glukosidase-Hemmer und Pioglitazone werden separat oder auch sehr häufig und erfolgreich in Kombination mit Metformin eingesetzt.

Die andere Gattung medikamentöser Therapie betrifft den gestörten Fettstoffwechsel. Die sogenannten Statine (auch HMG-CoA-Reduktase-Hemmer bzw. CSE-Hemmer genannt) sind bislang die einzige blutfettsenkende Therapie, die sich auch als tatsächlich präventiv wirksam erwiesen hat.[15] *Sie verfügen über ein ausgeprägtes LDL-senkendes Potenzial. Zusätzlich senken sie auch die Triglyceride und heben das HDL-Cholesterin an. Weiter beeinflussen sie verschiedene Faktoren des Blutgerinnungssystems, führen zu einer vermehrten Produktion von Stickstoffmonoxid (NO) und damit zu einer verbesserten Endothelfunktion und mindern die Entzündungsneigung.*[16–21] *Diese Effekte können über die reine Verbesserung der Lipidparameter hinaus die schnelle und deutliche Senkung des Herz-Kreislauf-Risikos durch den Einsatz der CSE-Hemmer erklären. Und genau diese Effekte sind für einen vom Syndrom X betroffenen Menschen von allerhöchster Bedeutung. Entsprechend hat sich gezeigt, dass diese CSE-Hemmer-Therapie gerade bei Zuckerstoffwechselstörungen bzw. bei Diabetes Typ 2 von hoher präventiver Potenz sind.*[22–24]

Auch bei aller Wirksamkeit von neuen Medikamenten stellt sich natürlich weiterhin die Frage nach der sinnvollen Ernährung. Diese modifizierte mediterrane Ernährungsweise unter Einschränkung insbesondere der raffinierten Kohlenhydrate ist nach bester wissenschaftlicher Evidenz die ideale Ernährungsweise zur Prävention und Therapie des Syndrom X.

Und es ist die ideale Ergänzung zur medikamentösen Therapie, wenn man schon »betroffen« ist. Diese Kost hat zwei unschlagbare Vorzüge: Im Gegensatz zur herkömmlichen fettarmen faden Cholesterindiät, die weder nützt noch mundet, hilft sie – und sie schmeckt auch noch bestens!

Also nichts wie los zur nächsten Buchhandlung und ein LOGI-Kochbuch oder ein paar gute Mittelmeer-Kochbücher kaufen! Und falls Sie gerade den nächsten Urlaub planen: Wie wäre es einmal mit einem Kochkurs in der Toskana oder auf Santorin, in der Camargue oder auf Fuerteventura? Zuerst werden es Ihnen Zunge und Magen, später aber auch Herz und Gefäße danken.

Die LOGI-Methode im Buchhandel

Im Jahr 2003 habe ich die hier beschriebenen Ernährungsempfehlungen in einem verbraucherfreundlichen Ratgeber zusammengefasst und unter dem Begriff LOGI-Methode bekannt gemacht. Sowohl der Ratgeber Glücklich und Schlank mit viel Eiweiß und dem richtigen Fett*, der tabellarische* LOGI-GUIDE *wie auch das große* LOGI-Kochbuch *enthalten zahlreiche Tipps und Rezepte zur praktischen Umsetzung. Noch mehr erfahren Sie im Internet auf www.logi-methode.de.*

Selbsttest nach Professor Reaven[1]

Der »Vater« des Syndrom X, Professor Gerald Reaven von der Stanford-Universität, empfiehlt folgendes einfache Vorgehen, um mit relativ hoher Sicherheit beurteilen zu können, ob man bereits vom Syndrom X betroffen ist:

- Lassen Sie beim Arzt Ihren Blutdruck sowie Ihren Triglycerid- und HDL-Cholesterinspiegel messen (nüchtern).
- Lassen Sie dort auch einen Glukose-Toleranztest machen und dokumentieren Sie Ihren Nüchtern- sowie Ihren Zwei-Stunden-Blutzuckerwert.
- Bestimmen Sie das für Ihre Größe entsprechende »Normalgewicht«, beispielsweise den Body-Mass-Index (BMI: Kilogramm Körpergewicht geteilt durch Körperlänge [in Metern^2]). Von einem BMI über 25 an beginnt das »Übergewicht«.

Wenn Sie über alle genannten Angaben verfügen, können Sie mit folgender Berechungsmethode Ihr Risiko, an Syndrom X zu leiden und ein Herzinfarktkandidat zu sein, relativ sicher bestimmen:

Angaben	Punkte
Der Nüchtern-Blutzucker liegt über 110 und der Zwei-Stundenwert über 140:	3
Der Triglyceridspiegel (nüchtern) liegt über 200:	3
Der HDL-Cholesterinspiegel (nüchtern) liegt unter 35:	3
Der Blutdruck liegt über 145/90:	3
Das Körpergewicht ist mehr als 15 Prozent über der Grenze zum Übergewicht:	1
In Ihrer Familie kommt Bluthochdruck, Diabetes und Herzinfarkt häufig vor:	1
Sie bewegen sich wenig in Arbeit und Freizeit:	1/2
Gesamtpunktzahl:	......

Punktezahl	Herzinfarktrisiko durch Syndrom X
0 bis 4 Punkte	niedrig
5 bis 8 Punkte	mittel
9 bis 12 Punkte	hoch
über 13 Punkte	sehr hoch

Im Prinzip gilt: Je höher die Punktezahl, desto höher das Risiko. Aber natürlich kann man selbst bei niedriger Punktezahl ein Risiko nicht ausschließen. Wenn Ihre Punktezahl im mittleren bis oberen Bereich liegt, sollten Sie sich in ärztliche Betreuung begeben, am besten bei Diabetesspezialisten oder bei Medizinern, die eine spezielle Schulung bezüglich Syndrom X (Metabolisches Syndrom) und Diabetes absolviert haben.

Wenn Ihre Punktezahl im mittleren bis oberen Punktebereich liegt, sollten Sie sich darüber im Klaren sein, dass Sie mit einer »Steinzeitdiät«, das heißt mit Umstellung Ihres Lebens zu mehr körperlicher Aktivität und artgerechter Ernährung, Ihr Risiko gewaltig senken können! Das gilt natürlich ebenso für alle, die noch im niedrigen Punktebereich liegen und dem Anstieg des Risikos vorbeugen wollen.

1 Reaven G, Strom TK, Fox B. *Syndrom X. Overcoming the silent killer that can give you a heart attack.* New York: Simon & Schuster, 2000. Marlowe & Company, 1999.

Bibliografie

Kapitel 1 – Das tödliche Quartett

1. Kaplan NM. The deadly quartet. Upper-body obesity, glucose intolerance, hypertriglyceridemia, and hypertension. Arch Intern Med 1989; 149:1514-20.

2. Watson R. Heart disease rising in central and eastern Europe. BMJ 2000; 320:467.

3. Reaven GM. Banting lecture 1988. Role of insulin resistance in human disease. Diabetes 1988; 37:1595-607.

4. Yip J, Facchini FS, Reaven GM. Resistance to insulin-mediated glucose disposal as a predictor of cardiovascular disease. J Clin Endocrinol Metab 1998; 83:2773-6.

5. Rosenbloom AL, Joe JR, Young RS et al. Emerging epidemic of type 2 diabetes in youth. Diabetes Care 1999; 22:345-54.

6. Grundy SM, Benjamin IJ, Burke GL et al. Diabetes and cardiovascular disease: a statement for healthcare professionals from the American Heart Association. Circulation 1999; 100:1134-46.

7. Zavaroni I, Bonini L, Gasparini P et al. Hyperinsulinemia in a normal population as a predictor of non-insulin-dependent diabetes mellitus, hypertension, and coronary heart disease: the Barilla factory revisited. Metabolism 1999; 48:989-94.

8. Glueck CJ, Lang JE, Tracy T et al. Contribution of fasting hyperinsulinemia to prediction of atherosclerotic cardiovascular disease status in 293 hyperlipidemic patients. Metabolism 1999; 48:1437-44.

9. Lindahl B, Weinehall L, Asplund K et al. Screening for impaired glucose tolerance. Results from a population-based study in 21,057 individuals. Diabetes Care 1999; 22: 1988-92.

10. Lindahl B, Dinesen B, Eliasson M et al. High proinsulin concentration precedes acute myocardial infarction in a nondiabetic population. Metabolism 1999; 48:1197-202.

11. King H, Aubert RE, Herman WH. Global burden of diabetes, 1995-2025: prevalence, numerical estimates, and projections. Diabetes Care 1998; 21:1414-31.

12. Beck-Nielsen H. General characteristics of the insulin resistance syndrome: prevalence and heritability. European Group for the study of Insulin Resistance (EGIR). Drugs 1999; 58 Suppl 1:7-10; discussion 75-82.

13. Reaven G. Syndrome X: 10 years after. Drugs 1999; 58 Suppl 1:19-20; discussion 75-82.

14. Reaven GM. Insulin resistance and human disease: a short history. J Basic Clin Physiol Pharmacol 1998; 9:387-406.

15. Coutinho M, Gerstein HC, Wang Y et al. The relationship between glucose and incident cardiovascular events. A metaregression analysis of published data from 20 studies of 95,783 individuals followed for 12.4 years. Diabetes Care 1999; 22:233-40.

16. Ruige JB, Assendelft WJ, Dekker JM et al. Insulin and risk of cardiovascular disease: a meta-analysis. Circulation 1998; 97:996-1001.

17. Shulman GI. Cellular mechanisms of insulin resistance in humans. Am J Cardiol 1999; 84:3J-10J.

18. Shepherd PR, Kahn BB. Glucose transporters and insulin action – implications for insulin resistance and diabetes mellitus. N Engl J Med 1999; 341:248-57.

19. Cline GW, Petersen KF, Krssak M et al. Impaired glucose transport as a cause of decreased insulin-stimulated muscle glycogen synthesis in type 2 diabetes. N Engl J Med 1999; 341:240-6.

20. Tähtinen TM, Vanhala MJ, Oikarinen JA et al. Effect of smoking on the prevalence of insulin resistance-associated cardiovascular risk factors among Finnish men in military service. J Cardiovasc Risk 1998; 5:319-23.

21. Köhler C, Temelkova-Kurktschiev T, Schaper F et al. Prevalence of newly diagnosed type 2 diabetes, impaired glucose tolerance and abnormal fasting glucose in a high risk population. Data from the RIAD study using new diagnostic criteria for diabetes. Dtsch Med Wochenschr 1999; 124:1057-61.

Kapitel 2 – Süßes Blut rächt sich bitter

1. Hallenberg H. Komplikationen und Folgeschäden des Diabetes vorbeugen! Kassenarzt 1999; 48:40.

2. Gregg EW, Yaffe K, Cauley JA et al. Is diabetes associated with cognitive impairment and cognitive decline among older women? Study of Osteoporotic Fractures Research Group. Arch Intern Med 2000; 160:174-80.

3. Haffner SM, Lehto S, Ronnemaa T et al. Mortality from coronary heart disease in subjects with type 2 diabetes and in nondiabetic subjects with and without prior myocardial infarction. N Engl J Med 1998; 339:229-34.

4. Gerstein HC. Is glucose a continuous risk factor for cardiovascular mortality? Diabetes Care 1999; 22:659-60.

5. Balkau B, Shipley M, Jarrett RJ et al. High blood glucose concentration is a risk factor for mortality in middle-aged nondiabetic men. 20-year follow-up in the Whitehall Study, the Paris Prospective Study, and the Helsinki Policemen Study. Diabetes Care 1998; 21:360-7.

6. Coutinho M, Gerstein HC, Wang Y et al. The relationship between glucose and incident cardiovascular events. A metaregression analysis of published data from 20-studies of 95,783 individuals followed for 12.4 years. Diabetes Care 1999; 22:233-40.

7. Bjornholt JV, Erikssen G, Aaser E et al. Fasting blood glucose: an underestimated risk factor for cardiovascular death. Results from a 22-year follow-up of healthy nondiabetic men. Diabetes Care 1999; 22:45-9.

8. Rodriguez BL, Lau N, Burchfiel CM et al. Glucose intolerance and 23-year risk of coronary heart disease and total mortality: the Honolulu Heart Program. Diabetes Care 1999; 22:1262-5.

9. De Vegt F, Dekker JM, Ruhe HG et al. Hyperglycaemia is associated with all-cause and cardiovascular mortality in the Hoorn population: the Hoorn Study. Diabetologia 1999; 42:926-31.

10. Tominaga M, Eguchi H, Manaka H et al. Impaired glucose tolerance is a risk factor for cardiovascular disease, but not impaired fasting glucose. The Funagata Diabetes Study. Diabetes Care 1999; 22:920-4.

11. Balkau B, Bertrais S, Ducimetiere P et al. Is there a glycemic threshold for mortality risk? Diabetes Care 1999; 22:696-9.

12. Perry RC, Baron AD. Impaired glucose tolerance. Why is it not a disease? Diabetes Care 1999; 22:883-5.

13. Ruige JB, Assendelft WJ, Dekker JM et al. Insulin and risk of cardiovascular disease: a-meta-analysis. Circulation 1998; 97:996-1001.

14. Lip GY, Blann AD. Does hypertension confer a prothrombotic state? Virchow's triad revisited. Circulation 2000; 101:218-20.

15. Poli KA, Tofler GH, Larson MG et al. Association of blood pressure with fibrinolytic potenzial in the framingham offspring population. Circulation 2000; 101:264-9.

16. Fagan TC, Sowers J. Type 2 diabetes mellitus: greater cardiovascular risks and

Bibliografie

greater benefits of therapy. Arch Intern Med 1999; 159:1033-4.

17. Griffin BA. Lipoprotein atherogenicity: an overview of current mechanisms. Proc Nutr Soc 1999; 58:163-9.

18. Williams PT, Krauss RM. Low-fat diets, lipoprotein subclasses, and heart disease risk. Am J Clin Nutr 1999; 70:949-50.

19. Carantoni M, Abbasi F, Warmerdam F et al. Relationship between insulin resistance and partially oxidized LDL particles in healthy, nondiabetic volunteers. Arterioscler Thromb Vasc Biol 1998; 18:762-7.

20. Harjai KJ. Potenzial new cardiovascular risk factors: left ventricular hypertrophy, homocysteine, lipoprotein(a), triglycerides, oxidative stress, and fibrinogen. Ann Intern Med 1999; 131:376-86.

21. Kugiyama K, Doi H, Takazoe K et al. Remnant lipoprotein levels in fasting serum predict coronary events in patients with coronary artery disease. Circulation 1999; 99: 2858-60.

22. Hodis HN. Triglyceride-rich lipoprotein remnant particles and risk of atherosclerosis. Circulation 1999; 99:2852-4.

23. Abbasi F, McLaughlin T, Lamendola C et al. Fasting remnant lipoprotein cholesterol and triglyceride concentrations are elevated in nondiabetic, insulin-resistant, female volunteers. J Clin Endocrinol Metab 1999; 84:3903-6.

24. Hokanson JE, Austin MA. Plasma triglyceride level is a risk factor for cardiovascular disease independent of high-density lipoprotein cholesterol level: a meta-analysis of population-based prospective studies. J Cardiovasc Risk 1996; 3:213-9.

25. Gaziano JM, Hennekens CH, O'Donnell CJ et al. Fasting triglycerides, high-density lipoprotein, and risk of myocardial infarction. Circulation 1997; 96:2520-5.

26. Criqui MH, Golomb BA. Epidemiologic aspects of lipid abnormalities. Am J Med 1998; 105:48S-57S.

27. Byrne CD. Triglyceride-rich lipoproteins: are links with atherosclerosis mediated by a procoagulant and proinflammatory phenotype? Atherosclerosis 1999; 145:1-15.

28. Axelsen M, Smith U, Eriksson JW et al. Postprandial hypertriglyceridemia and insulin resistance in normoglycemic first-degree relatives of patients with type 2 diabetes. Ann Intern Med 1999; 131:27-31.

29. Jeppesen J, Facchini FS, Reaven GM. Individuals with high total cholesterol/HDL cholesterol ratios are insulin resistant. J Intern Med 1998; 243:293-8.

30. Jeppesen J, Hein HO, Suadicani P et al. Relation of high TG-low HDL cholesterol- and LDL cholesterol to the incidence of ischemic heart disease. An 8-year follow-up in the Copenhagen Male Study. Arterioscler Thromb Vasc Biol 1997; 17:1114-20.

31. Kinosian B, Glick H, Garland G. Cholesterol and coronary heart disease: predicting risks by levels and ratios. Ann Intern Med 1994; 121:641-7.

32. Wever RM, Luscher TF, Cosentino F et al. Atherosclerosis and the two faces of endothelial nitric oxide synthase. Circulation 1998; 97:108-12.

33. Wever R, Stroes E, Rabelink TJ. Nitric oxide and hypercholesterolemia: a matter of oxidation and reduction? Atherosclerosis 1998; 137 Suppl:S51-60.

34. Quyyumi AA. Endothelial function in health and disease: new insights into the genesis of cardiovascular disease. Am J Med 1998; 105:32S-9S.

35. Baron AD. Vascular reactivity. Am J Cardiol 1999; 84:25J-7J.

36. Vehkavaara S, Seppala-Lindroos A, Westerbacka J et al. In vivo endothelial dysfunction characterizes patients with impaired fasting glucose. Diabetes Care 1999; 22:2055-60.

37. Hambrecht R, Wolf A, Gielen S et al. Effect of exercise on coronary endothelial function in patients with coronary artery disease. N Engl J Med 2000; 342:454-60.

38. Vita JA, Keaney JF, Jr. Exercise—toning up the endothelium? N Engl J Med 2000; 342: 503-5.

39. Sobel BE. Insulin resistance and thrombosis: a cardiologist's view. Am J Cardiol 1999; 84:37J-41J.

40. Sobel BE. Increased plasminogen activator inhibitor-1 and vasculopathy. A reconcilable paradox. Circulation 1999; 99:2496-8.

41. Abbasi F, Carantoni M, Chen YD et al. Further evidence for a central role of adipose tissue in the antihyperglycemic effect of metformin. Diabetes Care 1998; 21:1301-5.

42. Agewall S. Insulin sensitivity and haemostatic factors in men at high and low cardiovascular risk. The Risk Factor Intervention Study Group. J Intern Med 1999; 246:489-95.

43. Yip J, Facchini FS, Reaven GM. Resistance to insulin-mediated glucose disposal as a predictor of cardiovascular disease. J Clin Endocrinol Metab 1998; 83:2773-6.

44. Zavaroni I, Bonini L, Gasparini P et al. Hyperinsulinemia in a normal population as a predictor of non-insulin-dependent diabetes mellitus, hypertension, and coronary heart disease: the Barilla factory revisited. Metabolism 1999; 48:989-94.

45. Glueck CJ, Lang JE, Tracy T et al. Contribution of fasting hyperinsulinemia to prediction of atherosclerotic cardiovascular disease status in 293 hyperlipidemic patients. Metabolism 1999; 48:1437-44.

46. Lindahl B, Weinehall L, Asplund K et al. Screening for impaired glucose tolerance. Results from a population-based study in 21,057 individuals. Diabetes Care 1999; 22: 1988-92.

47. Lindahl B, Dinesen B, Eliasson M et al. High proinsulin concentration precedes acute myocardial infarction in a nondiabetic population. Metabolism 1999; 48:1197-202.

48. Levine JA, Ray A, Jensen MD. Relation between chubby cheeks and visceral fat [letter]. N Engl J Med 1998; 339:1946-7.

49. Köhler C, Temelkova-Kurktschiev T, Schaper F et al. Prevalence of newly diagnosed type 2 diabetes, impaired glucose tolerance and abnormal fasting glucose in a high risk population. Data from the RIAD study using new diagnostic criteria for diabetes. Dtsch Med Wochenschr 1999; 124:1057-61.

50. Haffner SM. Epidemiology of type 2 diabetes, risk factors. Diabetes Care 1998; 21 Suppl 3:C3-6.

51. Lefèbvre PJ, Scheen AJ. The postprandial state and risk of cardiovascular disease. Diabet Med 1998; 15 Suppl 4:S63-8.

52. Roche HM. Dietary carbohydrates and triacylglycerol metabolism. Proc Nutr Soc 1999; 58:201-7.

53. Boquist S, Ruotolo G, Tang R et al. Alimentary lipemia, postprandial triglyceride-rich lipoproteins, and common carotid intima-media thickness in healthy, middle-aged men. Circulation 1999; 100:723-8.

54. Ceriello A, Bortolotti N, Crescentini A et al. Antioxidant defences are reduced during the oral glucose tolerance test in normal and non-insulin-dependent diabetic subjects. Eur J Clin Invest 1998; 28:329-33.

55. Ceriello A. The emerging role of postprandial hyperglycaemic spikes in the pathogenesis of diabetic complications. Diabet Med 1998; 15:188-93.

56. Ceriello A. Hyperglycaemia: the bridge between non-enzymatic glycation and oxidative stress in the pathogenesis of diabetic complications. Diabetes Nutr Metab 1999; 12:42-6.

57. Ceriello A, Bortolotti N, Motz E et al. Meal-induced oxidative stress and low-density lipoprotein oxidation in diabetes: the possible role of hyperglycemia. Metabolism 1999; 48:1503-8.

58. Bioletto S, Golay A, Munger R et al. Acute hyperinsulinemia and very-low-density and low-density lipoprotein subfractions in obese subjects. Am J Clin Nutr 2000; 71:443-9.

59. Ceriello A, Bortolotti N, Motz E et al. Meal-generated oxidative stress in diabetes. The protective effect of red wine [letter]. Diabetes Care 1999; 22:2084-5.

60. Shechter M, Merz CN, Paul-Labrador MJ et al. Blood glucose and platelet-dependent

thrombosis in patients with coronary artery disease. J Am Coll Cardiol 2000; 35:300-7.

61. Meigs JB, Mittleman MA, Nathan DM et al. Hyperinsulinemia, hyperglycemia, and impaired hemostasis: the Framingham Offspring Study. JAMA 2000; 283:221-8.

62. Vallejo S, Angulo J, Peiro C et al. Highly glycated oxyhaemoglobin impairs nitric oxide relaxations in human mesenteric microvessels. Diabetologia 2000; 43:83-90.

63. Jenkins DJ, Wolever TM, Collier GR et al. Metabolic effects of a low-glycemic-index diet. Am J Clin Nutr 1987; 46:968-75.

64. Jenkins DJ, Wolever TM, Buckley G et al. Low-glycemic-index starchy foods in the diabetic diet. Am J Clin Nutr 1988; 48:248-54.

65. Brand JC, Colagiuri S, Crossman S et al. Low-glycemic index foods improve long-term glycemic control in NIDDM. Diabetes Care 1991; 14:95-101.

66. Wolever TM, Jenkins DJ, Vuksan V et al. Beneficial effect of a low glycaemic index diet in type 2 diabetes. Diabet Med 1992; 9:451-8.

67. Wolever TM, Jenkins DJ, Vuksan V et al. Beneficial effect of low-glycemic index diet in overweight NIDDM subjects. Diabetes Care 1992; 15:562-4.

68. Fontvieille AM, Rizkalla SW, Penfornis A et al. The use of low glycaemic index foods improves metabolic control of diabetic patients over five weeks. Diabet Med 1992; 9:444-50.

69. Salmeron J, Ascherio A, Rimm EB et al. Dietary fiber, glycemic load, and risk of NIDDM in men. Diabetes Care 1997; 20:545-50.

70. Salmeron J, Manson JE, Stampfer MJ et al. Dietary fiber, glycemic load, and risk of non-insulin-dependent diabetes mellitus in women. JAMA 1997; 277:472-7.

71. Liu S, Willett WC, Stampfer MJ et al. A prospective study of dietary glycemic load, carbohydrate intake, and risk of coronary heart disease in US women. Am J Clin Nutr 2000; 71:1455-61.

72. Hu FB, Manson JE, Liu S et al. Prospective study of adult onset diabetes mellitus (type 2) and risk of colorectal cancer in women. J Natl Cancer Inst 1999; 91:542-7.

73. Wideroff L, Gridley G, Mellemkjaer L et al. Cancer incidence in a population-based cohort of patients hospitalized with diabetes mellitus in Denmark. J Natl Cancer Inst 1997; 89:1360-5.

74. Will JC, Galuska DA, Vinicor F et al. Colorectal cancer: another complication of diabetes mellitus? Am J Epidemiol 1998; 147:816-25.

75. Schoen RE, Tangen CM, Kuller LH et al. Increased Blood Glucose and Insulin, Body Size, and Incident Colorectal Cancer. J Natl Cancer Inst 1999; 91:1147-54.

76. Moore MA, Park CB, Tsuda H. Implications of the hyperinsulinaemia-diabetes-cancer link for preventive efforts. Eur J Cancer Prev 1998; 7:89-107.

77. Stoll BA. Western nutrition and the insulin resistance syndrome: a link to breast cancer. Eur J Clin Nutr 1999; 53:83-7.

78. Bostick RM, Potter JD, Kushi LH et al. Sugar, meat, and fat intake, and non-dietary risk factors for colon cancer incidence in Iowa women (United States). Cancer Causes Control 1994; 5:38-52.

79. Slattery ML, Benson J, Berry TD et al. Dietary sugar and colon cancer. Cancer Epidemiol Biomarkers Prev 1997; 6:677-85.

80. Muir JG, Walker KZ, Kaimakamis MA et al. Modulation of fecal markers relevant to colon cancer risk: a high-starch Chinese diet did not generate expected beneficial changes relative to a Western-type diet. Am J Clin Nutr 1998; 68:372-9.

81. Chatenoud L, La Vecchia C, Franceschi S et al. Refined-cereal intake and risk of selected cancers in Italy. Am J Clin Nutr 1999; 70:1107-10.

82. Oberritter H. Trends in der Ernährung – Was essen wir im Jahr 2000? DGE-info 1997; 8:114.

83. Oberritter H. Gesund Abnehmen. Baierbrunn: Wort & Bild Verlag, 1999.

Kapitel 3 – Die Kohlenhydratfalle

1. Aarsland A, Chinkes D, Wolfe RR. Contributions of de novo synthesis of fatty acids to total VLDL-triglyceride secretion during prolonged hyperglycemia/hyperinsulinemia in normal man. J Clin Invest 1996; 98:2008-17.

2. Hudgins LC, Hellerstein M, Seidman C et al. Human fatty acid synthesis is stimulated by a eucaloric low fat, high carbohydrate diet. J Clin Invest 1996; 97:2081-91.

3. Hudgins LC, Seidman CE, Diakun J et al. Human fatty acid synthesis is reduced after the substitution of dietary starch for sugar. Am J Clin Nutr 1998; 67:631-9.

4. Hellerstein MK. De novo lipogenesis in humans: metabolic and regulatory aspects. Eur J Clin Nutr 1999; 53 Suppl 1:S53-65.

5. Abbasi F, McLaughlin T, Lamendola C et al. High carbohydrate diets, triglyceride-rich lipoproteins, and coronary heart disease risk. Am J Cardiol 2000; 85:45-8.

6. Parks EJ, Hellerstein MK. Carbohydrate-induced hypertriacylglycerolemia: historical perspective and review of biological mechanisms. Am J Clin Nutr 2000; 71:412-33.

7. Roche HM. Dietary carbohydrates and triacylglycerol metabolism. Proc Nutr Soc 1999; 58:201-7.

8. Williams PT, Krauss RM. Low-fat diets, lipoprotein subclasses, and heart disease risk. Am J Clin Nutr 1999; 70:949-50.

9. Ginsberg HN, Kris-Etherton P, Dennis B et al. Effects of reducing dietary saturated fatty acids on plasma lipids and lipoproteins in healthy subjects: the DELTA Study, protocol 1. Arterioscler Thromb Vasc Biol 1998; 18:441-9.

10. Schaefer EJ, Lamon-Fava S, Ausman LM et al. Individual variability in lipoprotein cholesterol response to National Cholesterol Education Program Step 2 diets. Am J Clin Nutr 1997; 65:823-30.

11. Criqui MH, Golomb BA. Epidemiologic aspects of lipid abnormalities. Am J Med 1998; 105:48S-57S.

12. Hodis HN. Triglyceride-rich lipoprotein remnant particles and risk of atherosclerosis. Circulation 1999; 99:2852-4.

13. Coulston AM, Hollenbeck CB, Swislocki AL et al. Persistence of hypertriglyceridemic effect of low-fat high-carbohydrate diets in NIDDM patients. Diabetes Care 1989; 12:94-101.

14. Reaven GM. Do high carbohydrate diets prevent the development or attenuate the manifestations (or both) of syndrome X? A viewpoint strongly against. Curr Opin Lipidol 1997; 8:23-7.

15. Coulston AM. The role of dietary fats in plant-based diets. Am J Clin Nutr 1999; 70: 512S-5S.

16. Worm N. Diätlos glücklich. Abnehmen macht dick und krank. Genießen ist gesund. Bern und Stuttgart: Hallwag Verlag, 1998.

Kapitel 4 – Die Welt wird kugelrund

1. Weyer C, Hanson K, Bogardus C et al. Long-term changes in insulin action and insulin secretion associated with gain, loss, regain, and maintenance of body weight. Diabetologia 2000; 43:36-46.

2. Sinaiko AR, Donahue RP, Jacobs DR, Jr. et al. Relation of weight and rate of increase in weight during childhood and adolescence to body size, blood pressure, fasting insulin, and lipids in young adults. The Minneapolis Children's Blood Pressure Study. Circulation 1999; 99:1471-6.

3. Worm N. Diätlos glücklich. Abnehmen macht dick und krank. Genießen ist gesund. Bern und Stuttgart: Hallwag Verlag, 1998.

4. Worm N. Nie wieder Diät. Bern und Stuttgart: Hallwag Verlag, 2000.

5. Drewnowski A. Why do we like fat? Journal of the American Dietetic Assocation 1997; 97(suppl):S58-S62.

6. Popkin BM. The nutrition transition and its health implications in lower-income countries. Public Health Nutr 1998; 1:5-21.

7. Popkin BM, Doak CM. The obesity epidemic is a worldwide phenomenon. Nutr Rev 1998; 56:106-14.

8. Hamm M. Schlank und gesund ohne Diät. München: Mosaik Verlag, 1997.

9. Ellrott T, Beilschmidt S, Spirik J et al. Der 1:1-Austausch normaler Lebensmittel durch vergleichbare fettärmere Lebensmittel bei Kohlenhydratverzehr ad libidum. Ernährungs-Umschau 1998; 45:44-9.

10. Ludwig DS, Pereira MA, Kroenke CH et al. Dietary fiber, weight gain, and cardiovascular disease risk factors in young adults. JAMA 1999; 282:1539-46.

11. Blundell JE. What foods do people habitually eat? A dilemma for nutrition, an enigma for psychology. Am J Clin Nutr 2000; 71:3-5.

12. Cooling J, Blundell J. Differences in energy expenditure and substrate oxidation between habitual high fat and low fat consumers (phenotypes). Int J Obes Relat Metab Disord 1998; 22:612-8.

13. Cooling J, Blundell J. Are high-fat and low-fat consumers distinct phenotypes? Differences in the subjective and behavioural response to energy and nutrient challenges. Eur J Clin Nutr 1998; 52:193-201.

14. Katan MB, Grundy SM, Willett WC. Beyond low fat diets. N Engl J Med 1997; 337: 563-6.

15. Willett WC. Is dietary fat a major determinant of body fat? Am J Clin Nutr 1998; 67:556S-62S.

16. Willett WC. Dietary fat and obesity: an unconvincing relation. Am J Clin Nutr 1998; 68:1149-50.

17. Egger G, Swinburn B. An »ecological« approach to the obesity pandemic. BMJ 1997; 315:477-80.

Kapitel 5 – Couch-Kartoffeln faulen früher

1. Wei M, Gibbons LW, Mitchell TL et al. The association between cardiorespiratory fitness and impaired fasting glucose and type 2 diabetes mellitus in men. Ann Intern Med 1999; 130:89-96.

2. Wareham NJ, Byrne CD, Williams R et al. Fasting proinsulin concentrations predict the development of type 2 diabetes. Diabetes Care 1999; 22:262-70.

3. Haffner SM. Epidemiological studies on the effects of hyperglycemia and improvement of glycemic control on macrovascular events in type 2 diabetes. Diabetes Care 1999; 22 Suppl 3:C54-6.

4. Folsom AR, Rasmussen ML, Chambless LE et al. Prospective associations of fasting insulin, body fat distribution, and diabetes with risk of ischemic stroke. The Atherosclerosis Risk in Communities (ARIC) Study Investigators. Diabetes Care 1999; 22:1077-83.

5. Lempiäinen P, Mykkänen L, Pyörälä K et al. Insulin Resistance Syndrome Predicts Coronary Heart Disease Events in Elderly Nondiabetic Men. Circulation 1999; 100:123-8.

6. Ching PL, Willett WC, Rimm EB et al. Activity level and risk of overweight in male health professionals. Am J Public Health 1996; 86:25-30.

7. Andersen RE, Crespo CJ, Bartlett SJ et al. Relationship of physical acitvity and television watching with body weight and level of fatness among children. Journal of the American Medical Association 1998; 279:938-42.

8. Perry IJ, Wannamethee SG, Walker MK et al. Prospective study of risk factors for development of non-insulin dependent diabetes in middle aged British men. BMJ 1995; 310:560-4.

9. Colditz GA, Willett WC, Rotnitzky A et al. Weight gain as a risk factor for clinical diabetes mellitus in women. Ann Intern Med 1995; 122:481-6.

10. Daniel M, Marion SA, Sheps SB et al. Variation by body mass index and age in waist-to-hip ratio associations with glycemic status in an aboriginal population at risk for type 2 diabetes in British Columbia, Canada. Am J Clin Nutr 1999; 69:455-60.

11. Wannamethee SG, Shaper AG. Weight change and duration of overweight and obesity in the incidence of type 2 diabetes. Diabetes Care 1999; 22:1266-72.

12. Srinivasan SR, Myers L, Berenson GS. Temporal association between obesity and hyperinsulinemia in children, adolescents, and young adults: the Bogalusa Heart Study. Metabolism 1999; 48:928-34.

13. Brancati FL, Wang NY, Mead LA et al. Body weight patterns from 20 to 49 years of age and subsequent risk for diabetes mellitus: the Johns Hopkins Precursors Study. Arch Intern Med 1999; 159:957-63.

14. Sinaiko AR, Donahue RP, Jacobs DR, Jr. et al. Relation of weight and rate of increase in weight during childhood and adolescence to body size, blood pressure, fasting insulin, and lipids in young adults. The Minneapolis Children's Blood Pressure Study. Circulation 1999; 99:1471-6.

15. Ferrannini E, Camastra S. Relationship between impaired glucose tolerance, non-insulin-dependent diabetes mellitus and obesity. Eur J Clin Invest 1998; 28 Suppl 2:3-6; disc. 7.

16. Dvorak RV, DeNino WF, Ades PA et al. Phenotypic characteristics associated with insulin resistance in metabolically obese but normal-weight young women. Diabetes 1999; 48:2210-4.

17. Frayn KN, Samra JS, Summers LKM. Visceral fat in relation to health: is it a major culprit or simply an innocent bystander? Int J Obesity 1997; 21:1191-2.

18. Rose KM, Newman B, Mayer-Davis EJ et al. Genetic and behavioral determinants of waist-hip ratio and waist circumference in women twins. Obes Res 1998; 6:383-92.

19. Guo Z, Hensrud DD, Johnson CM et al. Regional postprandial fatty acid metabolism in different obesity phenotypes. Diabetes 1999; 48:1586-92.

20. Folsom AR, Kaye SA, Sellers TA et al. Body fat distribution and 5-year risk of death in older women [published erratum in JAMA 1993 Mar 10; 269(10):1254]. JAMA 1993; 269:483-7.

21. Rimm EB, Stampfer MJ, Giovannucci E et al. Body size and fat distribution as predictors of coronary heart disease among middle-aged and older US men. Am J Epidemiol 1995; 141:1117-27.

22. Carey VJ, Walters EE, Colditz GA et al. Body fat distribution and risk of non-insulin-dependent diabetes mellitus in women. The Nurses' Health Study. Am J Epidemiol 1997; 145:614-9.

23. Rexrode KM, Carey VJ, Hennekens CH et al. Abdominal adiposity and coronary heart disease in women. JAMA 1998; 280:1843-8.

24. Kelley DE, Goodpaster B, Wing RR et al. Skeletal muscle fatty acid metabolism in association with insulin resistance, obesity, and weight loss. Am J Physiol 1999; 277: E1130-E41.

25. McGarry JD. Glucose-fatty acid interactions in health and disease. Am J Clin Nutr 1998; 67(3 suppl):500S-4S.

26. McGarry JD, Dobbins RL. Fatty acids, lipotoxicity and insulin secretion. Diabetologia 1999; 42:128-38.

27. Whaley MH, Kampert JB, Kohl HW, 3rd et al. Physical fitness and clustering of risk factors associated with the metabolic syndrome. Med Sci Sports Exerc 1999; 31:287-93.

28. Kraus W. Insulin resistance syndrome and cardiovascular disease: genetics and connections to skeletal muscle function. Am Heart J 1999; 138:413-6.

29. Koval JA, Maezono K, Patti ME et al. Effects of exercise and insulin on insulin signaling proteins in human skeletal muscle. Med Sci Sports Exerc 1999; 31:998-1004.

30. Jeukendrup AE, Saris WH, Wagenmakers AJ. Fat metabolism during exercise: a review-part II: regulation of metabolism and the effects of training. Int J Sports Med 1998; 19:293-302.

31. Eriksson J, Taimela S, Koivisto VA. Exercise and the metabolic syndrome. Diabetologica 1997; 40:125-35.

32. Higashi Y, Sasaki S, Kurisu S et al. Regular aerobic exercise augments endothelium-dependent vascular relaxation in normotensive as well as hypertensive

subjects: role of endothelium-derived nitric oxide. Circulation 1999; 100:1194-202.

33. Wareham NJ, Hennings SJ, Byrne CD et al. A quantitative analysis of the relationship between habitual energy expenditure, fitness and the metabolic cardiovascular syndrome. Br J Nutr 1998; 80:235-41.

34. Levine JA, Eberhardt NL, Jensen MD. Role of nonexercise activity thermogenesis in resistance to fat gain in humans. Science 1999; 283:212-4.

Kapitel 6 – Eingespannt und ausgebrannt

1. Rozanski A, Blumenthal JA, Kaplan J. Impact of psychological factors on the pathogenesis of cardiovascular disease and implications for therapy. Circulation 1999; 99:2192-217.

2. Wamala SP, Wolk A, Orth-Gomer K. Determinants of obesity in relation to socio-economic status among middle-aged Swedish women. Preventiv Medicine 1997; 26: 734-44.

3. Weinstein SE, Shide DJ, Rolls BJ. Changes in food intake in response to stress in men and women: psychological factors. Appetite 1997; 28:7-18.

4. Warburton DM. The functions of pleasure. In: Warburton DM, Sherwood N, eds. Pleasure and quality of life. Chichester: John Wiley & Sons Ltd, 1996:13-27.

5. Warburton DM, Suiter JI. The cost of job dissatisfaction. In: Warburton DM, Sherwood N, eds. Pleasure and quality of life. Chichester: John Wiley & Sons Ltd, 1996:13-27.

6. Bjorntorp P, Rosmond R. Visceral obesity and diabetes. Drugs 1999; 58 Suppl 1:13-8; discussion 75-82.

7. Bjorntorp P, Holm G, Rosmond R. Hypothalamic arousal, insulin resistance and Type 2 diabetes mellitus. Diabet Med 1999; 16:373-83.

8. Rosmond R, Dallman MF, Bjorntorp P. Stress-related cortisol secretion in men: relationships with abdominal obesity and endocrine, metabolic and hemodynamic abnormalities. J Clin Endocrinol Metab 1998; 83:1853-9.

9. Rosmond R, Bjorntorp P. Psychosocial and socio-economic factors in women and their relationship to obesity and regional body fat distribution. Int J Obes Relat Metab Disord 1999; 23:138-45.

10. Lee ZS, Chan JC, Yeung VT et al. Plasma insulin, growth hormone, cortisol, and central obesity among young Chinese type 2 diabetic patients. Diabetes Care 1999; 22:1450-7.

11. Rose KM, Newman B, Mayer-Davis EJ et al. Genetic and behavioral determinants of waist-hip ratio and waist circumference in women twins. Obes Res 1998; 6:383-92.

12. Tähtinen TM, Vanhala MJ, Oikarinen JA et al. Effect of smoking on the prevalence of insulin resistance-associated cardiovascular risk factors among Finnish men in military service. J Cardiovasc Risk 1998; 5:319-23.

Kapitel 7 – Schlaflos ins Verderben

1. Spiegel K, Leproult R, Van Cauter E. Impact of sleep debt on metabolic and endocrine function. Lancet 1999; 354:1435-9.

2. Ohayon MM, Guilleminault C, Priest RG. Night terrors, sleepwalking, and confusional arousals in the general population: their frequency and relationship to other sleep and mental disorders. J Clin Psychiatry 1999; 60:268-76; quiz 77.

3. Rosekind MR, Smith RM, Miller DL et al. Alertness management: strategic naps in operational settings. J Sleep Res 1995; 4:62-6.

4. Vgontzas AN, Papanicolaou DA, Bixler EO et al. Sleep apnea and daytime sleepiness and fatigue: relation to visceral obesity, insulin resistance, and hypercytokinemia. J Clin Endocrinol Metab 2000; 85:1151-8.

5. Peppard PE, Young T, Palta M et al. Prospective study of the association between sleep-disordered breathing and hypertension. N Engl J Med 2000; 342:1378-84.

Kapitel 8 – Warte nicht, bis es dunkel ist

1. Boucher BJ. Inadequate vitamin D status: does it contribute to the disorders comprising syndrome »X«? Br J Nutr 1998; 79:315-27.

2. Grimes DS, Hindle E, Dyer T. Sunlight, cholesterol and coronary heart disease. QJM 1996; 89:579-89.

Kapitel 9 – Immer auf die Kleinen

1. Barker DJ, Winter PD, Osmond C et al. Weight in infancy and death from ischaemic heart disease. Lancet 1989; 2:577-80.

2. Barker DJ, Osmond C, Law CM. The intrauterine and early postnatal origins of cardiovascular disease and chronic bronchitis. J Epidemiol Community Health 1989; 43:237-40.

3. Barker DJ. Rise and fall of Western diseases. Nature 1989; 338:371-2.

4. Barker DJ, Osmond C, Golding J et al. Growth in utero, blood pressure in childhood and adult life, and mortality from cardiovascular disease. BMJ 1989; 298:564-7.

5. Barker DJ, Martyn CN, Osmond C et al. Growth in utero and serum cholesterol concentrations in adult life. BMJ 1993; 307:1524-7.

6. Barker DJ, Gluckman PD, Godfrey KM et al. Fetal nutrition and cardiovascular disease in adult life. Lancet 1993; 341:938-41.

7. Barker DJ, Osmond C, Simmonds SJ et al. The relation of small head circumference and thinness at birth to death from cardiovascular disease in adult life. BMJ 1993; 306:422-6.

8. Barker DJ, Hales CN, Fall CH et al. Type 2 (non-insulin-dependent) diabetes mellitus, hypertension and hyperlipidaemia (syndrome X): relation to reduced fetal growth. Diabetologia 1993; 36:62-7.

9. Phillips DI, Barker DJ. Association between low birthweight and high resting pulse in adult life: is the sympathetic nervous system involved in programming the insulin resistance syndrome? Diabet Med 1997; 14:673-7.

10. Phillips DI, Barker DJ, Fall CH et al. Elevated plasma cortisol concentrations: a link between low birth weight and the insulin resistance syndrome? J Clin Endocrinol Metab 1998; 83:757-60.

11. Martyn CN, Hales CN, Barker DJ et al. Fetal growth and hyperinsulinaemia in adult life. Diabet Med 1998; 15:688-94.

12. Barker DJ. The fetal origins of type 2 diabetes mellitus. Ann Intern Med 1999; 130:322-4.

13. Barker DJ. Fetal origins of cardiovascular disease. Ann Med 1999; 31 Suppl 1:3-6.

14. Barker DJ. The intra-uterine origins of disturbed cholesterol homeostasis. Acta Paediatr 1999; 88:483-4.

15. Ravelli AC, van Der Meulen JH, Osmond C et al. Obesity at the age of 50 in men and women exposed to famine prenatally. Am J Clin Nutr 1999; 70:811-6.

16. Forsen T, Eriksson JG, Tuomilehto J et al. Growth in utero and during childhood among women who develop coronary heart disease: longitudinal study. BMJ 1999; 319:1403-7.

17. Ravelli AC, van Der Meulen JH, Osmond C et al. Infant feeding and adult glucose tolerance, lipid profile, blood pressure, and obesity. Arch Dis Child 2000; 82:248-52.

18. Castillo-Duran C, Cassorla F. Trace minerals in human growth and development. J-Pediatr Endocrinol Metab 1999; 12:589-601.

19. Krebs NF. Dietary zinc and iron sources, physical growth and cognitive development of breastfed infants. J Nutr 2000; 130:358S-60S.

Kapitel 10 – So weit die Gene tragen

1. Neel JV. When some fine old genes meet a »new« environment. World Rev Nutr Diet 1999; 84:1-18.

2. Fox D. The famished road. New Scientist 1999:38-43.

3. Brand-Miller JC, Colagiuri S. Evolutionary aspects of diet and insulin resistance. World Rev Nutr Diet 1999; 84:74-105.

4. Reaven GM. Insulin resistance, the key to survival: a rose by any other name [letter]. Diabetologia 1999; 42:384-5.

5. Reaven G. Syndrome X: 10 years after. Drugs 1999; 58 Suppl 1:19-20; discussion 75-82.

6. Reaven GM. Hypothesis: muscle insulin resistance is the (»not-so«) thrifty genotype. Diabetologia 1998; 41:482-4.

7. Reaven GM. Insulin resistance and human disease: a short history. J Basic Clin Physiol Pharmacol 1998; 9:387-406.

8. Fernandez-Real JM, Ricart W. Insulin resistance and inflammation in an evolutionary perspective: the contribution of cytokine genotype/phenotype to thriftiness. Diabetologia 1999; 42:1367-74.

9. Maser RE, Ellis D, Erbey JR et al. Do tissue plasminogen activator-plasminogen activator inhibitor-1 complexes relate to the complications of insulin-dependent diabetes mellitus? Pittsburgh Epidemiology of Diabetes Complications Study. J Diabetes Complications 1997; 11:243-9.

10. Matsuda T, Morishita E, Jokaji H et al. Mechanism on disorders of coagulation and fibrinolysis in diabetes. Diabetes 1996; 45 Suppl 3:S109-10.

11. Pickup JC, Mattock MB, Chusney GD et al. NIDDM as a disease of the innate immune system: association of acute-phase reactants and interleukin-6 with metabolic syndrome X. Diabetologia 1997; 40:1286-92.

12. Yudkin JS, Kumari M, Humphries SE et al. Inflammation, obesity, stress, and coronary heart disease: is interleukin-6 the link? Atherosclerosis 1999; 148:209-14.

13. Schmidt MI, Duncan BB, Sharrett AR et al. Markers of inflammation and prediction of diabetes mellitus in adults (Atherosclerosis Risk in Communities study): a cohort study. Lancet 1999; 353:1649-52.

Kapitel 11 – Die Carnivore-Connection

1. Reaven GM. Role of insulin resistance in human disease (syndrome X): an expanded definition. Annu Rev Med 1993; 44:121-31.

2. Reaven GM. Hypothesis: muscle insulin resistance is the (»not-so«) thrifty genotype. Diabetologia 1998; 41:482-4.

3. Reaven GM. Insulin resistance and human disease: a short history. J Basic Clin Physiol Pharmacol 1998; 9:387-406.

4. Miller JC, Colagiuri S. The carnivore connection: dietary carbohydrate in the evolution of NIDDM. Diabetologia 1994; 37:1280-6.

5. Colagiuri S, Brand-Miller JC. The metabolic syndrome: from inherited survival trait to a health care problem. Exp Clin Endocrinol Diabetes 1997; 105 Suppl 2:54-60.

6. Brand-Miller JC, Colagiuri S. Evolutionary aspects of diet and insulin resistance. World Rev Nutr Diet 1999; 84:74-105.

Kapitel 12 – Schlanke Illusionen und sportive Utopien

1. Jones CN, Abbasi F, Carantoni M et al. Roles of insulin resistance and obesity in regulation of plasma insulin concentrations. Am J Physiol Endocrinol Metab 2000; 278:E501-E8.

2. Coakley EH, Rimm EB, Colditz G et al. Predictors of weight change in men: results from the Health Professionals Follow-up Study. Int J Obes Relat Metab Disord 1998; 22:89-96.

3. Pasman WJ, Saris WH, Westerterp-Plantenga MS. Predictors of weight maintenance. Obes Res 1999; 7:43-50.

4. Korkeila M, Rissanen A, Kaprio J et al. Weight-loss attempts and risk of major weight gain: a prospective study in finnish adults. Am J Clin Nutr 1999; 70:965-75.

5. Jeffery RW, Hellerstedt WL, French SA et al. A randomized trial of counceling for fat restriction versus calorie restriction in the treatment of obesity. Int J Obesity 1995; 19:132-7.

6. Black HS, Herd JA, Goldberg LH et al. Effect of a low-fat diet on the incidence of actinic keratosis. N Engl J Med 1994; 330:1272-5.

7. Group ND-HSR. Body weight changes. Circulation 1968; 37(suppl I):170-80.

8. Sheppard L, Kristal AR, Kushi LH. Weight loss in women participating in a randomized trial of low-fat diets. Am J Clin Nutr 1991; 54:821-8.

9. Kasim SE, Martino S, Kim PN et al. Dietary and anthropometric determinants of plasma lipoproteins during a long term low-fat diet in healthy women. Am J Clin Nutr 1993; 57:146-53.

10. Lee-Han H, Cousins M, Beaton M et al. Compliance in a randomized clinical trial of dietary fat reduction in patients with breast dysplasia. Am J Clin Nutr 1988; 48:575-86.

11. Ellrott T, Pudel V. Adipositastherapie. Stuttgart: Georg Thieme Verlag, 1997.

12. Toubro S, Astrup A. Randomised comparison of diets for maintaining obese subjects weight after major weight loss: ad lib, low fat, high carbohydrate diet versus fixed energy intake. BMJ 1997; 314:29-33.

13. Skov AR. The effect of a high-protein vs. low-protein diet on body weight, body composition, blood lipids, renal function and bone mineralisation in obese subjects: Royal Veterinary and Agricultural University, Frederiksberg, Denmark, 1998.

14. Miller WC, Koceja DM, Hamilton EJ. A meta-analysis of the past 25 years of weight loss research using diet, exercise or diet plus exercise intervention. Int J Obesity 1997; 21:941-7.

15. Votruba SB, Horvitz MA, Schoeller DA. The role of exercise in the treatment of obesity. Nutrition 2000; 16:179-88.

16. Miller WC. How effective are traditional dietary and exercise interventions for weight loss? Med Sci Sports Exerc 1999; 31:1129-34.

17. Pasman WJ, Saris WH, Muls E et al. Effect of exercise training on long-term weight maintenance in weight- reduced men. Metabolism 1999; 48:15-21.

18. Schoeller DA, Shay K, Kushner RF. How much physical acitvity is needed to minimize weight gain in previously obese women? Am J Clin Nutr 1997; 66:551-6.

19. Saris WH. Fit, fat and fat free: the metabolic aspects of weight control. Int J Obes Relat Metab Disord 1998; 22 Suppl 2:S15-21.

20. Vessby B, Andersson A, Sjodin A. Training induced changes in the fatty acid composition of skeletal muscle lipids. Functional aspects. Adv Exp Med Biol 1998; 441:139-45.

21. Andersson A, Sjodin A, Olsson R et al. Effects of physical exercise on phospholipid fatty acid composition in skeletal muscle. Am J Physiol 1998; 274:E432-8.

22. Ivy JL. Role of exercise training in the prevention and treatment of insulin resistance and non-insulin-dependent diabetes mellitus. Sports Med 1997; 24:321-36.

23. Schrauwen P, van Marken Lichtenbelt WD, Saris WH et al. Role of glycogen-lowering exercise in the change of fat oxidation in response to a high-fat diet. Am J Physiol 1997; 273:E623-9.

24. Schrauwen P, Lichtenbelt WD, Saris WH et al. Fat balance in obese subjects: role of glycogen stores. Am J Physiol 1998; 274:E1027-33.

25. Eriksson J, Taimela S, Koivisto VA. Exercise and the metabolic syndrome. Diabetologica 1997; 40:125-35.

26. Mayer-Davis EJ, D'Agostino R, Jr., Karter AJ et al. Intensity and amount of physical activity in relation to insulin sensitivity: the Insulin Resistance Atherosclerosis Study. JAMA 1998; 279:669-74.

27. Wei M, Gibbons LW, Mitchell TL et al. The association between cardiorespiratory fitness and impaired fasting glucose and type 2 diabetes mellitus in men. Ann Intern Med 1999; 130:89-96.

28. Helmrich SP, Ragland DR, Leung RW et al. Physical activity and reduced occurrence of non-insulin-dependent diabetes mellitus. N Engl J Med 1991; 325:147-52.

29. Manson JE, Rimm EB, Stampfer MJ et al. Physical activity and incidence of non-insulin-dependent diabetes mellitus in women. Lancet 1991; 338:774-8.

30. Burchfiel CM, Sharp DS, Curb JD et al. Physical activity and incidence of diabetes: the Honolulu Heart Program. Am J Epidemiol 1995; 141:360-8.

31. Perry IJ, Wannamethee SG, Walker MK et al. Prospective study of risk factors for development of non-insulin dependent diabetes in middle aged British men. BMJ 1995; 310:560-4.

32. Lynch J, Helmrich SP, Lakka TA et al. Moderately intense physical activities and high levels of cardiorespiratory fitness reduce the risk of non-insulin-dependent diabetes mellitus in middle-aged men. Arch Intern Med 1996; 156:1307-14.

33. Folsom AR, Kushi LH, Hong CP. Physical activity and incident diabetes mellitus in postmenopausal women. Am J Public Health 2000; 90:134-8.

34. Sandvik L, Erikssen J, Thaulow E et al. Physical fitness as a predictor of mortality among healthy, middle-aged Norwegian men. N Engl J Med 1993; 328:533-7.

35. Rodriguez BL, Curb JD, Burchfiel CM et al. Physical activity and 23-year incidence of coronary heart disease morbidity and mortality among middle-aged men. The Honolulu Heart Program. Circulation 1994; 89:2540-4.

36. Haapanen N, Miilunpalo S, Vuori I et al. Association of leisure time physical activity with the risk of coronary heart disease, hypertension and diabetes in middle-aged men and women. Int J Epidemiol 1997; 26:739-47.

37. Farrell SW, Kampert JB, Kohl HW, 3rd et al. Influences of cardiorespiratory fitness levels and other predictors on cardiovascular disease mortality in men. Med Sci Sports Exerc 1998; 30:899-905.

38. Lee CD, Blair SN, Jackson AS. Cardiorespiratory fitness, body composition, and all-cause and cardiovascular disease mortality in men. Am J Clin Nutr 1999; 69:373-80.

39. Hu FB, Stampfer MJ, Colditz GA et al. Physical activity and risk of stroke in women. JAMA 2000; 283:2961-7.

40. Longnecker MP, Gerhardsson le Verdier M, Frumkin H et al. A case-control study of physical activity in relation to risk of cancer of the right colon and rectum in men. Int J Epidemiol 1995; 24:42-50.

41. Coogan PF, Newcomb PA, Clapp RW et al. Physical activity in usual occupation and risk of breast cancer (United States). Cancer Causes Control 1997; 8:626-31.

42. Martinez ME, Giovannucci E, Spiegelman D et al. Leisure-time physical activity, body size, and colon cancer in women. J Natl Cancer Inst 1997; 89:948-55.

43. Gammon MD, John EM, Britton JA. Recreational and occupational physical activities and risk of breast cancer. J Natl Cancer Inst 1998; 90:100-17.

44. Rockhill B, Willett WC, Hunter DJ et al. A prospective study of recreational physical activity and breast cancer risk. Arch Intern Med 1999; 159:2290-6.

45. Andersen LB, Schnohr P, Schroll M et al. All-cause mortality associated with physical activity during leisure time, work, sports, and cycling to work. Arch Intern Med 2000; 160:1621-8.

46. Blair SN, Brodney S. Effects of physical inactivity and obesity on morbidity and mortality: current evidence and research issues. Med Sci Sports Exerc 1999; 31:S646-62.

Kapitel 13 – Süße Früchte gegen Zucker

1. Brand-Miller J, Colagiuri S, Wolever TMS et al. The Glucose Revolution. New York: Marlowe & Company, 1999.

2. Bioletto S, Golay A, Munger R et al. Acute hyperinsulinemia and very-low-density and low-density lipoprotein subfractions in obese subjects. Am J Clin Nutr 2000; 71:443-9.

3. Holt SH, Miller JC, Petocz P. An insulin index of foods: the insulin demand generated by 1000-kJ portions of common foods. Am J Clin Nutr 1997; 66:1264-76.

4. Jackson KG, Taylor GR, Clohessy AM et al. The effect of the daily intake of inulin on fasting lipid, insulin and glucose

concentrations in middle-aged men and women. Br J Nutr 1999; 82:23-30.

5. Delzenne NM. The hypolipidaemic effect of inulin: when animal studies help to approach the human problem [comment]. Br J Nutr 1999; 82:3-4.

6. Anderson JW, Allgood LD, Turner J et al. Effects of psyllium on glucose and serum lipid responses in men with type 2 diabetes and hypercholesterolemia. Am J Clin Nutr 1999; 70:466-73.

7. Kiens B, Richter EA. Types of carbohydrate in an ordinary diet affect insulin action and muscle substrates in humans. Am J Clin Nutr 1996; 63:47-53.

8. Percheron C, Colette C, Avignon A et al. Metabolic responses to high carbohydrate breakfasts in obese patients with impaired glucose tolerance: comparison of meals containing dairy products versus bread. Nutr Res 1997; 17:797-806.

9. Brand JC, Colagiuri S, Crossman S et al. Low-glycemic index foods improve long-term glycemic control in NIDDM. Diabetes Care 1991; 14:95-101.

10. Gannon MC, Nuttall FQ, Westphal SA et al. Acute metabolic response to high-carbohydrate, high-starch meals compared with moderate-carbohydrate, low-starch meals in subjects with type 2 diabetes. Diabetes Care 1998; 21:1619-26.

11. Liljeberg HG, Akerberg AK, Bjorck IM. Effect of the glycemic index and content of indigestible carbohydrates of cereal-based breakfast meals on glucose tolerance at lunch in healthy subjects. Am J Clin Nutr 1999; 69:647-55.

12. Livesey G, Taylor R, Hulshof T, Howlett J. Glycemic response and health a systematic review and meta-analysis: relations between dietary glycemic properties and health outcomes. Am J Clin Nutr 2008; 87:258S-68S.

13. Salmeron J, Manson JE, Stampfer MJ et al. Dietary fiber, glycemic load, and risk of non-insulin-dependent diabetes mellitus in women. JAMA 1997; 277:472-7.

14. Salmeron J, Ascherio A, Rimm EB et al. Dietary fiber, glycemic load, and risk of NIDDM in men. Diabetes Care 1997; 20:545-50.

15. Liu S, Willett WC, Stampfer MJ et al. A prospective study of dietary glycemic load, carbohydrate intake, and risk of coronary heart disease in US women. Am J Clin Nutr 2000; 71:1455-61.

16. Järvi AE, Karlstrom BE, Granfeldt YE et al. Improved glycemic control and lipid profile and normalized fibrinolytic activity on a low-glycemic index diet in type 2 diabetic patients. Diabetes Care 1999; 22:10-8.

17. Wolever TM, Jenkins DJ, Vuksan V et al. Beneficial effect of low-glycemic index diet in overweight NIDDM subjects. Diabetes Care 1992; 15:562-4.

18. Jenkins DJ, Wolever TM, Buckley G et al. Low-glycemic-index starchy foods in the diabetic diet. Am J Clin Nutr 1988; 48:248-54.

19. Fontvieille AM, Rizkalla SW, Penfornis A et al. The use of low glycaemic index foods improves metabolic control of diabetic patients over five weeks. Diabet Med 1992; 9:444-50.

20. Wolever TM, Jenkins DJ, Vuksan V et al. Beneficial effect of a low glycaemic index diet in type 2 diabetes. Diabet Med 1992; 9:451-8.

21. Frost G, Wilding J, Beecham J. Dietary advice based on the glycaemic index improves dietary profile and metabolic control in type 2 diabetic patients. Diabet Med 1994; 11:397-401.

22. Wolever TM. The glycemic index: flogging a dead horse? Diabetes Care 1997; 20:452-6.

23. Coulston AM, Reaven GM. Much ado about (almost) nothing. Diabetes Care 1997; 20:241-3.

24. Williams DE, Wareham NJ, Cox BD et al. Frequent salad vegetable consumption is associated with a reduction in the risk of diabetes mellitus. J Clin Epidemiol 1999; 52:329-35.

25. Kuroda S, Uzu T, Fujii T et al. Role of insulin resistance in the genesis of sodium sensitivity in essential hypertension. J Hum Hypertens 1999; 13:257-62.

26. Sacks FM, Willett WC, Smith A et al. Effect on blood pressure of potassium, calcium, and magnesium in women with low habitual intake. Hypertension 1998; 31:131-8.

27. Lampe JW. Health effects of vegetables and fruit: assessing mechanisms of action in human experimental studies. Am J Clin Nutr 1999; 70:475S-90S.

28. Gillman MW, Cupples LA, Gagnon D et al. Protective effect of fruits and vegetables on development of stroke in men. JAMA 1995; 273:1113-7.

29. Suter PM. The effects of potassium, magnesium, calcium, and fiber on risk of stroke. Nutr Rev 1999; 57:84-8.

30. Joshipura KJ, Ascherio A, Manson JE et al. Fruit and vegetable intake in relation to risk of ischemic stroke. JAMA 1999; 282:1233-9.

31. Jenkins DJ, Popovich DG, Kendall CW et al. Effect of a diet high in vegetables, fruit, and nuts on serum lipids. Metabolism 1997; 46:530-7.

32. Knopp RH, Superko HR, Davidson M et al. Long-term blood cholesterol-lowering effects of a dietary fiber supplement. Am J Prev Med 1999; 17:18-23.

33. Vuksan V, Jenkins DJ, Spadafora P et al. Konjac-mannan (glucomannan) improves glycemia and other associated risk factors for coronary heart disease in type 2 diabetes. A randomized controlled metabolic trial. Diabetes Care 1999; 22:913-9.

34. Starc TJ, Shea S, Cohn LC et al. Greater dietary intake of simple carbohydrate is associated with lower concentrations of high-density-lipoprotein cholesterol in hypercholesterolemic children. Am J Clin Nutr 1998; 67:1147-54.

35. Luscombe ND, Noakes M, Clifton PM. Diets high and low in glycemic index versus high monounsaturated fat diets: effects on glucose and lipid metabolism in NIDDM. Europ J Clin Nutr 1999; 53:473-8.

36. Frost G, Leeds AA, Dore CJ et al. Glycaemic index as a determinant of serum HDL-cholesterol concentration. Lancet 1999; 353:1045-8.

37. Jenkins DJ, Wolever TM, Vidgen E et al. Effect of psyllium in hypercholesterolemia at two monounsaturated fatty acid intakes. Am J Clin Nutr 1997; 65:1524-33.

38. Ness AR, Powles JW. Fruit and vegetables, and cardiovascular disease: a review. Int J Epidemiol 1997; 26:1-13.

39. Law MR, Morris JK. By how much does fruit and vegetable consumption reduce the risk of ischaemic heart disease? Eur J Clin Nutr 1998; 52:549-56.

40. Yochum L, Kushi LH, Meyer K et al. Dietary flavonoid intake and risk of cardiovascular disease in postmenopausal women. Am J Epidemiol 1999; 149:943-9.

41. Singh RB, Niaz MA, Ghosh S et al. Effect on mortality and reinfarction of adding fruits and vegetables to a prudent diet in the Indian experiment of infarct survival (IEIS). J Am Coll Nutr 1993; 12:255-61.

42. Singh RB, Ghosh S, Singh R. Effects on serum lipids of adding fruits and vegetables to prudent diet in the Indian Experiment of Infarct Survival (IEIS). Cardiology 1992; 80:283-93.

Kapitel 14 – Viel Korn oder Vollkorn?

1. Lampe JW. Health effects of vegetables and fruit: assessing mechanisms of action in human experimental studies. Am J Clin Nutr 1999; 70:475S-90S.

2. Kushi LH, Meyer KA, Jacobs DR, Jr. Cereals, legumes, and chronic disease risk reduction: evidence from epidemiologic studies. Am J Clin Nutr 1999; 70:451S-8S.

3. Slob IC, Lambregts JL, Schuit AJ et al. Calcium intake and 28-year gastro-intestinal cancer mortality in Dutch civil servants. Int J Cancer 1993; 54:20-5.

4. Heilbrun LK, Nomura A, Hankin JH et al. Diet and colorectal cancer with special reference to fiber intake. Int J Cancer 1989; 44:1-6.

5. Steinmetz KA, Kushi LH, Bostick RM et al. Vegetables, fruit, and colon cancer in the

Iowa Women's Health Study. Am J Epidemiol 1994; 139:1-15.

6. Giovannucci E, Rimm EB, Stampfer MJ et al. Intake of fat, meat, and fiber in relation to risk of colon cancer in men. Cancer Res 1994; 54:2390-7.

7. Fuchs CS, Giovannucci EL, Colditz GA et al. Dietary fiber and the risk of colorectal cancer and adenoma in women. N Engl J Med 1999; 340:169-76.

8. Hill MJ. Cereals, cereal fibre and colorectal cancer risk: a review of the epidemiological literature. Eur J Cancer Prev 1998; 7 Suppl 2:S5-10.

9. Howe GR, Hirohata T, Hislop TG et al. Dietary factors and risk of breast cancer: combined analysis of 12 case-control studies. J Natl Cancer Inst 1990; 82:561-9.

10. Kushi LH, Sellers TA, Potter JD et al. Dietary fat and postmenopausal breast cancer. J Natl Cancer Inst 1992; 84:1092-9.

11. Graham S, Zielezny M, Marshall J et al. Diet in the epidemiology of postmenopausal breast cancer in the New York State Cohort. Am J Epidemiol 1992; 136:1327-37.

12. Willett WC, Hunter DJ, Stampfer MJ et al. Dietary fat and fiber in relation to risk of breast cancer. An 8-year follow-up. JAMA 1992; 268:2037-44.

13. Kushi LH, Lew RA, Stare FJ et al. Diet and 20-year mortality from coronary heart disease. The Ireland-Boston Diet-Heart Study. N Engl J Med 1985; 312:811-8.

14. Khaw KT, Barrett-Connor E. Dietary fiber and reduced ischemic heart disease mortality rates in men and women: a 12-year prospective study. Am J Epidemiol 1987; 126: 1093-102.

15. Pietinen P, Rimm EB, Korhonen P et al. Intake of dietary fiber and risk of coronary heart disease in a cohort of Finnish men. The Alpha-Tocopherol, Beta-Carotene Cancer Prevention Study. Circulation 1996; 94:2720-7.

16. Rimm EB, Ascherio A, Giovannucci E et al. Vegetable, fruit, and cereal fiber intake and risk of coronary heart disease among men. JAMA 1996; 275:447-51.

17. Wolk A, Manson JE, Stampfer MJ et al. Long-term intake of dietary fiber and decreased risk of coronary heart disease among women. JAMA 1999; 281:1998-2004.

18. Jacobs DR, Jr., Meyer KA, Kushi LH et al. Whole-grain intake may reduce the risk of ischemic heart disease death in postmenopausal women: the Iowa Women's Health Study. Am J Clin Nutr 1998; 68:248-57.

19. Liu S, Stampfer MJ, Hu FB et al. Whole-grain consumption and risk of coronary heart disease: results from the Nurses' Health Study. Am J Clin Nutr 1999; 70:412-9.

20. Jacobs DR, Jr., Meyer KA, Kushi LH et al. Is whole grain intake associated with reduced total and cause-specific death rates in older women? The Iowa Women's Health Study. Am J Public Health 1999; 89:322-9.

21. Slavin J, Jacobs D, Marquart L. Whole-grain consumption and chronic disease: protective mechanisms. Nutr Cancer 1997; 27:14-21.

22. Anderson JW, Hanna TJ. Impact of nondigestible carbohydrates on serum lipoproteins and risk for cardiovascular disease. J Nutr 1999; 129:1457S-66S.

23. Anderson JW, Hanna TJ. Whole grains and protection against coronary heart disease: what are the active components and mechanisms? Am J Clin Nutr 1999; 70:307-8.

24. Jacobs DR, Jr., Slavin J, Marquart L. Whole grain intake and cancer: a review of the literature. Nutr Cancer 1995; 24:221-9.

25. Chatenoud L, Tavani A, La Vecchia C et al. Whole grain food intake and cancer risk. Int J Cancer 1998; 77:24-8.

26. Gold EB, Gordis L, Diener MD et al. Diet and other risk factors for cancer of the pancreas. Cancer 1985; 55:460-7.

27. Trichopoulos D, Ouranos G, Day NE et al. Diet and cancer of the stomach: a case-control study in Greece. Int J Cancer 1985; 36:291-7.

28. Mack TM, Yu MC, Hanisch R et al. Pancreas cancer and smoking, beverage consumption, and past medical history. J Natl Cancer Inst 1986; 76:49-60.

29. Raymond L, Infante F, Tuyns AJ et al. Diet and cancer of the pancreas. Gastroenterol Clin Biol 1987; 11:488-92.

30. La Vecchia C, Negri E, Decarli A et al. A case-control study of diet and gastric cancer in northern Italy. Int J Cancer 1987; 40:484-9.

31. La Vecchia C, Negri E, Decarli A et al. A case-control study of diet and colorectal cancer in northern Italy. Int J Cancer 1988; 41:492-8.

32. Tuyns AJ, Kaaks R, Haelterman M. Colorectal cancer and the consumption of foods: a case-control study in Belgium. Nutr Cancer 1988; 11:189-204.

33. Olsen GW, Mandel JS, Gibson RW et al. A case-control study of pancreatic cancer and cigarettes, alcohol, coffee and diet. Am J Public Health 1989; 79:1016-9.

34. Wu-Williams AH, Yu MC, Mack TM. Lifestyle, workplace, and stomach cancer by subsite in young men of Los Angeles County. Cancer Res 1990; 50:2569-76.

35. Benito E, Obrador A, Stiggelbout A et al. A population-based case-control study of colorectal cancer in Majorca. I. Dietary factors. Int J Cancer 1990; 45:69-76.

36. Boeing H, Jedrychowski W, Wahrendorf J et al. Dietary risk factors in intestinal and diffuse types of stomach cancer: a multicenter case-control study in Poland. Cancer Causes Control 1991; 2:227-33.

37. Tuyns AJ, Kaaks R, Haelterman M et al. Diet and gastric cancer. A case-control study in Belgium. Int J Cancer 1992; 51:1-6.

38. Bidoli E, Franceschi S, Talamini R et al. Food consumption and cancer of the colon and rectum in north-eastern Italy. Int J Cancer 1992; 50:223-9.

39. Slattery ML, Berry TD, Potter J et al. Diet diversity, diet composition, and risk of colon cancer (United States). Cancer Causes Control 1997; 8:872-82.

40. Franceschi S, La Vecchia C, Russo A et al. Low-risk diet for breast cancer in Italy. Cancer Epidemiol Biomarkers Prev 1997; 6:875-9.

41. Franceschi S, La Vecchia C, Russo A et al. Macronutrient intake and risk of colorectal cancer in Italy. Int J Cancer 1998; 76:321-4.

42. Levi F, Pasche C, La Vecchia C et al. Food groups and colorectal cancer risk. Br J Cancer 1999; 79:1283-7.

43. Chatenoud L, La Vecchia C, Franceschi S et al. Refined-cereal intake and risk of selected cancers in Italy. Am J Clin Nutr 1999; 70:1107-10.

44. Kneller RW, McLaughlin JK, Bjelke E et al. A cohort study of stomach cancer in a high-risk American population. Cancer 1991; 68:672-8.

45. Petrakis NL, Barnes S, King EB et al. Stimulatory influence of soy protein isolate on breast secretion in pre- and postmenopausal women. Cancer Epidemiol Biomarkers Prev 1996; 5:785-94.

46. Rao CV, Wang CX, Simi B et al. Enhancement of experimental colon cancer by genistein. Cancer Res 1997; 57:3717-22.

47. Divi RL, Chang HC, Doerge DR. Antithyroid isoflavones from soybean: isolation, characterization, and mechanisms of action. Biochem Pharmacol 1997; 54:1087-96.

48. McMichael-Phillips DF, Harding C, Morton M et al. Effects of soy-protein supplementation on epithelial proliferation in the histologically normal human breast. Am J Clin Nutr 1998; 68:1431S-5S.

49. Cordain L. Cereal grains: humanity's double-edged sword. World Rev Nutr Diet 1999; 84:19-73.

50. Cordain L, Miller JB, Eaton SB et al. Plant-animal subsistence ratios and macronutrient energy estimations in worldwide hunter-gatherer diets. Am J Clin Nutr 2000; 71:682-92.

Kapitel 15 – Fett macht fit

1. Ludwig DS, Majzoub JA, Al-Zahrani A et al. High glycemic index foods, overeating, and obesity. Pediatrics 1999; 103:E26.

2. Coulston AM. The role of dietary fats in plant-based diets. Am J Clin Nutr 1999; 70: 512S-5S.

3. Masuoka H, Kamei S, Wagayama H et al. Association of remnant-like particle cholesterol with coronary artery disease in patients with normal total cholesterol levels. Am Heart J 2000; 139:305-10.

4. Bray GA, Popkin BM. Dietary fat intake does affect obesity! Am J Clin Nutr 1998; 68: 1157-73.

5. Willett WC. Dietary fat and obesity: an unconvincing relation. Am J Clin Nutr 1998; 68:1149-50.

6. Willett WC. Is dietary fat a major determinant of body fat? Am J Clin Nutr 1998; 67:556S-62S.

7. Jeppesen J, Schaaf P, Jones C et al. Effects of low-fat, high-carbohydrate diets on risk factors for ischemic heart disease in postmenopausal women. Am J Clin Nutr 1997; 65:1027-33.

8. Reaven GM. Do high carbohydrate diets prevent the development or attenuate the manifestations (or both) of syndrome X? A viewpoint strongly against. Curr Opin Lipidol 1997; 8:23-7.

9. Sacks FM. Dietary Factors. In: Hennekens CH, ed. Clinical Trials in Cardiovascular Disease. A Companion to Braunwald's Disease. Philadelphia: W.B. Saunders Company, 1999:423-31.

10. Abbasi F, McLaughlin T, Lamendola C et al. High carbohydrate diets, triglyceride-rich lipoproteins, and coronary heart disease risk. Am J Cardiol 2000; 85:45-8.

11. Swinburn BA. Effect of dietary lipid on insulin action. Clinical studies. Ann N Y Acad Sci 1993; 683:102-9.

12. Borkman M, Campbell LV, Chisholm DJ et al. Comparison of the effects on insulin sensitivity of high carbohydrate and high fat diets in normal subjects. J Clin Endocrinol Metab 1991; 72:432-7.

13. Brown RC, Cox CM. Effects of high fat versus high carbohydrate diets on plasma lipids and lipoproteins in endurance athletes. Med Sci Sports Exerc 1998; 30:1677-83.

14. Thompson PD, Cullinane EM, Eshleman R et al. The effects of high-carbohydrate and high-fat diets on the serum lipid and lipoprotein concentrations of endurance athletes. Metabolism 1984; 33:1003-10.

15. Leddy J, Horvath P, Rowland J et al. Effect of a high or a low fat diet on cardiovascular risk factors in male and female runners. Med Sci Sports Exerc 1997; 29:17-25.

16. Hudgins LC, Hellerstein MK, Seidman CE et al. Relationship between carbohydrate-induced hypertriglyceridemia and fatty acid synthesis in lean and obese subjects. J Lipid Res 2000; 41:595-604.

17. Lavie CJ, Milani RV. National Cholesterol Education Program's recommendations, and implications of »missing« high-density lipoprotein cholesterol in cardiac rehabilitation programs. Am J Cardiol 1991; 68:1087-8.

18. Criqui MH, Golomb BA. Epidemiologic aspects of lipid abnormalities. Am J Med 1998; 105:48S-57S.

19. Gotto AM, Jr., Whitney E, Stein EA et al. Relation between baseline and on-treatment lipid parameters and first acute major coronary events in the Air Force/Texas Coronary Atherosclerosis Prevention Study (AFCAPS/TexCAPS). Circulation 2000; 101:477-84.

20. Wahrburg U, Martin H, Sandkamp M et al. Comparative effects of a recommended lipid-lowering diet vs a diet rich in monounsaturated fatty acids on serum lipid profiles in healthy young adults. Am J Clin Nutr 1992; 56:678-83.

21. Schaefer EJ, Lamon-Fava S, Ausman LM et al. Individual variability in lipoprotein cholesterol response to National Cholesterol Education Program Step 2 diets. Am J Clin Nutr 1997; 65:823-30.

22. Katan MB. High-oil compared with low-fat, high-carbohydrate diets in the prevention of ischemic heart disease. Am J Clin Nutr 1997; 66:974S-9S.

23. Yu-Poth S, Zhao G, Etherton T et al. Effects of the National Cholesterol Education Program's Step I and Step II dietary intervention programs on cardiovascular disease risk factors: a meta-analysis. Am J Clin Nutr 1999; 69:632-46.

24. Kris-Etherton PM, Pearson TA, Wan Y et al. High-monounsaturated fatty acid diets lower both plasma cholesterol and triacylglycerol concentrations. Am J Clin Nutr 1999; 70:1009-15.

25. Flynn MM, Zmuda JM, Milosavljevic D et al. Lipoprotein response to a National Cholesterol Education Program step II diet with and without energy restriction. Metabolism 1999; 48:822-6.

26. Glenny A-M, O'Meara S, Melville A et al. The treatment and prevention of obesity: a systematic review of the literature. Int J Obesity 1997; 21:715-37.

27. Katan MB, Grundy SM, Willett WC. Should a low-fat, high-carbohydrate diet be recommended for everyone? Beyond low-fat diets. N Engl J Med 1997; 337:563-6; discussion 6-7.

28. Katan MB. Effect of low-fat diets on plasma high-density lipoprotein concentrations. Am J Clin Nutr 1998; 67:573S-6S.

29. Mata P, Varela O, Alonso R et al. Monounsaturated and polyunsaturated n-6 fatty acid-enriched diets modify LDL oxidation and decrease human coronary smooth muscle cell DNA synthesis. Arterioscler Thromb Vasc Biol 1997; 17:2088-95.

30. Schwab US, Sarkkinen ES, Lichtenstein AH et al. The effect of quality and amount of dietary fat on the susceptibility of low density lipoprotein to oxidation in subjects with impaired glucose tolerance. Eur J Clin Nutr 1998; 52:452-8.

31. Maziere C, Dantin F, Conte MA et al. Polyunsaturated fatty acid enrichment enhances endothelial cell-induced low-density-lipoprotein peroxidation. Biochem J 1998; 336:57-62.

32. Baroni SS, Amelio M, Sangiorgi Z et al. Solid monounsaturated diet lowers LDL unsaturation trait and oxidisability in hypercholesterolemic (type IIb) patients. Free Radic Res 1999; 30:275-85.

33. Sanders TA, Oakley FR, Miller GJ et al. Influence of n-6 versus n-3 polyunsaturated fatty acids in diets low in saturated fatty acids on plasma lipoproteins and hemo-static-factors. Arterioscler Thromb Vasc Biol 1997; 17:3449-60.

34. Turpeinen AM, Pajari AM, Freese R et al. Replacement of dietary saturated by unsaturated fatty acids: effects of platelet protein kinase C activity, urinary content of 2,3-dinor-TXB2 and in vitro platelet aggregation in healthy man. Thromb Haemost 1998; 80:649-55.

35. Turpeinen AM, Basu S, Mutanen M. A high linoleic acid diet increases oxidative stress in vivo and affects nitric oxide metabolism in humans. Prostaglandins Leukot Essent Fatty Acids 1998; 59:229-33.

36. Summary of the second report of the National Cholesterol Education Program (NCEP) Expert Panel on Detection, Evaluation, and Treatment of High Blood Cholesterol in Adults (Adult Treatment Panel II). JAMA 1993; 269:3015-23.

37. National Cholesterol Education Program. Second Report of the Expert Panel on Detection, Evaluation, and Treatment of High Blood Cholesterol in Adults (Adult Treatment Panel II). Circulation 1994; 89:1333-445.

38. Ravnskov U. The questionable role of saturated and polyunsaturated fatty acids in cardiovascular disease. J Clin Epidemiol 1998; 51:443-60.

39. Worm N. Fettreduzierte und modifizierte Ernährung bei Koronarer Herzkrankheit: Prävention oder Fiktion? 2000 – zur Publikation eingereicht.

40. Bucher HC, Griffith LE, Guyatt GH. Systematic review on the risk and benefit of different cholesterol- lowering interventions. Arterioscler Thromb Vasc Biol 1999; 19:187-95.

41. Young MH, Jeng CY, Sheu WH et al. Insulin resistance, glucose intolerance,

hyperinsulinemia and dyslipidemia in patients with angiographically demonstrated coronary artery disease. Am J Cardiol 1993; 72:458-60.

42. Coulston AM, Hollenbeck CB, Swislocki AL et al. Persistence of hypertriglyceridemic effect of low-fat high-carbohydrate diets in NIDDM patients. Diabetes Care 1989; 12:94-101.

43. Chen YD, Coulston AM, Zhou MY et al. Why do low-fat high-carbohydrate diets accentuate postprandial lipemia in patients with NIDDM? Diabetes Care 1995; 18:10-6.

44. Garg A, Bantle JP, Henry RR et al. Effects of varying carbohydrate content of diet in patients with non-insulin-dependent diabetes mellitus. JAMA 1994; 271:1421-8.

45. Garg A. High-monounsaturated-fat diets for patients with diabetes mellitus: a meta-analysis. Am J Clin Nutr 1998; 67:577S-82S.

46. Hays JH. Persönliche Mitteilung. 1999.

47. Büning-Fesel M. Kriterien für die Beurteilung von Diäten. Med Welt 2000; 51:47-51.

48. Woutersen RA, Appel MJ, van Garderen-Hoetmer A et al. Dietary fat and carcinogenesis. Mutat Res 1999; 443:111-27.

49. Guthrie N, Carroll KK. Specific versus non-specific effects of dietary fat on carcinogenesis. Prog Lipid Res 1999; 38:261-71.

50. Hunter DJ, Spiegelman D, Adami HO et al. Cohort studies of fat intake and the risk of breast cancer – a pooled analysis. N Engl J Med 1996; 334:356-61.

51. Holmes MD, Hunter DJ, Colditz GA et al. Association of dietary intake of fat and fatty acids with risk of breast cancer. JAMA 1999; 281:914-20.

52. Holmes MD, Stampfer MJ, Colditz GA et al. Dietary factors and the survival of women with breast carcinoma. Cancer 1999; 86:826-35.

53. Giovannucci E, Goldin B. The role of fat, fatty acids, and total energy intake in the etiology of human colon cancer. Am J Clin Nutr 1997; 66:1564S-71S.

54. Nelson RL, Persky V, Turyk M. Determination of factors responsible for the declining incidence of colorectal cancer. Dis Colon Rectum 1999; 42:741-52.

55. Willett WC. Dietary fat intake and cancer risk: a controversial and instructive story. Semin Cancer Biol 1998; 8:245-53.

Kapitel 16 – Fritze fischt nur fette Fische

1. Harris WS. n-3 fatty acids and serum lipoproteins: human studies. Am J Clin Nutr 1997; 65:1645S-54S.

2. Worm N. Fettreduzierte und modifizierte Ernährung bei Koronarer Herzkrankheit: Prävention oder Fiktion? 2000 – zur Publikation eingereicht.

3. Burr ML, Fehily AM, Gilbert JF et al. Effects of changes in fat, fish, and fibre intakes on death and myocardial reinfarction: diet and reinfarction trial (DART). Lancet 1989; 2:757-61.

4. Singh RB, Rastogi SS, Verma R et al. Randomised controlled trial of cardioprotective-diet in patients with recent acute myocardial infarction: results of one year follow up. BMJ 1992; 304:1015-9.

5. De Lorgeril M, Renaud S, Mamelle N et al. Mediterranean alpha-linolenic acid-rich diet in secondary prevention of coronary heart disease. Lancet 1994; 343:1454-9.

6. Sacks FM, Stone PH, Gibson CM et al. Controlled trial of fish oil for regression of human coronary atherosclerosis. HARP Research Group. J Am Coll Cardiol 1995; 25:1492-8.

7. Singh RB, Niaz MA, Sharma JP et al. Randomized, double-blind, placebo-controlled trial of fish oil and mustard oil in patients with suspected acute myocardial infarction: the Indian experiment of infarct survival–4. Cardiovasc Drugs Ther 1997; 11:485-91.

8. Dietary supplementation with n-3 polyunsaturated fatty acids and vitamin E after myocardial infarction: results of the GISSI-Prevenzione trial. Gruppo Italiano per lo Studio della Sopravvivenza nell'Infarto miocardico. Lancet 1999; 354:447-55.

9. Von Schacky C, Angerer P, Kothny W et al. The effect of dietary omega-3 fatty acids

on coronary atherosclerosis. A randomized, double-blind, placebo-controlled trial. Ann Intern Med 1999; 130:554-62.

10. Crawford M, Marsh D. Nutrition and Evolution. New Canaan, Connecticut: Keats Publishing, 1995.

11. Crawford M. Placental delivery of arachidonic and docosahexaenoic acids: implications for the lipid nutrition of preterm infants. Am J Clin Nutr 2000; 71:275-84.

12. Cordain L. Fatty acid analysis of wild ruminant tissues: evolutionary implications for reducing chronic diet-related disease. 2000. Zur Veröffentlichung eingereicht.

13. Kris-Etherton PM, Taylor DS, Yu-Poth S et al. Polyunsaturated fatty acids in the food chain in the United States. Am J Clin Nutr 2000; 71:179S-88S.

14. Clarke SD, Jump DB. Polyunsaturated fatty acid regulation of hepatic gene transcription. Lipids 1996; 31 Suppl:S7-11.

15. Baumann KH, Hessel F, Larass I et al. Dietary omega-3, omega-6, and omega-9 unsaturated fatty acids and growth factor and cytokine gene expression in unstimulated and stimulated monocytes. A randomized volunteer study. Arterioscler Thromb Vasc Biol 1999; 19:59-66.

16. Von Schacky C. n-3 fatty acids and the prevention of coronary atherosclerosis. Am J Clin Nutr 2000; 71:224S-7S.

17. Prince MJ, Deeg MA. Do n-3 fatty acids improve glucose tolerance and lipemia in diabetics? Curr Opin Lipidol 1997; 8:7-11.

18. Simopoulos AP, Leaf A, Salem N, Jr. Essentiality of and recommended dietary intakes for omega-6 and omega-3 fatty acids. Ann Nutr Metab 1999; 43:127-30.

19. Simopoulos AP. Essential fatty acids in health and chronic disease. Am J Clin Nutr 1999; 70:560S-9S.

20. Leaf A, Kang JX, Xiao YF et al. n-3 fatty acids in the prevention of cardiac arrhythmias. Lipids 1999; 34 Suppl:S187-9.

21. Leaf A. Dietary prevention of coronary heart disease : the lyon diet heart study. Circulation 1999; 99:733-5.

22. Roche HM. Unsaturated fatty acids. Proc Nutr Soc 1999; 58:397-401.

23. Simopoulos AP. New products from the agri-food industry: the return of n-3 fatty acids into the food supply. Lipids 1999; 34 Suppl:S297-301.

24. Simopoulos AP, Leaf A, Salem N, Jr. Workshop on the Essentiality of and Recommended Dietary Intakes for Omega-6 and Omega-3 Fatty Acids. J Am Coll Nutr 1999; 18:487-9.

25. Simopoulos AP. Evolutionary aspects of omega-3 fatty acids in the food supply. Prostaglandins Leukot Essent Fatty Acids 1999; 60:421-9.

26. Sanders TA, Oakley FR, Miller GJ et al. Influence of n-6 versus n-3 polyunsaturated fatty acids in diets low in saturated fatty acids on plasma lipoproteins and hemostatic-factors. Arterioscler Thromb Vasc Biol 1997; 17:3449-60.

27. Turpeinen AM, Pajari AM, Freese R et al. Replacement of dietary saturated by unsaturated fatty acids: effects of platelet protein kinase C activity, urinary content of 2,3-dinor-TXB2 and in vitro platelet aggregation in healthy man. Thromb Haemost 1998; 80:649-55.

28. Mata P, Varela O, Alonso R et al. Monounsaturated and polyunsaturated n-6 fatty acid-enriched diets modify LDL oxidation and decrease human coronary smooth muscle cell DNA synthesis. Arterioscler Thromb Vasc Biol 1997; 17:2088-95.

29. Schwab US, Sarkkinen ES, Lichtenstein AH et al. The effect of quality and amount of dietary fat on the susceptibility of low density lipoprotein to oxidation in subjects with impaired glucose tolerance. Eur J Clin Nutr 1998; 52:452-8.

30. Maziere C, Dantin F, Conte MA et al. Polyunsaturated fatty acid enrichment enhances endothelial cell-induced low-density-lipoprotein peroxidation. Biochem J 1998; 336:57-62.

31. Baroni SS, Amelio M, Sangiorgi Z et al. Solid monounsaturated diet lowers LDL unsaturation trait and oxidisability in

hypercholesterolemic (type IIb) patients. Free Radic Res 1999; 30:275-85.

32. Turpeinen AM, Basu S, Mutanen M. A high linoleic acid diet increases oxidative stress in vivo and affects nitric oxide metabolism in humans. Prostaglandins Leukot Essent Fatty Acids 1998; 59:229-33.

33. Rose DP. Dietary fatty acids and prevention of hormone-responsive cancer. Proc Soc Exp Biol Med 1997; 216:224-33.

34. Sammon AM. Dietary linoleic acid, immune inhibition and disease. Postgrad Med J 1999; 75:129-32.

35. Eaton SB, Eaton SB, 3rd, Sinclair AJ et al. Dietary intake of long-chain polyunsaturated fatty acids during the Paläolithic. World Rev Nutr Diet 1998; 83:12-23.

Kapitel 17 – Die Nuss, das verkannte Wesen

1. Berry EM, Eisenberg S, Haratz D et al. Effects of diets rich in monounsaturated fatty acids on plasma lipoproteins–the Jerusalem Nutrition Study: high MUFAs vs high PUFAs. Am J Clin Nutr 1991; 53:899-907.

2. Berry EM, Eisenberg S, Friedlander Y et al. Effects of diets rich in monounsaturated fatty acids on plasma lipoproteins – the Jerusalem Nutrition Study. II. Monounsaturated fatty acids vs carbohydrates. Am J Clin Nutr 1992; 56:394-403.

3. Colquhoun DM, Moores D, Somerset SM et al. Comparison of the effects on lipoproteins and apolipoproteins of a diet high in monounsaturated fatty acids, enriched with avocado, and a high-carbohydrate diet. Am J Clin Nutr 1992; 56:671-7.

4. Spiller GA, Jenkins DJ, Cragen LN et al. Effect of a diet high in monounsaturated fat from almonds on plasma cholesterol and lipoproteins. J Am Coll Nutr 1992; 11:126-30.

5. Sabate J, Fraser GE, Burke K et al. Effects of walnuts on serum lipid levels and blood pressure in normal men. N Engl J Med 1993; 328:603-7.

6. Abbey M, Noakes M, Belling GB et al. Partial replacement of saturated fatty acids with almonds or walnuts lowers total plasma cholesterol and low-density-lipoprotein cholesterol. Am J Clin Nutr 1994; 59:995-9.

7. O'Byrne DJ, Knauft DA, Shireman RB. Low fat-monounsaturated rich diets containing high-oleic peanuts improve serum lipoprotein profiles. Lipids 1997; 32:687-95.

8. Jenkins DJ, Popovich DG, Kendall CW et al. Effect of a diet high in vegetables, fruit, and nuts on serum lipids. Metabolism 1997; 46:530-7.

9. Chisholm A, Mann J, Skeaff M et al. A diet rich in walnuts favourably influences plasma fatty acid profile in moderately hyperlipidaemic subjects. Eur J Clin Nutr 1998; 52:12-6.

10. Spiller GA, Jenkins DA, Bosello O et al. Nuts and plasma lipids: an almond-based diet lowers LDL-C while preserving HDL-C. J Am Coll Nutr 1998; 17:285-90.

11. Kris-Etherton PM, Pearson TA, Wan Y et al. High-monounsaturated fatty acid diets lower both plasma cholesterol and triacylglycerol concentrations. Am J Clin Nutr 1999; 70:1009-15.

12. Lavedrine F, Zmirou D, Ravel A et al. Blood cholesterol and walnut consumption: a cross-sectional survey in France. Prev Med 1999; 28:333-9.

13. Edwards K, Kwaw I, Matud J et al. Effect of pistachio nuts on serum lipid levels in patients with moderate hypercholesterolemia. J Am Coll Nutr 1999; 18:229-32.

14. Durak I, Koksal I, Kacmaz M et al. Hazelnut supplementation enhances plasma antioxidant potenzial and lowers plasma cholesterol levels [letter]. Clin Chim Acta 1999; 284:113-5.

15. Zambon D, Sabate J, Munoz S et al. Substituting walnuts for monounsaturated fat improves the serum lipid profile of hypercholesterolemic men and women. A randomized crossover trial. Ann Intern Med 2000; 132:538-46.

16. Morgan WA, Clayshulte BJ. Pecans lower low-density lipoprotein cholesterol in people with normal lipid levels. J Am Diet Assoc 2000; 100:312-8.

17. Iwamoto M, Sato M, Kono M et al. Walnuts lower serum cholesterol in Japanese men and women. J Nutr 2000; 130:171-6.

18. Alvizouri-Munoz M, Carranza-Madrigal J, Herrera-Abarca JE et al. Effects of avocado as a source of monounsaturated fatty acids on plasma lipid levels. Arch Med Res 1992; 23:163-7.

19. Lerman-Garber I, Ichazo-Cerro S, Zamora-Gonzalez J et al. Effect of a high-monounsaturated fat diet enriched with avocado in NIDDM patients. Diabetes Care 1994; 17:311-5.

20. Lopez Ledesma R, Frati Munari AC, Hernandez Dominguez BC et al. Monounsaturated fatty acid (avocado) rich diet for mild hypercholesterolemia. Arch Med Res 1996; 27:519-23.

21. Kris-Etherton PM, Yu-Poth S, Sabate J et al. Nuts and their bioactive constituents: effects on serum lipids and other factors that affect disease risk. Am J Clin Nutr 1999; 70:504S-11S.

22. Hu FB, Stampfer MJ, Manson JE et al. Frequent nut consumption and risk of coronary heart disease in women: prospective cohort study. BMJ 1998; 317:1341-5.

23. Sabate J. Nut consumption, vegetarian diets, ischemic heart disease risk, and all-cause mortality: evidence from epidemiologic studies. Am J Clin Nutr 1999; 70:500S-3S.

24. Singh RB, Rastogi SS, Verma R et al. Randomised controlled trial of cardioprotective-diet in patients with recent acute myocardial infarction: results of one year follow up. BMJ 1992; 304:1015-9.

25. De Lorgeril M, Salen P, Monjaud I et al. The »diet heart« hypothesis in secondary prevention of coronary heart disease. Eur Heart J 1997; 18:13-8.

26. Fraser GE. Nut consumption, lipids, and risk of a coronary event. Clin Cardiol 1999; 22:III11-5.

Kapitel 18 – Tierisch gutes Eiweiß

1. Holness MJ. Sir David Cuthbertson Medal Lecture. The impact of dietary protein restriction on insulin secretion and action. Proc Nutr Soc 1999; 58:647-53.

2. Cordain L, Miller JB, Eaton SB et al. Plant-animal subsistence ratios and macronutrient energy estimations in worldwide hunter-gatherer diets. Am J Clin Nutr 2000; 71:682-92.

3. Biesalski HK, Grimm P. Taschenatlas der Ernährung. Stuttgart: Georg Thieme Verlag, 1999.

4. Jackson AA. Limits of adaptation to high dietary protein intakes. Eur J Clin Nutr 1999; 53 Suppl 1:S44-52.

5. Garlick PJ, McNurlan MA, Patlak CS. Adaptation of protein metabolism in relation to limits to high dietary protein intake. Eur J Clin Nutr 1999; 53 Suppl 1:S34-43.

6. Kasiske BL, Lakatua JD, Ma JZ et al. A meta-analysis of the effects of dietary protein restriction on the rate of decline in renal function. Am J Kidney Dis 1998; 31:954-61.

7. Schiel R, Muller UA, Sprott H et al. The JEVIN trial: a population-based survey on the quality of diabetes care in Germany: 1994/1995 compared to 1989/1990. Diabetologia 1997; 40:1350-7.

8. Schiel R, Muller UA. Intensive or conventional insulin therapy in type 2 diabetic patients? A population-based study on metabolic control and quality of life (The JEVIN-trial). Exp Clin Endocrinol Diabetes 1999; 107:506-11.

9. Skov AR. The effect of a high-protein vs low-protein diet on body weight, body composition, blood lipids, renal function and bone mineralisation in obese subjects: Royal Veterinary and Agricultural University, Frederiksberg, Denmark, 1998.

10. Skov AR, Toubro S, Bulow J et al. Changes in renal function during weight loss induced by high vs low-protein low-fat diets in overweight subjects. Int J Obes Relat Metab Disord 1999; 23:1170-7.

11. Skov AR, Toubro S, Ronn B et al. Randomized trial on protein vs carbohydrate in ad libitum fat reduced diet for the treatment of obesity. Int J Obes Relat Metab Disord 1999; 23:528-36.

12. Kerstetter JE, Mitnick ME, Gundberg CM et al. Changes in bone turnover in young women consuming different levels of dietary protein. J Clin Endocrinol Metab 1999; 84:1052-5.

13. Pannemans DL, Schaafsma G, Westerterp KR. Calcium excretion, apparent calcium absorption and calcium balance in young and elderly subjects: influence of protein intake. Br J Nutr 1997; 77:721-9.

14. Massey LK. Does excess dietary protein adversely affect bone? Symposium overview. J Nutr 1998; 128:1048-50.

15. Barzel US, Massey LK. Excess dietary protein can adversely affect bone. J Nutr 1998; 128:1051-3.

16. Heaney RP. Excess dietary protein may not adversely affect bone. J Nutr 1998; 128:1054-7.

17. Munger RG, Cerhan JR, Chiu BC. Prospective study of dietary protein intake and risk of hip fracture in postmenopausal women. Am J Clin Nutr 1999; 69:147-52.

18. Holt SH, Miller JC, Petocz P. An insulin index of foods: the insulindemand generated by 1000-kJ portions of common foods. Am J Clin Nutr 1997; 66:1264-76.

19. Nuttall FQ, Mooradian AD, Gannon MC et al. Effect of protein ingestion on the glucose and insulin response to a standardized oral glucose load. Diabetes Care 1984; 7: 465-70.

20. Nuttall FQ, Gannon MC. Plasma glucose and insulin response to macronutrients in nondiabetic and NIDDM subjects. Diabetes Care 1991; 14:824-38.

21. Gannon MC, Nuttall FQ, Grant CT et al. Stimulation of insulin secretion by fructose ingested with protein in people with untreated type 2 diabetes. Diabetes Care 1998; 21:16-22.

22. Nakaya Y, Minami A, Harada N et al. Taurine improves insulin sensitivity in the Otsuka Long-Evans Tokushima Fatty rat, a model of spontaneous type 2 diabetes. Am J Clin Nutr 2000; 71:54-8.

23. Clifton PM, Noakes M. High protein, low carbohydrate weight loss diets in overweight subjects with the Insulin Resistance Syndrome. Ciruclation 1999; 100 (suppl I):I-116.

24. Baba NH, Sawaya S, Torbay N et al. High protein vs high carbohydrate hypoenergetic diet for the treatment of obese hyperinsulinemic subjects. Int J Obes Relat Metab Disord 1999; 23:1202-6.

25. Blundell JE, Tremblay A. Appetite control and energy (fuel) balance. Nutrition Research Reviews 1995; 8:225-42.

26. Wolfe BM, Giovannetti PM. Short-term effects of substituting protein for carbohydrate in the diets of moderately hypercholesterolemic human subjects. Metabolism 1991; 40:338-43.

27. Wolfe BM, Giovannetti PM. High protein diet complements resin therapy of familial hypercholesterolemia. Clin Invest Med 1992; 15:349-59.

28. Wolfe BM. Potenzial role of raising dietary protein intake for reducing risk of atherosclerosis. Can J Cardiol 1995; 11 Suppl G:127G-31G.

29. Wolfe BM, Piche LA. Replacement of carbohydrate by protein in a conventional-fat diet reduces cholesterol and triglyceride concentrations in healthy normolipidemic subjects. Clin Invest Med 1999; 22:140-8.

30. McGee DL, Reed DM, Yano K et al. Ten-year incidence of coronary heart disease in the Honolulu Heart Program. Relationship to nutrient intake. Am J Epidemiol 1984; 119: 667-76.

31. Esrey KL, Joseph L, Grover SA. Relationship between dietary intake and coronary heart disease mortality: lipid research clinics prevalence follow-up study. J Clin Epidemiol 1996; 49:211-6.

32. Fehily AM, Yarnell JW, Sweetnam PM et al. Diet and incident ischaemic heart disease: the Caerphilly Study. Br J Nutr 1993; 69:303-14.

33. Gordon T, Kagan A, Garcia-Palmieri M et al. Diet and its relation to coronary heart disease and death in three populations. Circulation 1981; 63:500-15.

34. Kromhout D, de Lezenne Coulander C. Diet, prevalence and 10-year mortality from coronary heart disease in 871 middle-aged men. The Zutphen Study. Am J Epidemiol 1984; 119:733-41.

35. Kushi LH, Lew RA, Stare FJ et al. Diet and 20-year mortality from coronary heart disease. The Ireland-Boston Diet-Heart Study. N Engl J Med 1985; 312:811-8.

36. Hu FB, Stampfer MJ, Manson JE et al. Dietary protein and risk of ischemic heart disease in women. Am J Clin Nutr 1999; 70:221-7.

37. Stamler J, Caggiula A, Grandits GA et al. Relationship to blood pressure of combinations of dietary macronutrients. Findings of the Multiple Risk Factor Intervention Trial (MRFIT). Circulation 1996; 94:2417-23.

38. Obarzanek E, Velletri PA, Cutler JA. Dietary protein and blood pressure. JAMA 1996; 275:1598-603.

39. He J, Whelton PK. Effect of dietary fiber and protein intake on blood pressure: a review of epidemiologic evidence. Clin Exp Hypertens 1999; 21:785-96.

40. Kinjo Y, Beral V, Akiba S et al. Possible protective effect of milk, meat and fish for cerebrovascular disease mortality in Japan. J Epidemiol 1999; 9:268-74.

41. Holmes MD, Stampfer MJ, Colditz GA et al. Dietary factors and the survival of women with breast carcinoma. Cancer 1999; 86:826-35.

Kapitel 19 – Kann Fleischeslust denn Sünde sein?

1. Buchinger O. Vegetarismus und Wissenschaft. Der Vegetarier 1986; 37:4-17.

2. Cordain L. Fatty acid analysis of wild ruminant tissues: evolutionary implications for reducing chronic diet-related disease. 2000. Zur Veröffentlichung eingereicht.

3. Katan MB, Zock PL, Mensink RP. Effects of fats and fatty acids on blood lipids in humans: an overview. Am J Clin Nutr 1994; 60:1017S-22S.

4. Jahreis G. Funktionelle Inhaltsstoffe aus tierischen Lebensmitteln. Akt Ernährungs-Med 1999; Suppl 1999:1-8.

5. Scott LW, Kimball K, Wittels EH et al. Effects of lean beef diet and of a chicken and fish diet on lipoprotein profiles. Nutr Metab Cardiovasc Dis 1991; 1:25-30.

6. Scott LW, Dunn JK, Pownall HJ et al. Effects of beef and chicken consumption on plasma lipid levels in hypercholesterolemic men. Arch Intern Med 1994; 154:1261-7.

7. Beauchesne-Rondeau E, Gascon A, Bergeron J. Lean beef in lipid-lowering diet: effects on plasma cholesterol and apolipoprotein B in hypercholesterolemic men (abstract). Can J Diet Prac Res 1999; 59(suppl).

8. Davidson MH, Hunninghake D, Maki KC et al. Comparison of the effects of lean red meat vs lean white meat on serum lipid levels among free-living persons with hypercholesterolemia: a long-term, randomized clinical trial. Arch Intern Med 1999; 159:1331-8.

9. Hunt JR. Low or high meat consumption: effects on triglycerides, HDL-cholesterol, and indices of iron nutriture in postmenopausal women (abstract). J Am Diet Assoc 1996; 93(Suppl):A98.

10. Ashton E, Ball M. Effects of soy as tofu vs meat on lipoprotein concentrations. Eur J Clin Nutr 2000; 54:14-9.

11. Hu FB, Stampfer MJ, Manson JE et al. Dietary saturated fats and their food sources in relation to the risk of coronary heart disease in women. Am J Clin Nutr 1999; 70:1001-8.

12. Ravnskov U. The questionable role of saturated and polyunsaturated fatty acids in cardiovascular disease. J Clin Epidemiol 1998; 51:443-60.

13. Worm N. Fettreduzierte und modifizierte Ernährung bei Koronarer Herzkrankheit: Prävention oder Fiktion? Im Druck.

14. Kannel WB, Gordon T. The Framingham Diet Study: Diet and the regulation of serum cholesterol. The Framingham Study. An epidemiologic investigation of cardiovascular disease. Section 24; Washington DC, 1970.

15. Fehily AM, Yarnell JW, Sweetnam PM et al. Diet and incident ischaemic heart disease: the Caerphilly Study. Br J Nutr 1993; 69:303-14.

16. Hu FB, Stampfer MJ, Manson JE et al. Dietary fat intake and the risk of coronary heart disease in women. N Engl J Med 1997; 337:1491-9.

17. Key TJ, Fraser GE, Thorogood M et al. Mortality in vegetarians and non-vegetarians: a collaborative analysis of 8300 deaths among 76,000 men and women in five prospective studies. Publ Health Nutr 1998; 1:33-41.

18. Key TJ, Fraser GE, Thorogood M et al. Mortality in vegetarians and nonvegetarians: detailed findings from a collaborative analysis of 5 prospective studies. Am J Clin Nutr 1999; 70:516S-24S.

19. Vandenbroucke JP. Should you eat meat, or are you confounded by methodological debate? BMJ 1994; 308:1671.

20. Balarajan R. Ethnicity and health: the challenges ahead. Ethn Health 1996; 1:3-5.

21. Balarajan R, Raleigh VS. Patterns of mortality among Bangladeshis in England and Wales. Ethn Health 1997; 2:5-12.

22. Obeid OA, Mannan N, Perry G et al. Homocysteine and folate in healthy east London Bangladeshis [letter]. Lancet 1998; 352:1829-30.

23. Anon. Meat in the diet: British Nutrition Foundation, 1999.

24. Baghurst PA. Does red meat cause cancer? Austr J Nutr Diet 1997; 54 (suppl):S3-S44.

25. Baghurst PA. Polycyclic aromatic hydrocarbons and heterocyclic amines in the diet: the role of red meat. Eur J Cancer Prev 1999; 8:193-9.

26. Malila N, Virtanen M, Pietinen P et al. A comparison of prospective and retrospective assessments of diet in a study of colorectal cancer. Nutr Cancer 1998; 32:146-53.

27. Hirayama T. Lifestyle and mortality: a large-scale census-based study in Japan. Basel: Karger, 1997.

28. Phillips RL, Snowdon DA. Dietary relationships with fatal colorectal cancer among Seventh-Day Adventists. J Natl Cancer Inst 1985; 74:307-17.

29. Heilbrun LK, Nomura A, Hankin JH et al. Diet and colorectal cancer with special reference to fiber intake. Int J Cancer 1989; 44:1-6.

30. Willett WC, Stampfer MJ, Colditz GA et al. Relation of meat, fat, and fiber intake to the risk of colon cancer in a prospective study among women. N Engl J Med 1990; 323: 1664-72.

31. Thun MJ, Calle EE, Namboodiri MM et al. Risk factors for fatal colon cancer in a large prospective study. J Natl Cancer Inst 1992; 84:1491-500.

32. Bostick RM, Potter JD, Kushi LH et al. Sugar, meat, and fat intake, and non-dietary risk factors for colon cancer incidence in Iowa women (United States). Cancer Causes Control 1994; 5:38-52.

33. Giovannucci E, Rimm EB, Stampfer MJ et al. Intake of fat, meat, and fiber in relation to risk of colon cancer in men. Cancer Res 1994; 54:2390-7.

34. Goldbohm RA, van den Brandt PA, van 't Veer P et al. A prospective cohort study on the relation between meat consumption and the risk of colon cancer. Cancer Res 1994; 54:718-23.

35. Knekt P, Steineck G, Jarvinen R et al. Intake of fried meat and risk of cancer: a follow-up study in Finland. Int J Cancer 1994; 59:756-60.

36. Gaard M, Tretli S, Loken EB. Dietary factors and risk of colon cancer: a prospective study of 50,535 young Norwegian men and women. Eur J Cancer Prev 1996; 5:445-54.

37. Kato I, Akhmedkhanov A, Koenig K et al. Prospective study of diet and female colorectal cancer: the New York University Women's Health Study. Nutr Cancer 1997; 28: 276-81.

38. Cox BD, Whichelow MJ. Frequent consumption of red meat is not risk factor for cancer [letter]. BMJ 1997; 315:1018.

39. Hsing AW, McLaughlin JK, Chow WH et al. Risk factors for colorectal cancer in a prospective study among U.S. white men. Int J Cancer 1998; 77:549-53.

40. Singh PN, Fraser GE. Dietary risk factors for colon cancer in a low-risk population. Am J Epidemiol 1998; 148:761-74.

41. Sellers TA, Bazyk AE, Bostick RM et al. Diet and risk of colon cancer in a large prospective study of older women: an analysis stratified on family history (Iowa, United States). Cancer Causes Control 1998; 9:357-67.

42. Pietinen P, Malila N, Virtanen M et al. Diet and risk of colorectal cancer in a cohort of Finnish men. Cancer Causes Control 1999; 10:387-96.

43. Sinha R, Chow WH, Kulldorff M et al. Well-done, grilled red meat increases the risk of colorectal adenomas. Cancer Res 1999; 59:4320-4.

44. Augustsson K, Skog K, Jagerstad M et al. Dietary heterocyclic amines and cancer of the colon, rectum, bladder, and kidney: a population-based study. Lancet 1999; 353:703-7.

45. Trock B, Lanza E, Greenwald P. Dietary fiber, vegetables, and colon cancer: critical review and Metaanalyses of the epidemiologic evidence. J Natl Cancer Inst 1990; 82:650-61.

46. Steinmetz KA, Potter JD. Vegetables, fruit, and cancer prevention: a review. J Am Diet Assoc 1996; 96:1027-39.

47. Franceschi S, Parpinel M, La Vecchia C et al. Role of different types of vegetables and fruit in the prevention of cancer of the colon, rectum, and breast. Epidemiology 1998; 9:338-41.

48. Steinmetz KA, Kushi LH, Bostick RM et al. Vegetables, fruit, and colon cancer in the Iowa Women's Health Study. Am J Epidemiol 1994; 139:1-15.

49. Elmst HL S, Holmqvist O, Gullberg B et al. Dietary patterns in high and low consumers of meat in a swedish cohort study. Appetite 1999; 32:191-206.

50. Hill MJ. Meat and colo-rectal cancer. Proc Nutr Soc 1999; 58:261-4.

Kapitel 20 – Entschärfte Cholesterinbomben

1. McNamara DJ, Kolb R, Parker TS et al. Heterogeneity of cholesterol homeostasis in man. Response to changes in dietary fat quality and cholesterol quantity. J Clin Invest-1987; 79:1729-39.

2. Repa JJ, Mangelsdorf DJ. Nuclear receptor regulation of cholesterol and bile acid metabolism. Curr Opin Biotechnol 1999; 10:557-63.

3. Bosner MS, Lange LG, Stenson WF et al. Percent cholesterol absorption in normal women and men quantified with dual stable isotopic tracers and negative ion mass spectrometry. J Lipid Res 1999; 40:302-8.

4. McNamara DJ. Dietary cholesterol and the optimal diet for reducing risk of atherosclerosis. Can J Cardiol 1995; 11 Suppl G:123G-6G.

5. McNamara DJ. Cholesterol intake and plasma cholesterol: an update. J Am Coll Nutr 1997; 16:530-4.

6. Hopkins PN. Effects of dietary cholesterol on serum cholesterol: a meta-analysis and review. Am J Clin Nutr 1992; 55:1060-70.

7. Howell WH, McNamara DJ, Tosca MA et al. Plasma lipid and lipoprotein responses to dietary fat and cholesterol: a meta-analysis. Am J Clin Nutr 1997; 65:1747-64.

8. Clarke R, Frost C, Collins R et al. Dietary lipids and blood cholesterol: quantitative meta-analysis of metabolic ward studies. BMJ 1997; 314:112-7.

9. Leitzmann C, Hahn A. Vegetarische Ernährung. Stuttgart: Ulmer, 1996.

10. Bolton-Smith C, Woodward M, Smith WC et al. Dietary and non-dietary predictors of serum total and HDL-cholesterol in men and women: results from the Scottish Heart Health Study. Int J Epidemiol 1991; 20:95-104.

11. Millen BE, Franz MM, Quatromoni PA et al. Diet and plasma lipids in women. I. Macronutrients and plasma total and low-density lipoprotein cholesterol in women: the Framingham nutrition studies. J Clin Epidemiol 1996; 49:657-63.

12. Frost G, Leeds AA, Dore CJ et al. Glycaemic index as a determinant of serum HDL-cholesterol concentration. Lancet 1999; 353:1045-8.

13. Hu FB, Stampfer MJ, Rimm EB et al. A prospective study of egg consumption and risk of cardiovascular disease in men and women. JAMA 1999; 281:1387-94.

14. Wolfram G. Eierverzehr und Risiko einer Koronarkrankheit. DGE-Info 1999:135-6.

15. McGee DL, Reed DM, Yano K et al. Ten-year incidence of coronary heart disease in the Honolulu Heart Program. Relationship to nutrient intake. Am J Epidemiol 1984; 119:667-76.

16. Kushi LH, Lew RA, Stare FJ et al. Diet and 20-year mortality from coronary heart disease. The Ireland- Boston Diet-Heart Study. N Engl J Med 1985; 312:811-8.

17. Shekelle RB, Stamler J. Dietary cholesterol and ischaemic heart disease. Lancet 1989; 1:1177-9.

18. Paul O, Lepper MH, Phelan WH et al. A longitudinal study of coronary heart disease. Circulation 1963; 28:20-31.

19. Finegan A, Hickey N, Maurer B et al. Diet and coronary heart disease. Dietary analysis on fifty females. Am J Clin Nutr 1969; 22:8-9.

20. Bassett DR, Abel M, Moellering RC, Jr. et al. Coronary heart disease in Hawaii: dietary intake, depot fat, »stress«, smoking, and energy balance in Hawaiian and Japanese men. Am J Clin Nutr 1969; 22:1483-503.

21. Kannel WB, Gordon T. The Framingham Diet Study: Diet and the regulation of serum cholesterol. The Framingham Study. An epidemiologic investigation of cardiovascular disease. Section 24; Washington DC, 1970.

22. Yano K, Rhoads GG, Kagan A et al. Dietary intake and the risk of coronary heart disease in Japanese men living in Hawaii. Am J Clin Nutr 1978; 31:1270-9.

23. Garcia-Palmieri MR, Sorlie P, Tillotson J et al. Relationship of dietary intake to subsequent coronary heart disease incidence: The Puerto Rico Heart Health Program. Am J Clin Nutr 1980; 33:1818-27.

24. Gordon T, Kagan A, Garcia-Palmieri M et al. Diet and its relation to coronary heart disease and death in three populations. Circulation 1981; 63:500-15.

25. Kromhout D, de Lezenne Coulander C. Diet, prevalence and 10-year mortality from coronary heart disease in 871 middle-aged men. The Zutphen Study. Am J Epidemiol 1984; 119:733-41.

26. Posner BM, Cobb JL, Belanger AJ et al. Dietary lipid predictors of coronary heart disease in men. The Framingham Study. Arch Intern Med 1991; 151:1181-7.

27. Esrey KL, Joseph L, Grover SA. Relationship between dietary intake and coronary heart disease mortality: lipid research clinics prevalence follow-up study. J Clin Epidemiol 1996; 49:211-6.

28. Ascherio A, Rimm EB, Giovannucci EL et al. Dietary fat and risk of coronary heart disease in men: cohort follow up study in the United States. BMJ 1996; 313:84-90.

29. Pietinen P, Ascherio A, Korhonen P et al. Intake of fatty acids and risk of coronary heart disease in a cohort of Finnish men. The Alpha-Tocopherol, Beta-Carotene Cancer Prevention Study. Am J Epidemiol 1997; 145:876-87.

Kapitel 21 – Von Pyramiden und anderen Grabstätten der Gesundheit

1. Leonhäuser IU. Zum Lebensmittel-verbrauch und Verzehr von Lebensmitteln in Deutschland. Med Welt 2000; 51:37-41.

2. Willett WC. The dietary pyramid: does the foundation need repair? Am J Clin Nutr 1998; 68:218-9.

3. Worm N. Diätlos glücklich. Abnehmen macht dick und krank. Genießen ist gesund. Bern und Stuttgart: Hallwag Verlag, 1998.

4. Oberritter H. Gesund Abnehmen. Baierbrunn: Wort & Bild Verlag, 1999.

5. Liu S, Willett WC, Stampfer MJ et al. A prospective study of dietary glycemic load, carbohydrate intake, and risk of coronary heart disease in US women. Am J Clin Nutr 2000; 71:1455-61.

6. Cordain L. Cereal grains: humanity's double-edged sword. World Rev Nutr Diet 1999; 84:19-73.

7. Raloff J. The new GI tracts. Science News Online 2000; 157: http://sciencenews.org/20000408/bob2.asp.

8. Fox D. Cut the carbs. New Scientist 2000:26-31.

9. Chatenoud L, La Vecchia C, Franceschi S et al. Refined-cereal intake and risk of selected cancers in Italy. Am J Clin Nutr 1999; 70:1107-10.

10. Gannon MC, Nuttall FQ, Westphal SA et al. Acute metabolic response to high-carbohydrate, high-starch meals compared with moderate-carbohydrate, low-starch meals in subjects with type 2 diabetes. Diabetes Care 1998; 21:1619-26.

11. Simopoulos AP. Genetic variation and nutrition. Nutr Rev 1999; 57:S10-9.

Kapitel 22 – Out of Africa?

1. Walter RC, Buffler RT, Bruggemann JH et al. Early human occupation of the Red Sea coast of Eritrea during the last interglacial. Nature 2000; 405:65-9.

2. Eaton BS, Shostak M, Konner M. The Paläolithic prescription. New York: Harper & Row, 1988.

3. Eaton SB, Konner M, Shostak M. Stone agers in the fast lane: chronic degenerative diseases in evolutionary perspective. Am J Med 1988; 84:739-49.

4. Walker A, Shipman P. The wisdom of the bones. In search of human origins. New York: Knopf, A. A., 1996.

5. Sponheimer M, Lee-Thorp JA. Isotopic evidence for the diet of an early hominid, Australopithecus africanus. Science 1999; 283:368-70.

6. Cordain L, Watkins BA, Mann NJ. Fatty acid composition and energy density of foods available to African hominids: evolutionary implications for human brain developement. World Rev Nutr Diet 2001. Im Druck.

7. Burenhult G. Towards homo sapiens. In: Burenhult G, ed. The first humans: Human origins and history to 10,000 B.C. New York: Harper-Collins, 1993:55-67.

8. Glaubrecht M. Homo erectus – der Seefahrer. Bild der Wissenschaft 2000:60-5.

9. James SR. Hominid use of fire in the lower and middle Pleistocene. A review of the evidence. Current Anthropology 1989; 30:1-26.

10. Richards MP, Pettitt PB, Trinkaus E et al. From the Cover: Neanderthal diet at Vindija and Neanderthal predation: The evidence from stable isotopes. Proc Natl Acad Sci USA 2000; 97:7663-6.

11. Eberl U. Macht durch Menschenfleisch. Bild der Wissenschaft 2000:67-9.

12. Eaton SB. Humans, lipids, and evolution. Lipids 1992; 27:814-20.

13. Goudsblom J. Fire and civilisation. New York: Penguin Books, 1992.

14. Ulijaszek S. Human dietary change. In: Whiten A, Widdowson EM, eds. Faraging strategies and natural diet of monkeys, apes, and humans. Oxford: Clarendon Press, 1992: 111-9.

15. Palmqvist L. First farmers in the western world. In: Burenhult G, ed. People of the Stone Age: Hunter-Gatherers and Early Farmers. New York: Harper-Collins, 1993:17-35.

16. Cordain L, Miller JB, Eaton SB et al. Plant-animal subsistence ratios and macronutrient energy estimations in worldwide hunter-gatherer diets. Am J Clin Nutr 2000; 71:682-92.

17. Eaton SB, Konner M. Paläolithic nutrition. A consideration of its nature and current implications. N Engl J Med 1985; 312:283-9.

18. Eaton SB, Cordain L. Evolutionary aspects of diet: old genes, new fuels. Nutritional changes since agriculture. World Rev Nutr Diet 1997; 81:26-37.

19. Cordain L, Miller J, Mann N. Scant evidence of periodic starvation among hunter-gatherers [letter]. Diabetologia 1999; 42:383-4.

20. Angel L. Health as a crucial factor in the changes from hunting to developed farming in the Eastern Mediterranean. In: Cohen M, Armelagos G, eds. Paläopathology at the origins of the agriculture. Orlando: Academic Press, 1984:51-73.

21. Fox D. Cut the carbs. New Scientist 2000:26-31.

Kapitel 23 – Von Fleisch(fr)essern, armen Vegetariern und reichen »Gutmenschen«

1. Standford CR. The hunting ape. Princeton: Princeton Press, 1999.

2. Harris M. Menschen. München: Deutscher Taschenbuch Verlag Gmbh & Co. KG, 1997.

3. Popovich DG, Jenkins DJ, Kendall CW et al. The western lowland gorilla diet has implications for the health of humans and other hominoids. J Nutr 1997; 127:2000-5.

4. Sponheimer M, Lee-Thorp JA. Isotopic evidence for the diet of an early hominid, Australopithecus africanus. Science 1999; 283:368-70.

5. Megarry T. Society in prehistory: The origins of human culture. New York: New York University Press, 1995.

6. Cordain L, Watkins BA, Mann NJ. Fatty acid composition and energy density of foods available to African hominids: evolutionary implications for human brain developement. World Rev Nutr Diet 2001. Im Druck.

7. Treves A, Naughton-Treves L. Risk and opportunity for humans coexisting with large carnivores. J Hum Evol 1999; 36:275-82.

8. Cohen M. Significance of long-term changes in human diet and food economy. In: Harris M, Ross EB, eds. Food and evolution. Towards a theory of human food habits. Philadelphia: Temple University Press, 1987:261-84.

9. Leitzmann C, Hahn A. Vegetarische Ernährung. Stuttgart: Ulmer, 1996.

10. Eaton SB, Cordain L. Evolutionary aspects of diet: old genes, new fuels. Nutritional changes since agriculture. World Rev Nutr Diet 1997; 81:26-37.

11. Eaton SB, Eaton SB, 3rd, Konner MJ. Paläolithic nutrition revisited: a twelve-year retrospective on its nature and implications. Eur J Clin Nutr 1997; 51:207-16.

12. Cordain L, Miller JB, Eaton SB et al. Plant-animal subsistence ratios and macronutrient energy estimations in worldwide hunter-gatherer diets. Am J Clin Nutr 2000; 71:682-92.

13. Cordain L, Brand-Miller J, Mann N. Macronutrient estimation in hunter-gatherer diets. Am J Clin Nutr 2000. J Nutr. Im Druck (letter).

14. Cordain L. Fatty acid analysis of wild ruminant tissues: evolutionary implications for reducing chronic diet-related disease. 2000. Zur Veröffentlichung eingereicht.

15. Mann N. Dietary lean red meat and human evolution. Europ J Nutr 2000; 39:1-9.

16. Mezzano D, Munoz X, Martinez C et al. Vegetarians and cardiovascular risk factors: hemostasis, inflammatory markers and plasma homocysteine. Thromb Haemost 1999; 81:913-7.

17. Reddy S, Sanders TA, Obeid O. The influence of maternal vegetarian diet on essential fatty acid status of the newborn. Eur J Clin Nutr 1994; 48:358-68.

18. Caggiula AW, Mustad VA. Effects of dietary fat and fatty acids on coronary artery disease risk and total and lipoprotein cholesterol concentrations: epidemiologic studies. Am J Clin Nutr 1997; 65:1597S-610S.

19. Uauy RD, Birch DG, Birch EE et al. Effect of dietary omega-3 fatty acids on retinal

function of very-low-birth-weight neonates. Pediatr Res 1990; 28:485-92.

20. Calloway DH, Murphy S, Balderston J et al. Village nutrition in Egypt, Kenya and Mexico: looking across CRSP projects. US Agency for International Development Final Report 1992.

21. Crawford M, Marsh D. Nutrition and Evolution. New Canaan, Connecticut: Keats Publishing, 1995.

22. Milton K. Nutritional characteristics of wild primate foods: do the diets of our closest living relatives have lessons for us? Nutrition 1999; 15:488-98.

23. Haaf G. Und seither schrumpft des Menschen Zahn. Geo-Wissen 1990; 1:160-70.

24. Brand-Miller JC, Colagiuri S. Evolutionary aspects of diet and insulin resistance. World Rev Nutr Diet 1999; 84:74-105.

25. Harris M. Wohlgeschmack und Widerwillen – die Rätsel der Nahrungstabus. Stuttgart: Klett-Cotta, 1988.

26. Worm N. Gesünder mit vegetarischer Kost? Med Monatsschr Pharm 1994; 17:367-72.

27. Rosegrant MW, Leach N, Gerpacio RV. Alternative futures for world cereal and meat consumption. Proc Nutr Soc 1999; 58:219-34.

28. Brown LR, Gardner G, Halweil B. Wieviel ist zuviel? Stuttgart: Hampp Verlag, 2000.

Kapitel 24 – Hirn fürs Hirn

1. Crawford M, Marsh D. Nutrition and Evolution. New Canaan, Connecticut: Keats Publishing, 1995.

2. Cordain L, Watkins BA, Mann NJ. Fatty acid composition and energy density of foods available to African hominids: evolutionary implications for human brain developement. World Rev Nutr Diet 2001. Im Druck.

3. Eaton SB, Eaton SB, 3rd, Sinclair AJ et al. Dietary intake of long-chain polyunsaturated fatty acids during the Paläolithic. World Rev Nutr Diet 1998; 83:12-23.

4. Mann N. Dietary lean red meat and human evolution. Europ J Nutr 2000; 39:1-9.

5. Standford CR. The hunting ape. Princeton: Princeton Press, 1999.

6. Broadhurst CL, Cunnane SC, Crawford MA. Rift Valley lake fish and shellfish provided brain-specific nutrition for early Homo. Br J Nutr 1998; 79:3-21.

7. Crawford MA, Bloom M, Broadhurst CL et al. Evidence for the unique function of docosahexaenoic acid during the evolution of the modern hominid brain. Lipids 1999; 34 Suppl:S39-47.

8. Milton K. Nutritional characteristics of wild primate foods: do the diets of our closest living relatives have lessons for us? Nutrition 1999; 15:488-98.

9. Milton K. A hypothesis to explain the role of meat-eating in human evolution. Evolutionary Anthropology 1999; 8:11-21.

Kapitel 25 – Der Paläo-Lifestyle

1. Hill A, Hawkes K. Neotropical hunting among the Aché of eastern Paraguay. In: Hames RB, Vickers WT, eds. Adaptive responses of native Amazonians. New York: Academic Press, 1983:129-88.

2. Cordain L, Gotshall RW, Eaton SB et al. Physical activity, energy expenditure and fitness: an evolutionary perspective. Int J Sports Med 1998; 19:328-35.

3. Cordain L, Gotshall RW, Eaton SB. Evolutionary aspects of exercise. World Rev Nutr Diet 1997; 81:49-60.

4. Chen JD. Evolutionary aspects of exercise. World Rev Nutr Diet 1999; 84:106-17.

5. Eaton SB, Konner M, Shostak M. Stone agers in the fast lane: chronic degenerative diseases in evolutionary perspective. Am J Med 1988; 84:739-49.

6. Eaton BS, Shostak M, Konner M. The Paläolithic prescription. New York: Harper & Row, 1988.

Kapitel 26 – Die Steinzeiternährung

1. O'Dea K. Marked improvement in carbohydrate and lipid metabolism in diabetic

Australian aborigines after temporary reversion to traditional lifestyle. Diabetes 1984; 33:596-603.

2. O'Dea K, Naughton JM, Sinclair AJ et al. Lifestyle change and nutritional status in Kimberley Aboriginies. Aust Aboriginal Stud 1987; 1:46-51.

3. O'Dea K. Traditional diet and food preferences of Australian aboriginal hunter-gatherers. Philos Trans R Soc Lond B Biol Sci 1991; 334:233-40; discussion 40-1.

4. O'Dea K. Westernisation, insulin resistance and diabetes in Australian aborigines. Med J Aust 1991; 155:258-64.

5. O'Dea K. Cardiovascular disease risk factors in Australian aborigines. Clin Exp Pharmacol Physiol 1991; 18:85-8.

6. O'Dea K, White NG, Sinclair AJ. An investigation of nutrition-related risk factors in an isolated Aboriginal community in northern Australia: advantages of a traditionally-orientated life-style. Med J Aust 1988; 148:177-80.

7. Eaton BS, Shostak M, Konner M. The Paläolithic prescription. New York: Harper & Row, 1988.

8. Murdock GP. The current status of the world's hunting and gathering peoples. In: Lee RB, DeVore I, eds. Man the hunter. Chicago: Aldine, 1968:13-20.

9. Lee RB. What hunters do for a living, or how to make out on scarce resources. In: Lee RB, DeVore I, eds. Man the hunter. Chicago: Aldine, 1968:30-48.

10. Eaton SB, Konner M. Paläolithic nutrition. A consideration of its nature and current implications. N Engl J Med 1985; 312:283-9.

11. Eaton SB, Eaton SB, 3rd, Konner MJ. Paläolithic nutrition revisited: a twelve-year retrospective on its nature and implications. Eur J Clin Nutr 1997; 51:207-16.

12. Cordain L, Watkins BA, Mann NJ. Fatty acid composition and energy density of foods available to African hominids: evolutionary implications for human brain developement. World Rev Nutr Diet 2001. Im Druck.

13. Cordain L, Miller JB, Eaton SB et al. Plant-animal subsistence ratios and macronutrient energy estimations in worldwide hunter-gatherer diets. Am J Clin Nutr 2000; 71:682-92.

14. Leitzmann C, Hahn A. Vegetarische Ernährung. Stuttgart: Ulmer, 1996.

15. Richards MP, Pettitt PB, Trinkaus E et al. From the Cover: Neanderthal diet at Vindija and Neanderthal predation: The evidence from stable isotopes. Proc Natl Acad Sci USA 2000; 97:7663-6.

16. Cordain L. Fatty acid analysis of wild ruminant tissues: evolutionary implications for reducing chronic diet-related disease. 2000. Zur Veröffentlichung eingereicht.

Kapitel 27 – Artgerechte Menschenhaltung?

1. Eaton BS, Shostak M, Konner M. The Paläolithic prescription. New York: Harper & Row, 1988.

2. Eaton SB, Eaton SB, 3rd, Konner MJ. Paläolithic nutrition revisited: a twelve-year retrospective on its nature and implications. Eur J Clin Nutr 1997; 51:207-16.

3. Cordain L, Gotshall RW, Eaton SB. Evolutionary aspects of exercise. World Rev Nutr Diet 1997; 81:49-60.

4. Cordain L, Gotshall RW, Eaton SB et al. Physical activity, energy expenditure and fitness: an evolutionary perspective. Int J Sports Med 1998; 19:328-35.

5. Booth FW, Gordon SE, Carlson CJ et al. Waging war on modern chronic diseases: primary prevention through exercise biology. J Appl Physiol 2000; 88:774-87.

6. Deris I. Kopfwesen mit körperlichem Anhang. Der Kassenarzt 1998:24-6.

7. Gapstur SM, Gann PH, Lowe W et al. Abnormal glucose metabolism and pancreatic cancer mortality. JAMA 2000; 283:2552-8.

8. Ott A, Stolk RP, van Harskamp F et al. Diabetes mellitus and the risk of dementia: The Rotterdam Study. Neurology 1999; 53:1937-42.

9. Lovestone S. Diabetes and dementia: is the brain another site of end-organ damage? Neurology 1999; 53:1907-9.

10. Cordain L. Cereal grains: humanity's double-edged sword. World Rev Nutr Diet 1999; 84:19-73.

11. Eriksson KF, Lindgarde F. Poor physical fitness, and impaired early insulin response but late hyperinsulinaemia, as predictors of NIDDM in middle-aged Swedish men. Diabetologia 1996; 39:573-9.

12. Eriksson J, Taimela S, Koivisto VA. Exercise and the metabolic syndrome. Diabetologica 1997; 40:125-35.

13. Eriksson KF, Lindgarde F. No excess 12-year mortality in men with impaired glucose tolerance who participated in the Malmo Preventive Trial with diet and exercise. Diabetologia 1998; 41:1010-6.

14. James SA, Jamjoum L, Raghunathan TE et al. Physical activity and NIDDM in African-Americans. The Pitt County Study. Diabetes Care 1998; 21:555-62.

15. Wei M, Gibbons LW, Mitchell TL et al. The association between cardiorespiratory fitness and impaired fasting glucose and type 2 diabetes mellitus in men. Ann Intern Med 1999; 130:89-96.

16. Wei M, Gibbons LW, Kampert JB et al. Low cardiorespiratory fitness and physical inactivity as predictors of mortality in men with type 2 diabetes. Ann Intern Med 2000; 132:605-11.

17. Folsom AR, Kushi LH, Hong CP. Physical activity and incident diabetes mellitus in postmenopausal women. Am J Public Health 2000; 90:134-8.

18. Eaton SB. The evolutionary context of chronic degenerative diseases. In: C. SS, ed. Evolution in Health and Disease. Oxford: Oxford University Press, 1998.

19. Popkin BM. The nutrition transition and its health implications in lower-income countries. Public Health Nutr 1998; 1:5-21.

20. Popkin BM, Doak CM. The obesity epidemic is a worldwide phenomenon. Nutr Rev 1998; 56:106-14.

21. Cordain L, Miller J, Mann N. Scant evidence of periodic starvation among hunter-gatherers [letter]. Diabetologia 1999; 42:383-4.

22. King H. Diabetes and the World Health Organization. Progress towards prevention and control. Diabetes Care 1993; 16:387-90.

23. King H, Rewers M. Global estimates for prevalence of diabetes mellitus and impaired glucose tolerance in adults. WHO Ad Hoc Diabetes Reporting Group [see comments]. Diabetes Care 1993; 16:157-77.

24. King H, Rewers M. Diabetes in adults is now a Third World problem. World Health Organization Ad Hoc Diabetes Reporting Group. Ethn Dis 1993; 3 Suppl:S67-74.

25. Lutz W. The colonisation of Europe and our western diseases. Medical Hypotheses 1995; 45:115-20.

26. Maki M, Collin P. Coeliac disease. Lancet 1997; 349:1755-9.

27. Feighery C. Fortnightly review: coeliac disease. BMJ 1999; 319:236-9.

28. Ivarsson A, Persson LA, Nystrom L et al. Epidemic of coeliac disease in Swedish children. Acta Paediatr 2000; 89:165-71.

29. Eaton SB, Konner M, Shostak M. Stone agers in the fast lane: chronic degenerative diseases in evolutionary perspective. Am J Med 1988; 84:739-49.

30. Nestle M. Animal v. plant foods in human diets and health: is the historical record unequivocal? Proc Nutr Soc 1999; 58:211-8.

Kapitel 28 – Fit wie Flintstone

1. American College of Sports Medicine Position Stand. Exercise and physical activity for older adults. Med Sci Sports Exerc 1998; 30:992-1008.

2. American College of Sports Medicine Position Stand. The recommended quantity and quality of exercise for developing and maintaining cardiorespiratory and muscular fitness, and flexibility in healthy adults. Med Sci Sports Exerc 1998; 30:975-91.

3. Weyer C, Linkeschowa R, Heise T, Giesen HT, Spraul M. Implications of the traditional and the new ACSM physical activity recommendations on weight reduction in dietary treated obese subjects. Int J Obes Relat Metab Disord 1998; 22:1071-8.

Kapitel 29 – Gengerecht genießen

1. Reaven GM. Do high carbohydrate diets prevent the development or attenuate the manifestations (or both) of syndrome X? A viewpoint strongly against. Curr Opin Lipidol 1997; 8:23-7.

2. Kris-Etherton PM, Taylor DS, Yu-Poth S et al. Polyunsaturated fatty acids in the food chain in the United States. Am J Clin Nutr 2000; 71:179S-88S.

3. Simopoulos AP. New products from the agri-food industry: the return of n-3 fatty acids into the food supply. Lipids 1999; 34 Suppl:S297-301.

4. Harris WS. n-3 fatty acids and serum lipoproteins: human studies. Am J Clin Nutr 1997; 65:1645S-1654S.

5. Mantzioris E, Cleland LG, Gibson RA, Neumann MA, Demasi M, James MJ. Biochemical effects of a diet containing foods enriched with n-3 fatty acids. Am J Clin Nutr 2000; 72:42-48.

6. Visioli F, Rise P, Plasmati E, Pazzucconi F, Sirtori CR, Galli C. Very low intakes of N-3 fatty acids incorporated into bovine milk reduce plasma triacylglycerol and increase HDL-cholesterol concentrations in healthy subjects. Pharmacol Res 2000; 41:571-6.

7. Garrote GL, Abraham AG, De Antoni GL. Inhibitory power of kefir: the role of organic acids. J Food Prot 2000; 63:364-9.

8. St-Onge MP, Farnworth ER, Jones PJ. Consumption of fermented and nonfermented dairy products: effects on cholesterol concentrations and metabolism. Am J Clin Nutr 2000; 71:674-81.

9. Jenkins DJ, Wolever TM, Vidgen E et al. Effect of psyllium in hypercholesterolemia at two monounsaturated fatty acid intakes. Am J Clin Nutr 1997; 65:1524-33.

10. Ludwig DS, Pereira MA, Kroenke CH et al. Dietary fiber, weight gain, and cardiovascular disease risk factors in young adults. JAMA 1999; 282:1539-46.

11. Ceriello A, Bortolotti N, Motz E et al. Meal-generated oxidative stress in diabetes. The protective effect of red wine [letter]. Diabetes Care 1999; 22:2084-5.

12. Flanagan DE, Moore VM, Godsland IF, Cockington RA, Robinson JS, Phillips DI. Alcohol consumption and insulin resistance in young adults. Eur J Clin Invest 2000; 30:297-301.

13. McCarty MF. Toward practical prevention of type 2 diabetes. Med Hypotheses 2000; 54:786-793.

14. Charbonnel B, Dormandy J, Erdmann E, Massi-Benedetti M, Skene A. The prospective pioglitazone clinical trial in macrovascular events (PROactive): can pioglitazone reduce cardiovascular events in diabetes? Study design and baseline characteristics of 5238 patients. Diabetes Care 2004; 27:1647-53.

15. Erdmann E, Charbonnel B, Wilcox RG et al. Pioglitazone use and heart failure in patients with type 2 diabetes and preexisting cardiovascular disease: data from the PROactive study (PROactive 08). Diabetes Care 2007; 30:2773-8.

16. Effect of intensive blood-glucose control with metformin on complications in overweight patients with type 2 diabetes (UKPDS 34). UK Prospective Diabetes Study (UKPDS) Group. Lancet 1998; 352:854-65.

17. McCormack J, Greenhalgh T. Seeing what you want to see in randomised controlled trials: versions and perversions of UKPDS data. BMJ 2000; 320:1720-1723.

18. Bucher HC, Griffith LE, Guyatt GH. Systematic review on the risk and benefit of different cholesterol-lowering interventions. Arterioscler Thromb Vasc Biol 1999; 19:187-95.

19. Dangas G, Ambrose JA, Smith DA et al. Treatment of hypercholesterolemic patients with and without coronary diesease with Pravastatin decreases thombus formation und dynamic flow conditions. Journal of the

American College of Cardiology 1998; 31 (Suppl A):194A.

20. Rauch U, Badimon JJ, Vorchheimer DA et al. Lipid lowering therapy reduces blood thrombogenicity in hypercholesterolemic patients: effect of Simvastatin. Journal of the American College of Cardiology 1998; 31(Suppl A):194A.

21. Kaesemeyer WH, Caldwell RB, Taylor TA, Huang J, Caldwell RW. Pravastatin activates endothelial nitric oxide synthase independent of its lipid lowering action (abstract). Journal of the American College of Cardiology 1998; 31(Suppl A):53A.

22. John S, Schlaich M, Langenfeld M et al. Increased bioavailability of nitric oxide after lipid-lowering therapy in hypercholesterolemic patients. A randomized, placebo-controlled, double-blind study. Circulation 1998; 98:211-216.

23. Ridker PM, Rifai N, Pfeffer MA, Sacks F, Braunwald E. Long-term effects of pravastatin on plasma concentration of C-reactive protein. The Cholesterol and Recurrent Events (CARE) Investigators. Circulation 1999; 100:230-5.

24. Maron DJ, Fazio S, Linton MF. Current perspectives on statins. Circulation 2000; 101:207-13.

25. Haffner SM. Management of dyslipidemia in adults with diabetes. Diabetes Care 1998; 21:160-78.

26. Paolisso G, Barbagallo M, Petrella G et al. Effects of simvastatin and atorvastatin administration on insulin resistance and respiratory quotient in aged dyslipidemic non-insulin dependent diabetic patients. Atherosclerosis 2000; 150:121-7.

27. Bellosta S, Ferri N, Arnaboldi L, Bernini F, Paoletti R, Corsini A. Pleiotropic effects of statins in atherosclerosis and diabetes. Diabetes Care 2000; 23:B72-8.

Der Autor

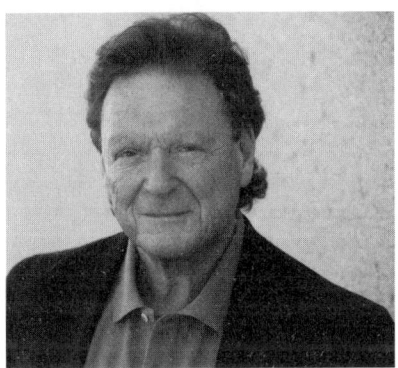

© Sandra Eckhardt

Prof. Dr. oec. troph. Nicolai Worm ist einer der führenden Ernährungswissenschaftler Deutschlands. Seit 2008 ist er Professor an der Deutschen Hochschule für Prävention und Gesundheitsmanagement (DHPG) in Saarbrücken. Er hat zahlreiche Bücher, Broschüren und Fachartikel verfasst. Einem breiten Publikum ist er durch seine Radio- und TV-Auftritte bei privaten und öffentlichen Sendern bekannt geworden. Seine Bücher zu der von ihm entwickelten »LOGI-Methode« sowie sein Buch *Low Carb* (riva, 2010) wurden allesamt Bestseller. Seine neuesten Werke *Flexi-Carb* und – gemeinsam mit Heike Lemberger und Franca Mangiameli – *Flexi-Carb. Das Kochbuch* erschien im Dezember 2015 im riva Verlag. Nicolai Worm lebt in München und Südfrankreich.

Das neue Low-Carb-Konzept

- Flexible Kohlenhydrataufnahme je nach Lebensstil
- Moderne mediterrane Ernährung, die Gesundheit und Genuss verbindet
- Mit völlig neuer Ernährungspyramide und passenden bebilderten Rezepten

Nicolai Worm
Flexi-Carb
Mediterran genießen. Lebensstil beachten – Kohlenhydrate anpassen. Schlank und gesund bleiben

Offizielle Ernährungsempfehlungen behaupten, es gebe nur eine Ernährung, die richtig und gesund sei. Doch die Ernährung muss individuell angepasst werden. Gemäß neuester Studien ist eine moderne mediterrane Ernährung mit niedriger, an unser Bewegungslevel angepasster Kohlenhydratzufuhr optimal, um gesund und schlank zu bleiben oder es wieder zu werden. Mit Flexi-Carb überführt Nicolai Worm, der renommierte Ernährungswissenschaftler, Bestsellerautor und Erfinder der »LOGI-Methode«, den aktuellen Forschungsstand in ein Programm, das völlig neue Standards auf dem Gebiet der Ernährung setzt. Die Flexi-Carb-Ernährungspyramide hilft dabei, die Empfehlungen umzusetzen. Der Genuss kommt nicht zu kurz und wer sich bewegt, darf auch bei den Kohlenhydraten zugreifen.

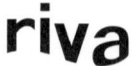

von Nicolai Worm

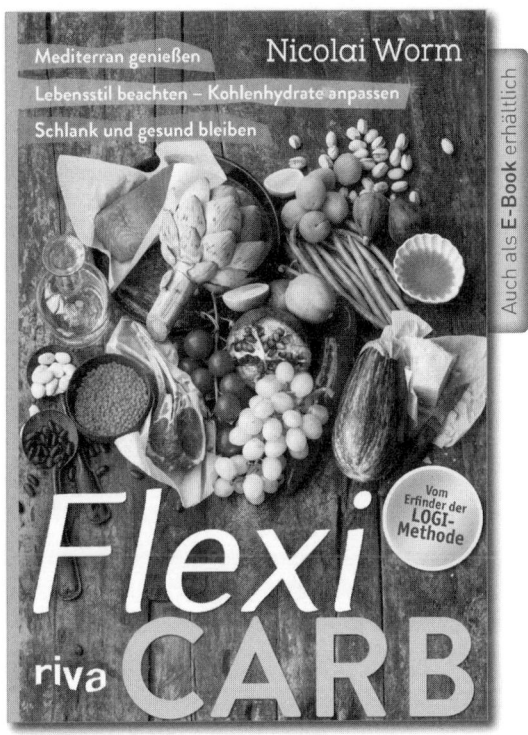

224 Seiten
19,99 € (D) | 20,60 € (A)
ISBN 978-3-86883-631-8

riva

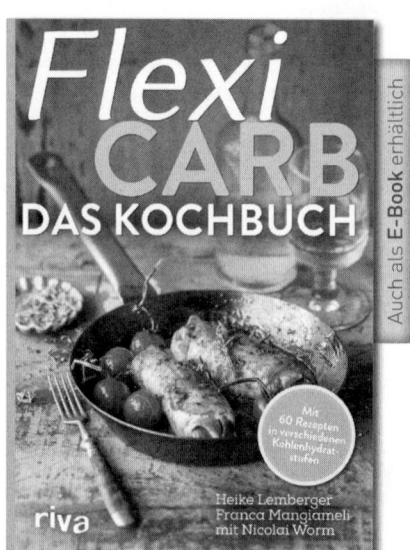

224 Seiten
19,99 € (D) | 20,60 € (A)
ISBN 978-3-86883-632-5

Nicolai Worm
Heike Lemberger
Franca Mangiameli
**Flexi-Carb –
Das Kochbuch**
Mit 60 Rezepten in verschiedenen Kohlenhydratstufen

Das Flexi-Carb-Kochbuch zeigt Ihnen, wie die kohlenhydratangepasste Mittelmeerküche im Alltag funktioniert. Heike Lemberger und Franca Mangiameli stellen die wichtigsten Zutaten einer modernen mediterranen Ernährung vor und packen diese in 60 leckere und schnelle Rezepte für Frühstück, Hauptmahlzeiten und Snacks. Alle Gerichte gibt es in unterschiedlichen Kohlenhydrat- und Kalorienstufen – für jedes persönliche Ziel bietet Flexi-Carb die richtige Strategie. Der Lebensstil-Check verrät, welcher Flexi-Carb-Typ Sie sind. Der Wochenplan, die passende Einkaufsliste sowie viele praktische Tipps für zu Hause verhelfen zu einem schnellen Start in ein neues, mediterranes Lebensgefühl mit viel Spaß, Geschmack und ganz ohne Verzicht auf Genuss.

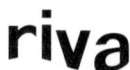

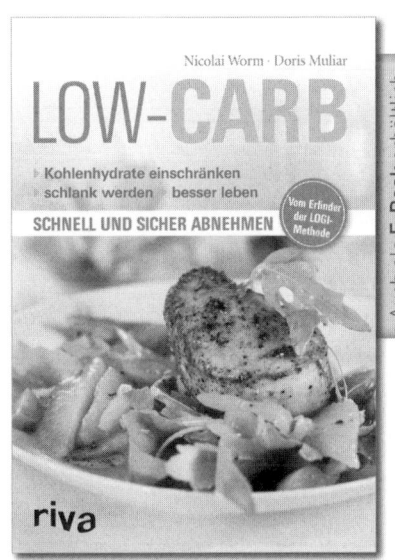

272 Seiten
19,99 € (D) | 20,60 € (A)
ISBN 978-3-86883-101-6

Nicolai Worm
Low Carb
Kohlenhydrate einschränken –
schlank werden – besser leben

Low-Carb ist der Esstrend der Zukunft. Auch in den deutschsprachigen Ländern setzt sich in der Ernährungswissenschaft mehr und mehr die Einsicht durch, dass üppige Mengen Zucker und Stärke die Hauptverantwortung für das weit verbreitete Übergewicht tragen. Der durch seine LOGI-Methode bekannte Ernährungswissenschaftler und Buchautor Nicolai Worm empfiehlt einen Speiseplan auf der Basis von Gemüse, Früchten und Pflanzenölen, dazu Eiweiß in Form von Fleisch, Fisch und Milchprodukten. Reis, Nudeln oder Kartoffeln sind nur als kleine Beilagenportionen erlaubt. Diese sanfte Low-Carb-Methode ist goldrichtig für alle, die abnehmen oder einfach nur gesünder essen und sich wohlfühlen möchten.

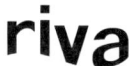

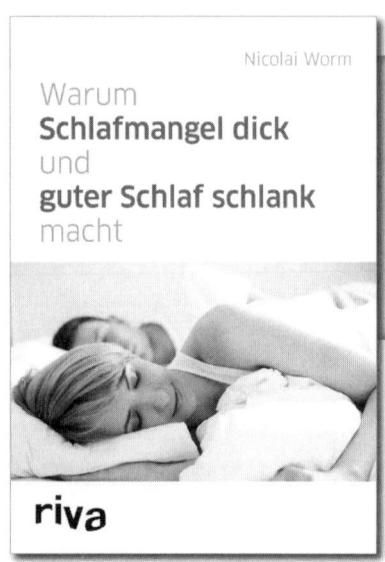

140 Seiten
14,99 € (D) | 15,50 € (A)
ISBN 978-3-86883-887-9

Nicolai Worm
Warum Schlafmangel dick und guter Schlaf schlank macht

Schlafmangel macht dick und krank – so viel ist zweifelsfrei wissenschaftlich erwiesen. Was steckt dahinter? Wie gefährlich sind Schlafstörungen? Kann man dagegen etwas tun? Ja! Der renommierte Ernährungswissenschaftler und Bestsellerautor Nicolai Worm erläuert, wie gravierend die negativen Auswirkungen von Schlafstörungen auf die Gesundheit tatsächlich sind. Lange Zeit unbemerkt, entgleist der Stoffwechsel durch die gestörte Nachtruhe immer stärker. Es kommt zu Übergewicht und Diabetes, aber auch noch dramatischeren Folgekrankheiten wie Herz- und Hirninfarkt und sogar Krebs. Mit einer Umstellung der Ernährung auf die revolutionäre LOGI-Methode lässt sich dieser dramatischen Schlafmangel-Fett-Falle ab sofort wirkungsvoll vorbeugen.

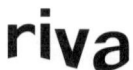

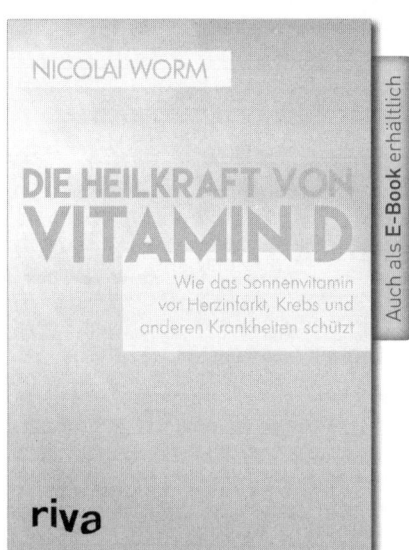

240 Seiten
14,99 € (D) | 15,50 € (A)
ISBN 978-3-86883-888-6

Nicolai Worm
Die Heilkraft von Vitamin D
Wie das Sonnenvitamin vor Herzinfarkt, Krebs und anderen Krankheiten schützt

Fast täglich werden neue wissenschaftliche Arbeiten veröffentlicht, die belegen, wie viel das Vitamin D zu besserer Gesundheit beitragen kann. Es ist ein Schlüssel für unsere Gesundheit. Warum wir im freiwilligen Mangel daran leben, ist absolut nicht nachzuvollziehen. Ebenso wenig, dass die Gesundheitspolitiker und Meinungsbildner in Sachen Ernährungswissenschaft diese Mangelversorgung epidemischen Ausmaßes in der Bevölkerung bislang offenbar verschlafen. Und doch: Immer mehr präventivmedizinische und therapeutisch wirksame Empfehlungen zur Vitamin-D-Versorgung lassen sich heute signifikant absichern. Nicolai Worm fasst in diesem Ratgeber schonungslos den Stand der Erkenntnisse zusammen und legt damit – wieder einmal – ein hoch brisantes und revolutionäres Werk vor.

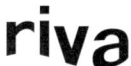

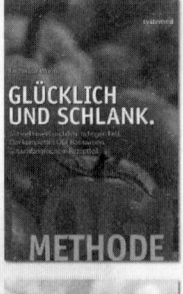
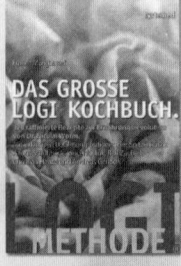
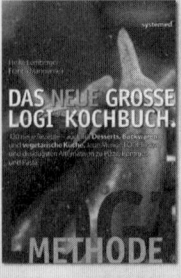
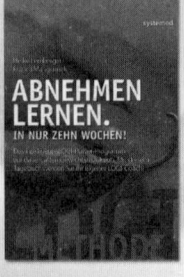
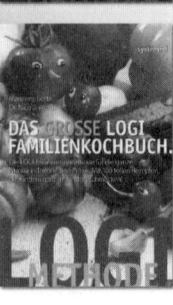
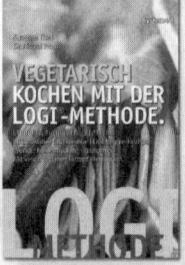
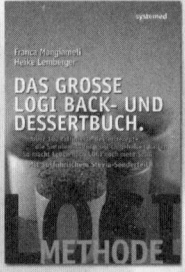
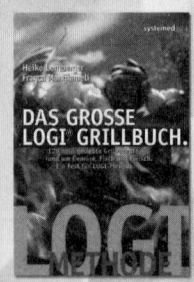
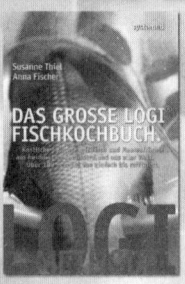

Das Original: Dr. Nicolai Worms LOGI-Methode im systemed Verlag. Eines der erfolgreichsten Low-Carb-Ernährungskonzepte der letzten zehn Jahre!

Abnehmen und Gesundbleiben mit LOGI ist abwechslungsreich, macht Spaß und schmeckt!

Die Ernährung nach der LOGI-Methode unterstützt den Stoffwechsel, statt gegen ihn zu arbeiten. Internationale Studien beweisen, dass LOGI durch den Verzicht auf übermäßige Kohlenhydratzufuhr den Blutzuckerspiegel und die Insulinausschüttung senkt und Stoffwechselentgleisungen wirkungsvoll vorbeugt.

Alles zur nunmehr über zehn Jahre dauernden Erfolgsgeschichte der LOGI-Methode – von ihren Hintergründen bis zu ihrer Anwendung im Alltag – erfahren Sie in Dr. Nicolai Worms Ernährungsbüchern, erschienen im systemed Verlag.

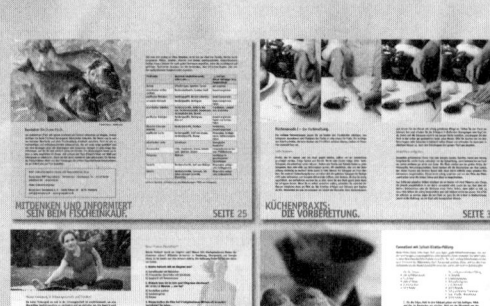

www.systemed.de | www.logi-aktuell.de

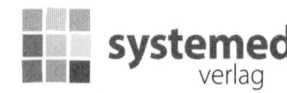